マインドフルネス
—基礎と実践—

貝谷久宣・熊野宏昭・越川房子
●
編著

日本評論社

イントロダクション

　禅の日本への逆輸入はすでに50年前にドイツ人に予言されていた。当時、上智大学の神父であったフーゴー・ラサール（日本名：愛宮真備<ruby>え<rt></rt></ruby>）は坐禅に傾倒し、ついにその深奥の境地に達した。そして『禅―悟りへの道』を著して以下のように語っている。「禅僧は坐禅を治療法などと同一視することは禅を軽蔑するものであると考えるであろう。日本の医学者は一つの治療法として禅に関心をあまり寄せていない。けれども坐禅によって病気が治った歴史上の例があることからすれば、このことはむしろ不思議だと思われる。その典型的な例は高僧白隠＊である。治療法としての坐禅は、おそらく欧米の医学を遠回りしたうえで、日本の医術にその座を占めることになるであろう」と。

　　＊白隠はパニック症を患い、禅を応用した内観法と軟蘇の術を発想し、自己治療した（貝谷久宣（2010）「不安のない生活（8）白隠の大往生」『ケセラセラ』62（秋号）http://www.fuanclinic.com/files/queserasera/2010_62_autumn.pdf

　マインドフルネス・ストレス低減法を創始したジョン・カバットジンが2012年に二度目の来日をしたとき、この新しい精神療法の基本理念を編者が問いただすと、彼は即座に道元禅師の曹洞宗であることをはっきりといいきった。
　マインドフルネス・フォーラム2012シンポジウムは日本でのマインドフルネスの夜明けといってよいであろう。その後、日本マインドフルネス学会が設立され2015年8月には第2回大会が開催された。現在、マインドフルネス研究は目覚ましい速さと広がりを持って先進諸国に旋風を巻き起こしている（図1）。筆者が2012年に米国精神医学会に出席した時に開催中に出される新聞にマインドフルネスに関する見解が次のように記述されていた。

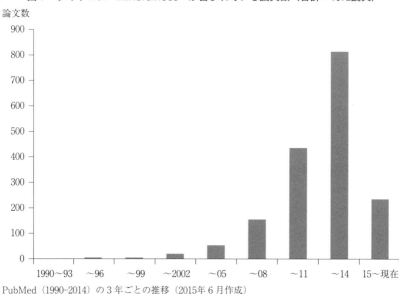

図1 タイトルに"mindfulness"が含まれている論文数（合計：1572論文）

PubMed（1990-2014）の3年ごとの推移（2015年6月作成）

①患者のセルフケア―モデルとして取り上げられるとよい
②抗うつ薬維持療法をしたくない人、できない人の代替医療として有用
③脳画像研究で辺縁系への作用が証明され、長期的情動安定効果がある
④心身相関に関与する所見、ミトコンドリアの活性、免疫力上昇が証明されている

　これから3年たった現在の精神医学では、予防的、維持療法的効果を超えて積極的な治療にマインドフルネスが応用され始めている。2015年の第111回日本精神神経学会ではマインドフルネスに関する発表が3題あり、日本でもこれからマインドフルネスの臨床応用も研究も盛んになっていくと考えられる。また、コスト－ベネフィット面を考えた医療経済的に見てもマインドフルネスは非常に魅力のある新しい治療ツールとなるであろう。また、病気の治療・予防だけでなく、人として生まれ、より意義のある人生を送るためにもマインドフルネスは価値のある手段であると確信する。この本がメンタルヘルスにかかわるすべての人々に広く利用されることを心から願う所存である。

文献

Hugo Lassalle（1960）, *Zen: Weg zur Erleuchtung*, Verlag Herder（愛宮真備著・池本喬・志山博訪訳（1967）『禅―悟りへの道』理想社）

平成27年7月1日　緑深い蓼科三井の森にて
医療法人和楽会パニック症研究センター代表
貝谷久宣

マインドフルネス
―基礎と実践―

目 次

イントロダクション………i

I　マインドフルネスの基礎

マインドフルネス瞑想の構成要素としての注意訓練による脳内変化 …… 3

　論文の検索・抽出方法と論文の詳細………5
　瞑想の種類と効果………5
　マインドフルネス瞑想と関連する脳内ネットワーク………8
　瞑想の効果と脳内変化に関する先行研究
　　――注意制御（Attention Regulation）………10
　瞑想の効果と脳内変化に関する先行研究
　　――身体的知覚（Body Awareness）………12
　瞑想による3つの脳内ネットワーク間の連動性と反相関性の変化………14
　考察………16

脳画像によるマインドフルネスの効果検討 …… 21

　はじめに………22
　脳画像………23
　デフォルトモードネットワーク………25
　マインドフルネスと脳画像………28
　まとめ………31

内受容感覚とマインドフルネス …… 33

　はじめに………34

マインドフルネスの効果成分と神経基盤………34
　　心頭を滅却すれば火もまた涼し──身体と意識………37
　　身体と自己意識………39
　　マインドフルネスは内受容感覚をどのように変容するのか？………44
　　おわりに──マインドフルネス訓練の目的………47

マインドフルネスとストレス脆弱性………51
　　はじめに………52
　　マインドフルネス瞑想がストレス脆弱性に及ぼす効果………53
　　マインドフルネス研究の今後の方向性に関する展望………60

仏教から見たマインドフルネス
──世俗的マインドフルネスへの一提言………65
　　仏教という文脈から切り離されたマインドフルネス………66
　　八支正道の一支としてのマインドフルネス………69
　　個体化の方向でのマインドフルネス………73
　　ナチュラルなマインドフルネス………75

II　マインドフルネスの心理学的機序と応用

マインドフルネス瞑想の効果機序………81
　　注目を集めるマインドフルネス………82
　　マインドフルネス瞑想の効果機序………83
　　マインドフルネス瞑想の醍醐味………94

マインドフルネスの心理学的基礎………97
　　マインドフルネスの測定………98
　　注意の制御………100
　　体験への態度………102
　　マインドフルネスと精神病理………107
　　マインドフルネスと幸福感………109
　　おわりに………111

マインドフルネスと援助関係………115

はじめに………116
　　援助関係の深化(1)――注意の自己調整と気づき………117
　　援助関係の深化(2)――涵養されるコンパッション………121
　　おわりに………125

マインドフルネスの意味を超えて
――言葉、概念、そして体験………129

　　はじめに………130
　　マインドフルネスという言葉………130
　　マインドフルネスという概念――仏教学的意味………134
　　マインドフルネスという概念――心理学的意味………138
　　マインドフルネスという体験………143
　　おわりに………146

マインドフルネスの導入経験――治癒の現象学………151

　　はじめに………152
　　当院におけるマインドフルネスの実践………152
　　主客の枠組みから見た精神病理学………153
　　主客の枠組みから見たうつ病………154
　　主客の枠組みから見た第二世代、第三世代のCBT………157
　　うつ病の精神病理とCBT………158
　　主客の枠組みから見た仏教2.0と仏教3.0………159
　　意識の非志向的次元………160
　　語りえぬものを語る対話………163
　　未知なるものとしてのマインドフルネスとの出会い………164
　　おわりに………167

Ⅲ　マインドフルネスの実践

うつ病・不安症とマインドフルネス………173

　　はじめに………174
　　うつ病に対するマインドフルネス治療………174
　　不安症におけるマインドフルネス治療………181

おわりに………186

うつ病に対する慈悲の瞑想の効果 193

　慈悲の瞑想とは………194
　慈悲の瞑想の効果とその生物学的基礎………195
　慈悲の瞑想の精神症状への効果………196
　うつ病への慈悲の瞑想のプロトコル………198

心身医学とマインドフルネス 205

　人は病にかかったとき、どう反応するか………206
　心身医学とは………206
　マインドフルネスとは………207
　マインドフルネスの心理治療への応用………208
　心身医学領域におけるマインドフルネスの効果………209
　マインドフルネスは身体疾患にどのように効果を及ぼしているのか？
　　………215
　おわりに………217

慢性疼痛とマインドフルネス 221

　慢性疼痛とは………222
　慢性疼痛の心理社会的介入………223
　変化・コントロールから受容ベースのアプローチへ………224
　実際の臨床的経験からの考察………230

感情調節が困難な患者へのマインドフルネス
──弁証法的行動療法に基づくグループ実践 235

　はじめに………236
　弁証法的行動療法の概要………236
　スキルトレーニングと当院のスキルアップグループについて………237
　感情調節困難について………239
　マインドフルネス・スキルについて………242
　スキルアップグループ参加者の反応………244
　まとめ………245

矯正領域におけるマインドフルネスの現状と課題 …… 249

はじめに……250
わが国における導入の経緯……250
導入の準備……252
プログラムの構成……252
プログラムのサポートおよび安全性の確保のための工夫……253
プログラムの日常への般化のための工夫……256
動機づけ……257
質疑による理解の援助と個別配慮……258
実践困難者の把握と個別対応……260
課題……261

マインドフルネスと薬物療法および他の心理療法との比較エビデンス …… 265

はじめに……266
マインドフルネスのメタアナリシス……268
マインドフルネスと薬物治療の比較……271
マインドフルネスと他の心理療法との比較……273
おわりに……275

主な頭字語一覧……278
索　引……279

I　マインドフルネスの基礎

マインドフルネス瞑想の構成要素としての注意訓練による脳内変化

古賀美恵
Mie KOGA
早稲田大学大学院人間科学研究科

金山祐介
Yusuke KANAYAMA
早稲田大学大学院人間科学研究科

灰谷知純
Tomosumi HAITANI
早稲田大学大学院人間科学研究科

杉山風輝子
Fukiko SUGIYAMA
早稲田大学大学院人間科学研究科

熊野宏昭
Hiroaki KUMANO
早稲田大学人間科学学術院教授

パソコンや携帯端末の普及に伴って情報の効率化が進んだことで、現代人はむしろ効率性と時間に追われた生活を余儀なくされている。仕事、子育て、学業、余暇などさまざまな活動を限られた時間内で効率的にこなすためには、あるときは同時に複数の活動をこなさなければならない。また、社会格差の拡大、社会保障に対する不安、複雑化する人間関係、企業の年功序列制度の廃止による競争の激化など、社会の変化に対応するためには効率的に目標を達成することも重要視される。こうした状況にストレスを感じ、うつ病などの精神疾患を患う人の数は増加傾向にある。このような現代社会の現状は、目標達成が自分の価値であると過度に考える「することモード」が尊重されすぎており、自分の心の動きなどの私的出来事に巻き込まれずにただそこに居る「あることモード」とかけ離れている状態と考えられ、うつ状態を来しやすくする原因になっているととらえることもできる（熊野 2011）。

こうしたなか、近年マインドフルネスに注目が集まっている。マインドフルネスとは「意図的に今この瞬間に、価値判断をすることなく注意を向けること」(Kabat-Zinn 1994) を指し、マインドフルネス瞑想を用いた心理療法について、数多くの研究が報告されるようになってきた。とくに、マインドフルネス瞑想を取り入れたマインドフルネス・ストレス低減法（Mindfulness-Based Stress Reduction; MBSR）やマインドフルネス認知療法（Mindfulness-Based Cognitive Therapy; MBCT）などの心理療法は、うつ病（Teasdale et al. 2000）など多様な治療に効果があると報告されている。

これら多様な効果をもたらすマインドフルネス瞑想の研究の多くは、脳内ネットワークや脳内関連部位の変化とともに研究されてきている。とくにマインドフルネス瞑想を構成する注意訓練によって脳内の機能的・器質的変化が現れるという研究結果が数多く報告され (Sood & Jones 2013)、精神疾患などの治療への応用へ向けた基礎をかためつつある。

ほんの数十年前までは、脳の神経細胞は増えることはないとされてきたが、近年、海馬を中心とする限られた脳部位では神経細胞が新生するという研究結果が示されるようになってきた（熊野 2011）。特別な機械を必要とせず、われわれの日常生活で訓練できるマインドフルネス瞑想を通した注意訓練によって脳内変化が起きるという知見は、脳が変われば心も変わる、心が

変われば脳も変わるという観点から、心理療法に新たな可能性をもたらすと考える。

しかし、マインドフルネス瞑想の構成要素としての注意訓練による脳内変化に関する研究は、近年爆発的にその数が増え、多岐にわたる方法でさまざまな研究がなされており、このことが新たな知見の理解を難しくしている側面もある。そこで本研究では、主に欧米でこれまでに発表されたマインドフルネス瞑想の構成要素としての注意訓練による脳内変化に関する論文を日本語でまとめ、今後の研究の方向性や治療への応用の可能性を探ることを目的とする。

論文の検索・抽出方法と論文の詳細

マインドフルネス瞑想の構成要素としての注意訓練による脳内変化を調査するために、マインドフルネス、瞑想、DMN（default mode network）、マインドワンダリング、注意、脳内ネットワークをキーワードに、Web of Scienceから検索した。

瞑想の種類と効果

(1)伝統的瞑想の種類とMBSRおよび瞑想法との関係性
伝統的瞑想には、サマタ瞑想とヴィパッサナー瞑想がある。ここではそれぞれの特徴と、広く実践されているMBSRの位置づけについて説明し、瞑想法との関係性について述べる。

サマタ瞑想（Focused Attention meditation; FA）
熊野ほか（2015）によると、仏教の瞑想法には、止瞑想と観瞑想があり、サマタ瞑想はそのうちの止瞑想にあたる。Hölzel et al.（2011）によると、瞑想訓練の初期段階では、チベット仏教のサマタ（Lutz et al. 2007）やインドヨガにおけるダラナなどの瞑想法によって、注意制御機能を発達させる必要性があると強調している。

また Hölzel et al.（2011）は、さらに先の段階の瞑想法へ移行する前にまずこれらの瞑想法によって「一つの対象に注意を集中する瞑想訓練: Focused Attention meditation; FA」を行うことが勧められているとしている。よって、本論文ではサマタ瞑想は FA と等しいものとして論を展開していく。FA はサマタ瞑想と同様に、ある特定の対象（呼吸など）に注意を集中し、対象から注意を逸らさず維持しつづけるようにモニタリングすること、注意が逸れた時にそれ以上囚われずにそこから注意を切り離すこと、また再度対象に注意を向け直すという 3 つの技術を要する（Lutz et al. 2008）。サマタ瞑想はとくに注意の集中に関連する瞑想法だと考えられている（熊野ほか 2015）。この技術の習得度合いは、対象に注意を集中するのにどれくらいの努力を要するかで測ることができる。初心者は注意が逸れやすく 3 つの技術を頻繁に使うが、熟練者になればなるほど注意が逸れた瞬間を認識しやすくなり、次第に注意が逸れにくくなるという特性の変化がもたらされる。さらに上級者になると、3 つの技術を使う努力をしなくても注意が逸れづらくなっていくとされる（Lutz et al. 2008）。

ヴィパッサナー瞑想（Open Monitoring meditation; OM）

　熊野ほか（2015）によると、ヴィパッサナー瞑想とは、止瞑想・観瞑想のうちの観瞑想にあたる。ヴィパッサナー瞑想は、あらゆる体験を評価せずに、囚われのない状態で観察する瞑想であると称されている。

　こうした現象は、瞑想者自己の内部（心と身体）と外部（環境）で起こる出来事を単に観察し、ありのままに見ることができるようになることを目的とする「ありのままの観察: Open Monitoring; OM」という瞑想法（Lutz et al. 2008）に共通する。よって、本稿ではヴィパッサナー瞑想は OM と等しいものとして論を展開していく。OM はヴィパッサナー瞑想と同様に、注意を特定の対象に向けることなく、瞬間、瞬間に意識野に浮かんできたあらゆる私的出来事（思考、感情、記憶、身体感覚など）をそのまま知覚し、観察する瞑想法である（Lutz et al. 2008）。OM を繰り返すうちに、特別な努力をすることなく今への気づきが増え、過去や未来への心配・反すうが減少することが報告されている（Lutz et al. 2008）。ヴィパッサナー瞑想は注意の

分割に関連すると考えられる（熊野ほか 2015）。OM を実践する前にはまず、特定の対象へ注意を維持する FA を訓練することが推奨されている。FA が上達するに従って、次の段階では、これまでの FA のように注意の対象を 1 つに絞るのではく、さまざまな対象を観察する技術を十分に発達させ、OM 訓練への移行を段階的に図ることが重要なポイントとなる（Lutz et al. 2008）。

マインドフルネス瞑想の伝統を引き継ぐ MBSR

　MBSR は、大きく分類すると 5 種類の瞑想法から構成されている。1 つ目は呼吸瞑想で、呼吸に注意を集中することを目的としている。2 つ目は座位瞑想で、呼吸から全身、音、感覚、思いや感情に注意を集中することを目的としている。3 つ目はボディスキャンで、つま先から頭まで順番に注意を集中することを目的としている。4 つ目は、ヨーガ瞑想で、動作のなかで身体に注意を集中することを目的とする。5 つ目は、生活瞑想で、日常の生活動作、歩行、食事などに意識を集中することを目的としている（Williams et al. 2007：越川訳 2012）。MBSR はテーラワーダ仏教などからマインドフルネスの伝統を引き継いでおり、サマタ瞑想とヴィパッサナー瞑想の要素を併せ持つが、本稿では先行研究の文脈により OM として扱うこととする。

⑵ 瞑想の効果

　マインドフルネス瞑想は、精神医学的、身体機能的、ストレス関連症状の改善に効果があるといわれている（Hölzel et al. 2011）。Hölzel et al.（2011）は、これらの効果を①注意制御（Attention Regulation）、②身体的知覚（Body Awareness）、③感情制御（Emotion Regulation）、④自己関連認知の変化（Change in perspective on the self）という 4 つのグループに分類している。そこで、本稿では瞑想とその効果との関連性から、①注意制御と②身体的知覚について述べる。

マインドフルネス瞑想と関連する脳内ネットワーク

　今日の脳研究においては、脳の機能を各部位ごとに見るのではなく、同時に活性化する部位をネットワークという単位でとらえることが必要とされている。これまでに神経活動に関与すると見られる脳内ネットワークには以下のようなものがある。

⑴ マインドワンダリングとデフォルトモード・ネットワーク（DMN）
　マインドワンダリング
　マインドワンダリング（mind wandering）とは、考えようとしていた以外のことについて思いをめぐらせてしまうと定義される心の迷走である（Schooler et al. 2011）。マインドワンダリングはわれわれの生活の約50％に存在する共通の活動で、幸福感の低さとも関連する（Killingsworth et al. 2010）ことが知られている。また、とめどなく過去や将来などに思いをめぐらせることは、精神疾患や慢性的ストレスの原因ともなりうる（Killingsworth et al. 2010）。とくに、自分の中で思いをめぐらせて過度に過去への反すうを繰り返すうちに、悲観を伴うようになるため、うつ病のリスクを高めることが報告されている（Rood, et al. 2009）。

　デフォルトモード・ネットワーク（DMN）
　デフォルトモード・ネットワーク（Default Mode Network; DMN）は、安静状態で活動が活性化し、認知課題の遂行時には活動が低下する脳内領域の神経活動である（Buckner et al. 2008: Raichle et al. 2007）。DMN の脳内中核部位には後部帯状回皮質（Posterior Cingulate Cortex; PCC）、内側前頭前皮質（medial Prefrontal Cortex; mPFC）などがある（Greicius et al. 2003）。PCC は自伝的な記憶や自己関連処理に関与しているとされ（Buckner & Carroll 2007）、mPFC は自己と他人に関する社会認知的処理に関与しているとされている（Amodio & Frith 2006）。
　DMN の活動が抑制できないと、注意欠陥や課題遂行の困難を引き起こす

(Mason et al. 2007: Weissman et al. 2006)。また、DMN の過活動はうつ病や不安障害、注意欠陥などと関連があると報告されている（Castellanos et al. 2008: Weissman et al. 2006: Whitfeld-Gabrieli & Ford 2012）。

(2)セントラル・エグゼクティブ・ネットワーク（CEN）

　セントラル・エグゼクティブ・ネットワーク（Central Executive Network; CEN）は、背外側前頭前皮質(dorsolateral Prefrontal Cortex; dlPFC)、と後部頭頂葉皮質（Posterior Parietal Cortex; PPC）からなる前頭頭頂システムで（Menon & Uddin 2010)、計画、意思決定、注意制御、ワーキングメモリーなど、高次な認知機能を司る（Seeley et al. 2007: Sridharan et al. 2008）。

　CEN は、後述するセイリエンス・ネットワーク（Salience Network; SN）の島（Insula）と前部帯状回皮質（Anterior Cingulate Cortex; ACC）とともに広範な認知機能を担っているとされ（Sridharan et al. 2008)、認知課題遂行中には CEN と SN が同時活性化する一方、DMN の活動は低下し（Menon 2011)、認知課題遂行中に同時活性化する CEN と SN の両領域に相当するネットワークを、タスクポジティブ・ネットワーク（Task Positive Network; TPN）と呼ぶ研究者もいる（Fox et al. 2005）。

(3)セイリエンス・ネットワーク（SN）

　セイリエンス・ネットワークは、島（Insula)、とくに前部島（Anterior Insula; AI）と ACC からなり、個人内部（自己関連認知、身体感覚など）および外界の刺激のなかから、適切な行動に導くために最も関連性の高い刺激を識別する役割を担っている。島皮質（Insular Cortex）は、感覚、運動、大脳辺縁系やその他脳内の関連する領域と相互に連携していると報告されており（Mesulam & Mufson 1982: Mufson & Mesulam 1982)、ACC はコンフリクトモニタリングに関連しているといわれている（Manna et al. 2010）。とくに AI の機能としては、①まず目を引く刺激を感知し、②刺激を感知し次第脳内ネットワークを切り替え、注意とワーキングメモリー資源に連絡、③感知された刺激に対して前部島と後部島の間で情報交換し、自律神経反応

を調整、④ACCと機能的に結合することで迅速に運動機能に連絡し、刺激に対して反応することである（Menon & Uddin 2010）。

瞑想の効果と脳内変化に関する先行研究
——注意制御（Attention Regulation）

　伝統的な瞑想法の多くは、まず初期の段階でサマタ瞑想などを通して注意制御能力を高めることが必要だとされている。そのため、ある特定の対象（たとえば呼吸など）に注意を集中する Focused Attention（FA）を訓練することになる。これまでに、FA瞑想による脳内変化に関して以下のような研究が報告されている。

⑴ CENの中核をなすdlPFCが関連する脳内ネットワークの結合性の変化と活性化

FA瞑想の認知的サイクルに関わる脳内ネットワークの役割

　Hasenkamp et al.（2012）が、Functional Magnetic Resonance Imaging（fMRI）を用いて、瞑想経験者の瞑想中の4つの認知的サイクル、マインドワンダリング、マインドワンダリングへの気づき、注意の転換、注意の維持における脳の活動を観察したところ、マインドワンダリング中はDMNが活性化し、マインドワンダリングに気づいたときにはSNが活性化、また注意の転換と維持においては右dlPFCと中前頭回（Middle Frontal Gyrus）、つまりCENの活性化が見られた。

注意の維持における瞑想訓練年数と脳の可塑性の関連

　Brefczynski-Lewis et al.（2007）が、fMRIを用いて瞑想熟練者と実験1週間前だけ瞑想訓練をした瞑想未経験者を比較して行ったFAの実験において、1万9000時間のFA瞑想訓練者は初心者よりも左dlPFC、視覚皮質（Visual Cortex）、上前頭溝（Superior Frontal Sulcus）、頭頂間溝（Intraparietal Sulcus）などの部位に活性が見られたが、4万4000時間の瞑想訓練者は逆に活性が低かった。これはFAに熟練すればするほど、最低限の努力で注

意の維持ができるようになるという脳の可塑性を示唆している。

DMNとTPNの反相関性

Josipovic et al.（2011）が、fMRIを用いて瞑想熟練者を対象にFA瞑想、Non-Dual瞑想（NDA）、瞑想を伴わない注視点注視時という3つの状態でTPNとDMNのネットワーク間および内部の機能的結合性を測定した結果、瞑想を伴わない注視点注視時に比べて、FA瞑想中に、とくに強く瞑想熟練者のTPNとDMNの反相関性が強化された。これによりFAは、コンフリクトモニタリングやワーキングメモリーや認知制御を司るTPNとDMNの反相関を促進することが検証された。

dlPFCと右島（Right Insula; rInsula）の結合性の強化とその可塑性

4つの認知的サイクルと関連する脳内ネットワークを特定した先行研究を元に、次なる研究としてHasenkamp & Barsalou（2012）は、瞑想熟練者の脳内変化の可塑性を検証した。fMRIを用いて安静時における右dlPFCとの脳内の結合性を検討した結果、瞑想熟練者のなかでも瞑想経験がより長い熟練者の右dlPFCは、今への気づきや身体の内受容感覚を司る右島（rInsula）との結合性が瞑想経験の短い熟練者よりも顕著に強かった。この結果は、瞑想経験が長いほど、とくに内受容感覚に関わる注意に関連する領域で脳が機能的に変化しているという可塑性を示唆している。

⑵ SNの中核をなすACCが関連する脳内ネットワークの結合性の変化と活性化

FA瞑想中の時間経過および瞑想経験の年限の違いで見たACCとdlPFCの活性化

Short et al.（2010）は、fMRIを用いて、熟練瞑想者におけるFA瞑想中と（幾何学模様を見る）コントロール課題中のACCとdlPFCの活性化を時間経過で見たところ、瞑想中のACCとdlPFCの活性化の度合いはコントロール課題よりも一部のセッションにおいて高かった。さらに、瞑想経験の長さを10年以下とそれ以上に分けて比較したところ、コンフリクトモニタリン

グの機能を司る ACC と注意を持続する機能を司る dlPFC の活性化のパターンに顕著な違いが見られた。10年以下の瞑想経験者の場合、dlPFC の活動は、統制課題と比べて時間経過とともに下がっていた一方で、注意が逸れたことを監視する ACC の活動が、統制課題と比べて時間経過とともに高まっていた。一方、10年以上の瞑想経験者の dlPFC は時間経過のなかでも活動は平均して高く、ACC の活動は一部のセッションでコントロール課題と比較して高かった。この結果から、10年以上の熟練瞑想者は時間が経過しても dlPFC の活性化を維持することで注意を維持しやすく、また注意が逸れることをモニタリングする ACC の機能も10年以下の瞑想者に比べ高いことが推察される。SN をなす ACC と CEN をなす dlPFC の同時活性化は TPN としてすでに先行研究があるが、FA 瞑想中でも、この2つの部位が機能的役割の違いから活性化のパターンを相互に補完している可能性が示唆される。

瞑想の効果と脳内変化に関する先行研究 ——身体的知覚(Body Awareness)

　OM では、瞬間の意識下に浮かんだあらゆることを知覚し観察することにより、瞑想者自己の外部(環境)で起こる出来事や、内部での出来事をたんに観察し、ありのままに見るということを目的とする。そして、この瞑想者内部の出来事には、感情のみならず身体的感覚(痛覚や内蔵感覚等)の処理も関連しているとみられる(Lutz et al. 2008)。このような身体的感覚の処理には、とくに AI、体性感覚皮質(somatosensory cortex)および ACC など、ホメオスタシス(たとえば体温の変化や痛みなど)の感覚をとらえる脳内の部位が重要な役割を果たしている(Craig 2002)。これまでに、OM による脳内変化に関する以下のような研究が報告されている。

(1) SN の中核をなす Insula の変化
Farb et al.(2013)
　Farb et al.(2013)は、MBSR 瞑想を通した内受容感覚訓練によって、身体感覚を知覚する脳内部位が機能的可塑性を示すかを、8週間の MBSR 瞑

想経験者と未経験者とを fMRI を用いて比較し検証した。その結果、内受容感覚訓練中の瞑想経験者の中部島（Middle Insula; MI）と前部島（AI）は、瞑想未経験者よりも顕著に活動が高く、逆に瞑想未経験者は外受容感覚（視覚）訓練中の同部位の活動が高いという機能的可塑性を認めた。また、内受容感覚訓練中の瞑想経験者の後部島（Posterior Insula; PI）から伝えられる身体感覚の信号が変化することで、PI と AI の結合性が強化され、AI の活動を活性化している可能性があることを見出した。

Farb et al.（2007）

Farb et al.（2007）は、8 週間の MBSR を通して今への気づきを深めた瞑想経験者と未経験者を比較し、今に焦点を当てた「今の自分を客観的にとらえる自分」と mPFC が関与する「これまでの経験が作り上げてきた物語の主人公としての自分」という 2 つの自己関連処理に関する脳内の活動を fMRI を用いて計測した。その結果、「今の自分」に焦点を当てた課題において、瞑想経験者は未経験者に比べて内受容感覚を司る rInsula や外側前頭前皮質（lPFC）、体性感覚を司る第二次体性感覚皮質（Secondary Somatosensory Cortex）の活動が未経験者より顕著に高かった。さらに、未経験者の rInsula と内側前頭前皮質（mPFC）の間に強い結合性を認めた。この結果は、OM が身体的知覚を司る Insula の活動を活性化させることで DMN の中核をなす mPFC の活性化を抑制できるようになることを示唆している。

Luders et al.（2012）

Luders et al.（2012）は、OM を含むさまざまな瞑想法の経験者を対象に、熟練瞑想者と対照群の脳の皮質の折り込みパターンを調べた。その結果、瞑想熟練者の右背側前部島（right dorsal Anterior Insula; rdAI）で最大のパターンの大きさを認めた。また、瞑想者の瞑想訓練の年限と Insula の折り込みパターンの複雑さには正の相関が認められた。最近の研究では、Insula は内受容感覚などのさまざまな情報を統合する役割を持つことが報告されており、rdAI の皮質の折り込みパターンの増加は、Critchley（2005）の先行研究が示したとおり、自律神経や、情動、認知処理などの情報を統合するハブ

としての AI の機能が向上することとも関連している可能性がある。

瞑想による３つの脳内ネットワーク間の連動性と反相関性の変化

　Menon & Uddin（2010）によると、CEN と SN と DMN の３つのネットワークは、一般的な認知課題において、それぞれのネットワーク間の反応が相関して増減したり、ときに反相関して増減する。これは、この３つのネットワークが異なる認知機能を司っていることを意味する（Menon & Uddin 2010）。そして、これまでの先行研究では、瞑想によって各ネットワークを構成する脳内部位の活動の程度が変化し、また各ネットワーク間の結合性が強化することが報告されている。さらには、瞑想時以外の脳内部位の活動の増加や結合性の強化など、脳の機能や構造が変化しているという可塑性の可能性も示された。

⑴ DMN と TPN（CEN ＋ SN）の反相関性

　Menon（2011）によると、認知課題遂行中は TPN（CEN と SN）が活性化し、DMN は活動が低下する。とくに注意やワーキングメモリーや反応の選択を要する認知課題遂行中は TPN の活動が活性化され、マインドワンダリング中に活性化する DMN の活動は低下し、DMN と TPN の反相関性が指摘されている（Greicius et al. 2003: Fox et al. 2006: Raichle et al. 2001）。

　以上の観点をふまえて、Brewer et al.（2011）の研究では、fMRI を使用して熟練瞑想者と瞑想未経験者の安静時と瞑想時の脳の活動を計測した。FA、OM、慈悲の瞑想（Loving Kindness）の３つの瞑想法の瞑想時、および安静時の双方において、熟練瞑想者は DMN の中核をなす PCC と、コンフリクトモニタリング、ワーキングメモリー、認知制御に関与している背側前部帯状回皮質（dorsal Anterior Cingulate Cortex; dACC）と dlPFC の間の接続性が、瞑想未経験者と比べて強いことを発見した。この知見は、瞑想者の脳が瞑想時でも安静時でも、状態に関係なく常に課題状態にある（DMN の活動が抑えられている）という脳の可塑的変化の可能性を示唆している。また、DMN 領域が課題と干渉し始めると、dACC と dlPFC がこ

の処理を監視し、減速させるために同時活性化し、PCC が暫定的にそれら領域と連動するのではないかという仮説を支持するものであるとしている。すなわち瞑想訓練はそれらネットワーク間の連動を効果的に促す効果があるという推論を支持していると考えられる。

(2) CEN と DMN を切り替える SN の役割

　Seeley et al.（2007）は、注意課題、ワーキングメモリーや適切な行動の選択を必要とする課題時に CEN と SN がともに活性化するという研究結果を報告している。しかし、痛みや不確定な要素などホメオスタシスを脅かす脅威に対しては SN のみが活性化する（Craig 2002: Grinband et al. 2006: Peyron et al. 2000）。これは、SN が課題に反応する特性をもっているわけではなく、むしろ認知やホメオスタシス、感情など、課題の種類を識別し、交感神経への変化を必要とするような、個人的に重要な刺激に反応していることを示唆している（Critchley 2005: Critchley et al. 2004）。

　Craig（2002）と Critchley（2005）、Critchley et al.（2004）は、ホメオスタシスの状態の変化に関する内受容感覚（interoceptive awareness）に気づく重要な役割を担っているのは、SN のなかでもとくに右前頭島皮質（right Fronto-Insular Cortex; rFIC）だとしている。そして、Sridharan et al.（2008）は、fMRI を用いて課題遂行中（音声分割課題: auditory event segmentation と視覚オドボール注意課題: visual oddball attention task）および安静状態における rFIC の活性化と結合性を調べた。そして、すべての状態において rFIC が CEN と DMN のネットワーク間の切り替えを行う重要な役割を担っていることを報告している。

　こうした知見を裏付けるように、前述の Luders et al.（2012）の研究では、OM を含むさまざまな瞑想の熟練者の右側の rdAI で最大の皮質折り込みパターンを認め、また瞑想者の瞑想訓練の期間と Insula の折り込みパターンの複雑さに正の相関を認めた。熟練瞑想者は、内受容感覚の知覚や感情制御、気づきや自己制御の達人でもある。よって、このような瞑想熟練者の rdAI の皮質のパターンの変化は熟練瞑想者が機能的・器質的に変化した AI によって、DMN や CEN との切り替えをより効率的に行っている可能性を

示唆している。

　一方 AI は、OM によって内受容感覚などを向上させることで活動が高くなることが Farb et al.（2013）によって示されたが、Hasenkamp & Barsalou（2012）の研究結果では、FA を含む継続的な瞑想経験によって、安静時で dlPFC が AI との結合性を高めたことが示された。CEN の主要領域である dlPFC と SN の主要領域である rInsula の結合性の強化という結果は、CEN と SN が DMN と反相関性を持つという点および DMN と CEN を切り替える SN（Insula）の役割と一致しており、瞑想熟練者は SN を通してより効果的に DMN と CEN を切り替えている可能性があることを示唆している。また、安静時の結合性に顕著な強化が見られたことは、瞑想訓練により瞑想熟練者の脳の結合性の機能的変化、すなわち脳の可塑性が認められることを示唆している。

考察

　本稿では、マインドフルネス瞑想の構成要素としての注意訓練による脳内変化に関して、これまでの先行研究を通して現在までに解明されている結果を日本語でまとめ、今後の研究の方向性や治療への応用の可能性を探ることを目的とした。そして、これまでの研究結果を、瞑想の効果の観点から関連の深い瞑想スタイルを特定したうえで、脳の部位とそのネットワークの変化としてまとめた。

　まず、マインドフルネス瞑想の1つ目の効果として、注意制御機能をあげた。注意を一つの対象に絞った FA が注意の持続と転換に関連すると考えられる dlPFC に直接的に働きかけ、瞑想訓練の期間が長ければ長いほど脳の可塑性をもたらす可能性が示唆されている。また、FA がコンフリクトモニタリングを司るとされる ACC の活性化を促すという研究結果も呈示した。

　2つ目の効果として、身体的知覚をあげた。今起きているあらゆる出来事を判断せず、あるがままに受け止めるという OM が、身体的知覚を司り、ホメオスタシスに関する刺激を処理する Insula を活性化するメカニズムについて触れた。

次に、瞑想訓練により変化が見られた部位を、とくにネットワークの観点からとらえ、その変化についての研究結果を示した。マインドワンダリング、ときに過去への反すうやネガティブな自己関連処理を促すDMNの活性化をCENとSNがどのように抑制するのか、SNをなすACCとCENをなすdlPFCがともに活性化し、TPNとしてDMNの活動を抑制する役割をもつというメカニズムや、SNをなすInsulaがDMNとCENを切り替える役割を担っている可能性を呈示した。とくに、瞑想訓練により瞑想時以外の安静時にも注意制御やコンフリクトモニタリング、感情制御などに関連する脳内部位が活性化し、結合性が強化されるという知見が示され、瞑想訓練が脳の可塑性を導くという可能性が示唆された。

　本稿は、瞑想の効果という側面から、対応する瞑想スタイルを特定し、それにより変化を起こす脳内部位と脳内神経ネットワークを特定するという切り口で新たな視点を示した。これにより、瞑想訓練によって変化する脳内のネットワークのメカニズムや活性化される脳内部位に基づいて、強化したい脳機能別にどのような瞑想スタイルを用いるかを逆に特定することも検討できる。たとえば注意制御を目的とするならば、CENの活性化とSNのネットワークとの結合性強化を図るために、まずFA瞑想から訓練することができる。また、OM瞑想によって身体的知覚を発達させることで、InsulaとmPFCとの結合性を弱め、反すうを減らし、うつ病のリスクを減らす効果が得られる可能性も考えられる。しかしながら、今回は瞑想の効果のうち、注意制御と身体的知覚という2点に効果を絞って展開したため、感情制御や自己関連処理に関わる先行研究に触れていないという点で限界がある。

　瞑想と脳科学との関連性については、今なお多くの論文が発表されており、日々新たな知見が報告されている。今後示される新たな知見とともに本論文が精神疾患の効果的な治療の発展への一助となることを期待するものである。

文献
Amodio, D.M. & Frith, C.D.（2006）, Meeting of minds: the medial frontal cortex and social cognition, *Nature Reviews Neuroscience*, 7(4), 268-277

Brefczynski-Lewis, J.A., Lutz, A., Schaefer, H.S., Levinson, D.B. & Davidson, R.J.(2007), Neural correlates of attentional expertise in long-term meditation practitioners, *Proceedings of the National Academy of Sciences of the United States of America*, 104, 11483-11488

Brewer, J.A., Worhunsky, P.D., Gray, J.R., Tang, Y.Y., Weber, J. & Kober, H.(2011), Meditation experience is associated with differences in default mode network activity and connectivity, *Proceedings of the National Academy of Sciences of the United States of America*, 108, 20254-20259

Buckner, R.L., & Carroll, D.(2007), Self-projection and the brain, *Trends in Cognitive Sciences*, 11, 49-57

Buckner, R.L., Andrews-Hanna, J.R. & Schacter, D.L.(2008), The brain's default network: Anatomy, function, and relevance to disease, in A. Kingstone & M. B. Miller, eds., *The Year in Cognitive Neuroscience 2008*, Ann. N.Y. Acad. Sci., 1124, 1-38

Castellanos, F.X., Margulies, D.S., Kelly, C., Uddin, L.Q., Ghaffari, M., Kirsch, A., Shaw, D., Shehzad, Z., Martino, A.D., Biswal, B., Sonuga-Barke, E.J.S., Rotrosen, J., Adler, L.A. & Milham, M.P.(2008), Cingulate-precuneus interactions: A new locus of dysfunction in adult attention-deficit/ hyperactivity disorder, *Biological Psychiatry*, 63, 332-337

Craig, A.D.(2002), How do you feel? Interoception: The sense of the physiological condition of the body, *Nature Reviews Neuroscience*, 3(8), 655-666

Critchley, H.D., Wiens, S., Rotshtein, P., Öhman, A. & Dolan, R.J.(2004), Neural systems supporting interoceptive awareness, *National Neuroscience*, 7, 189-195

Critchley, H. D.(2005), Neural mechanisms of autonomic, affective, and cognitive integration, *The Journal of Comparative Neurology*, 493, 154-166

Farb, N.A.S., Segal, Z.V., Mayberg, H., Bean, J., McKeon, D., Fatima, Z. & Anderson, A.K. (2007), Attending to the present mindfulness meditation reveals distinct neural modes of self-reference, *Social Congnitive and Affective Neuroscience*, 2, 313-22

Farb, N.A.S., Segal, Z.V. & Anderson, A.K.(2013), Mindfulness meditation training alters cortical representations of interoceptive attention, *Social Cognitive and Affective Neuroscience*, 8, 15-26

Fox, M.D., Corbetta, M., Snyder, A.Z., Vincent, J.L. & Raichle, M.E.(2006), Spontaneous neuronal activity distinguishes human dorsal and ventral attention systems, *Proceedings of the National Academy of Sciences of the United States of America*, 103, 10046-10051

Fox, M.D., Snyder, A.Z., Vincent, J.L., Corbetta, M., Van Essen, D.C. & Raichle, M.E.(2005), The human brain is intrinsically organized into dynamic, anticorrelated functional networks, *Proceedings of the National Academy of Sciences of the United States of America*, 102, 9673-9678

Greicius, M.D., Krasnow, B., Reiss, A.L. & Menon, V.(2003), Functional connectivity in the resting brain: A network analysis of the default mode hypothesis, *Proceedings of the National Academy of Sciences of the United States of America*, 100, 253-258

Grinband, J., Hirsch, J. & Ferrera, V.P.(2006), A neural representation of categorization uncertainty in the human brain, *Neuron*, 49, 757-763

Hasenkamp, W. & Barsalou, L.W.(2012), Effects of meditation experience on functional

connectivity of distributed brain networks, *Frontiers in Human Neuroscience*, 6, 1-14
Hasenkamp, W., Wilson-Mendenhall, C.D., Duncan, E. & Barsalou, L.W. (2012), Mind wandering and attention during focused meditation: A fine-grained temporal analysis of fluctuating cognitive states, *Neuroimage*, 59, 750-760
Hölzel, B.K., Lazar, S.W., Gard, T., Schuman-Olivier, Z., Vago, D.R. & Ott, U. (2011), How does mindfulness meditation work? Proposing mechanisms of action from a conceptual and neural perspective, *Perspectives on Psychological Science*, 6, 537-559
Josipovic, Z., Dinstein, I., Weber, J. & Heeger, D.J. (2011), Influence of meditation on anti-correlated networks in the brain, *Frontiers in Human Neuroscience*, 5, 1-11
Kabat-Zinn, J. (1994), *Wherever You Go, There You Are: Mindfulness Meditation in Everyday Life*, Hyperion
Killingsworth, M.A. & Gilbert, D.T. (2010), A wandering mind is an unhappy mind, *Science*, 330, 932
熊野宏昭（2011）『マインドフルネスそして ACT へ―21世紀の自分探しプロジェクト』星和書店
熊野宏昭・杉山風輝子・灰谷知純（2015）「マインドフルネスの戦略と効果」『臨床精神医学』44(8), 1037-1042
Luders, E., Kurth, F., Mayer, E.A., Toga, A.W., Narr, K.L. & Gaser, C. (2012), The unique brain anatomy of meditation practitioners: Alterations in cortical gyrification, *Frontiers in Human Neuroscience*, 6, 1-9
Lutz, A., Dunne, J.D. & Davidson, R.J. (2007), Meditation and the neuroscience of consciousness: An introduction, in P.D. Zelazo, M. Moscovitch & E. Thompson eds., *Cambridge Handbook of Consciousness*, Cambridge University Press, 499-554
Lutz, A., Slagter, H.A., Dunne, J.D. & Davidson, R.J. (2008), Attention regulation and monitoring in meditation, *Trends in Cognitive Sciences*, 12, 163-169
Mason, M.F., Norton, M.I., Van Horn, J.D., Wegner, D.M., Grafton, S.T. & Macrae, C.N. (2007), Wandering minds: The default network and stimulus-independent thought, *Science*, 315, 393-395
Manna, A., Raffone, A., Perrucci, M.G., Nardo, D., Ferretti, A., Tartaro, A., Londei, A., Del Gratta, C., Belardinelli, M.O. & Romani, G.L. (2010), Neural correlates of focused attention and cognitive monitoring in meditation, *Brain Research Bulletin*, 82, 46-56
Menon, V. (2011), Large-scale brain networks and psychopathology: A unifying triple network model, *Trends in Cognitive Sciences*, 15, 483-506
Menon, V. & Uddin, L.Q. (2010), Saliency, switching, attention and control: A network model of insula function, *Brain Structure & Function*, 214, 655-667
Mesulam, M.M. & Mufson, E.J. (1982), Insula of the old world monkey.Ⅲ: Efferent cortical output and comments on function, *The Journal of Comparative Neurology*, 212, 38-52
Mufson, E.J. & Mesulam, M.M. (1982), Insula of the old world monkey.Ⅱ: Afferent cortical input and comments on the claustrum, *The Journal of Comparative Neurology*, 212, 23-37
Peyron, R., Laurent, B. & Garcia-Larrea, L. (2000), Functional imaging of brain responses to pain: A review and meta-analysis, *Clinical Neurophysiology*, 30, 263-288
Raichle, M.E. et al. (2001), A default mode of brain function, *Proceedings of the National*

Academy of Sciences of the United States of America, 98, 676-682
Raichle, M.E. & Snyder, A.Z.（2007）, A default mode of brain function: A brief history of an evolving idea, *Nueroimage*, 37: 1083-1090; discussion 1097-1099
Rood, L., Roelofs, J., Bögels, S.M., Nolen-Hoeksema & S., Schouten, E.（2009）, The influence of emotion-focused rumination and distraction on depressive symptoms in non-clinical youth: A meta-analytic review, *Clinical Psychology Review*, 29, 607-616
Schooler, J.W., Smallwood, J., Christoff, K., Handy, T.C., Reichle, E.D. & Sayette, M.A.（2011）, Meta-awareness, perceptual decoupling and the wandering mind, *Trends in Cognitive Sciences*, 15, 319-326
Seeley, W.W., Menon, V., Schatzberg, A. F., Keller, J., Glover, G. H., Kenna, H., Reiss, A.L. & Greicius, M. D.（2007）, Dissociable intrinsic connectivity networks for salience processing and executive control, *The Journal of Neuroscience*, 27, 2349-2356
Short, E.B., Kose, S., Mu, Q., Borckardt, J., Newberg, A., George, M.S. & Kozel, F. A.（2010）, Regional brain activation during meditation shows time and practice effects: An exploratory fMRI study, *Evidence-Based Complementary and Alternative Medicine: eCAM*, 7, 121-127
Sood, A. & Jones, D. T.（2013）, On mind wandering, attention, brain networks, and meditation, *Explore: The Journal of Science and Healing*, 9, 136-141
Sridharan, D., Levitin, D.J. & Menon, V.（2008）, A critical role for the right fronto-insular cortex in switching between central-executive and default-mode networks, *Proceedings of the National Academy of Sciences of the United States of America*, 105, 12569-12574
Teasdale, J.D., Williams, J.M., Soulsby, J.M., Segal, Z.V., Ridgeway, V.A. & Lau, M.A.（2000）, Prevention of relapse/recurrence in major depression by mindfulness-based cognitive therapy, *Journal of Consulting and Clinical Psychology*, 68, 615-623
Weissman, D.H., Roberts, K.C., Visscher, K.M. & Woldorff, M.G.（2006）, The neural bases of momentary lapses in attention, *Nature Neuroscience*, 9, 971-978
Whitfield-Gabrieli, S., Ford, J.M.（2012）, Default mode network activity and connectivity in psychopathology, *The Annual Review of Clinical Psychology*, 8, 49-76
Williams, J.M. G., Teasdale, J.D., Segal, Z.V. & Kabat-Zinn J.（2007）, *The Mindful Way through Depression: Freeing Yourself from Chronic Unhappiness*, Guilford Publications（越川房子訳（2012）『うつのためのマインドフルネス実践——慢性的な不幸感からの解放』星和書店）

脳画像によるマインドフルネスの効果検討

大谷 真
Makoto OTANI
東京大学医学部附属病院心療内科医局長

はじめに

　マインドフルネスとは、2600年前にブッダが人生の苦悩から解放されるための要として提唱した心のもち方や存在の在り様のことであり、「今の瞬間の現実に常に気づきを向け、その現実をあるがままに知覚して、それに対する思考や感情には囚われないでいること」を意味する（熊野 2012）。

　マインドフルネスの治療法としての活用は、1979年に J. Kabat-Zinn により、マサチューセッツ大学医学部にストレス低減プログラムとして創始された瞑想とヨガを基本とした治療法から始まった。その治療法は、マインドフルネス・ストレス低減法（Mindfulness-Based Stress Reduction;MBSR）と呼ばれている。J. Kabat-Zinn は鈴木大拙の *Zen* に影響を受け、仏教を宗教としてではなく、人間の悩みを解決するための精神科学としてとらえ、医療に取り入れた。その基本的な考えは、煩悩からの解脱と静謐な心を求める座禅と軌を一にしている。一瞬一瞬の呼吸や体感に意識を集中し、"ただ存在すること"を実感し、"今に生きる"ことのトレーニングを実践する。これにより自己受容、的確な判断、およびセルフコントロールが可能となる（貝谷 2014）。

　MBSR は瞑想とヨガを基本としているが、瞑想には止（サマタ）瞑想と観（ヴィパッサナー）瞑想の2種類があるといわれている。日本の仏教、とくに禅宗では止瞑想である座禅が主に行われてきたが、ブッダが行った瞑想法はヴィパッサナー瞑想であったといわれており、マインドフルネスでは、ヴィパッサナー瞑想が行われる。

　マインドフルネスは、MBSR のみならず、マインドフルネス認知療法（Mindfulness-Based Cognitive Therapy;MBCT）や弁証法的行動療法（Dialectical Behavior Therapy;DBT）、アクセプタンス＆コミットメント・セラピー（Acceptance and Commitment Therapy;ACT）のなかで活用され、再発性を含むうつ病性障害、さまざまな不安障害をはじめとして、慢性疼痛、物質依存、癌、糖尿病をはじめとした生活習慣病、境界性パーソナリティ障害、精神病性障害といった幅広い対象に効果をあげることが明らかになって

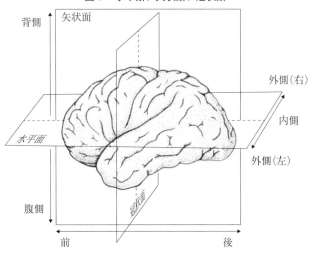

図1　水平断、矢状断、冠状断

水平面で切った断面の画像を水平断、矢状面で切った断面の画像を矢状断、冠状面で切った断面の画像を冠状断（もしくは前額断）という

きている（熊野 2012）。

脳画像

　一般の臨床では、脳画像としては、頭部 CT（Computed Tomography）、頭部 MRI（Magnetic Resonanse Imaging）の用いられる場合が多い。CT は X 線を用いた画像検査であり、MRI は核磁気共鳴現象を利用して生体内の内部の情報を画像にする画像検査である。MRI の撮影には強い静磁場が必要であるが、X 線を用いないため放射線被曝がないという特長がある。さらに MRI には、水平断だけでなく、矢状断や冠状断（前額断）などの画像（図1）も得やすい。一般の臨床で、頭部 CT や頭部 MRI が用いられる理由としては、保険適応になっていることに加えて、脳の断面の画像を得ることができ、被験者の脳の形態的な特徴だけでなく、脳の器質的異常（脳梗塞、脳出血、脳腫瘍など）の有無がわかることがあげられる。しかし、脳の形態的特徴や脳の器質的異常がない場合は、頭部 CT、頭部 MRI だけでは、有

益な情報を得ることが難しい。とくに、マインドフルネスの適応とされるうつ病性障害、不安障害、慢性疼痛、境界性パーソナリティ障害などでは、脳の形態的特徴や器質的異常が認められない場合が多く、臨床の現場では、脳の形態的特徴や器質的異常がないことを確認するために用いられている。

　一方、研究レベルでは、脳画像として、脳機能画像が用いられることが多い。脳機能画像について現在、主に functional MRI（fMRI）が用いられている。fMRI は 10^0 mm のオーダーの空間分解能と、数秒程度の時間分解能とをもち、脳内部位の認識が容易であるという特徴をもつ（神長 2006）。

　脳には機能局在があり、それぞれの行為により働く部位が異なる。当該行為を行ったとき、それぞれの責任部位における局所の神経活動が亢進する。局所の神経活動の亢進により局所酸素需要が増加し、局所の動脈は拡張する。その結果として局所の脳血流が増加する。さらに、局所脳血流の過剰な増加により、神経細胞で消費される以上の Oxyhemoglobin が過剰供給され、局所脳組織における Deoxyhemoglobin（deHb）濃度はむしろ一時的に減少する。deHb は常磁性体であり、常磁性体の存在は MRI 信号を弱めることが知られている。したがって、deHb の減少により局所の MRI 信号は増加

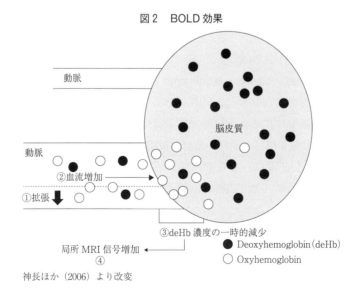

図2　BOLD 効果

神長ほか（2006）より改変

すると考えられる。この効果を BOLD 効果（図 2）と呼び、これをとらえたものが fMRI である。fMRI では、ベースラインと課題遂行時の活動の比較を行い、課題遂行時に脳内で働く部位を特定している。

デフォルトモードネットワーク

　さまざまな心的活動の脳内基盤の理解は脳機能画像（とくに fMRI）の手法の登場により飛躍的な進歩を遂げている。研究の中心的なテーマは、当初、どの脳領域がどのような機能を司っているのかを探る、いわば構造と機能のマッピングであった。しかし、感覚野や運動野を除けば多くの脳領域（とくに連合野）は、単独の機能を担っているのではなく複数の機能に関連しており、単純に思われる機能であっても、単一の領域において行われているのではなく、多くの領域が協調するネットワークによって達成されていることがわかってきた。

　さらに近年では、より複雑な認識機能は複数の大規模ネットワーク（Large-scale network）がダイナミックに競合したり協調したりすることによって遂行されていると考えられるようになってきた。大規模ネットワークはその名のように脳内全域にわたる領域からなる。脳内ネットワークを考える際に、特定の認知活動をしている際のネットワークとは別に安静時に同期して活動を示すネットワークの存在が最近になって明らかになってきた。これらは安静時ネットワークと呼ばれるが、安静時にしか同期しないという意味ではなく、課題の要求によっては課題遂行時にも同期する。主要な安静時ネットワークとしてはワーキングメモリ・ネットワーク（Working Memory Network; WMN）、デフォルトモードネットワーク（Default Mode Network; DMN）などがあげられる（越野ほか 2013）。

　WMN は主に外側前頭前皮質（lateral Prefrontal Cortex; lPFC）および後部頭頂葉皮質（Posterior Parietal Cortex; PPC）を中心とし、情報を保持しながら操作を行うというワーキングメモリや、プランニング、更新、注意の配分、抑制といった実行系機能に関係する。一方、DMN は、通常、内側前頭前皮質（medial Prefrontal Cortex; mPFC（図 3）、後部帯状回皮質

図3　内側前頭前皮質前後（左大脳半球の内側面をみた図）

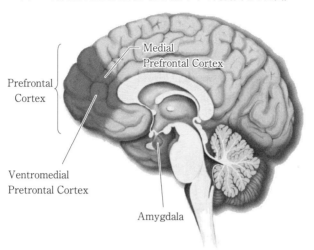

日本語版 Wikipedia より改変

（Posterior Cingulate Cortex;PCC）（図4）および楔前部（Precuneus）（図5）、下部頭頂葉（Inferior Parietal Lobule; IPL）、外側側頭葉皮質（lateral Temporal Cortex; lTC）、海馬体（Hippocampal Formation;HF）を含むとされる（表1）。DMN を構成している領域は単独では異なった機能に関連している。しかし、これらの領域が安静期間中に DMN として活動する場合は、内側前頭前野は記憶にもとづいて自己に関係した心的シミュレーションを行うサブシステムであり、外側側頭葉は過去の記憶や先行する経験にもとづいてシミュレーションの材料を提供するサブシステムであり、そして後部帯状回／楔前部は内側前頭前野と外側側頭葉の二つのサブシステムを統合する機能をもつとされる。

　DMN は、マインドワンダリング（mind wandering）のほか、自己に関係した活動、社会的認知、自伝的記憶や展望記憶など、さまざまな活動状況で活動を示すことが知られている。マインドワンダリングは空想、想像、白昼夢などの課題とは関係のない思考のことを指すが、課題が一段落した後の安静期間中に生起することが報告されている。また、マインドワンダリングは、課題を遂行している最中であっても、たとえば習熟した課題で、自動化

図4　帯状回皮質（左大脳半球の内側面をみた図）

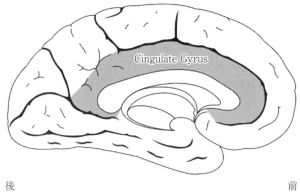

後　　　　　　　　　　　　　　　　　　　　前
前側が前部帯状回皮質、後側が後部帯状回皮質
日本語版 Wikipedia より改変

図5　楔前部（左大脳半球の内側面をみた図）

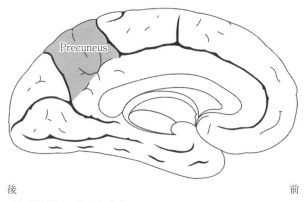

後　　　　　　　　　　　　　　　　　　　　前
日本語版 Wikipedia より改変

の程度の高い場合や、単純な課題であまり処理資源を必要としない場合などには生起しやすいことが知られている。しかし課題が新奇であったり複雑であったりして多くの処理資源を必要とするような場合はあまり起きない。

　われわれが認知機能課題を遂行しているときは当該の課題に関連した領域は上昇を示すが、DMN は活動の低下を示すことが多い。たとえば、ワーキングメモリー課題を遂行しているときであれば、WMN が活動しているが、

表1　デフォルトモードネットワーク（DMN）に含まれる部位

内側前頭前皮質（medial Prefrontal Cortex；mPFC）
後部帯状回皮質／楔前部（Posterior Cingulate Cortex；PCC/Precuneus）
下部頭頂葉（Inferior Parietal Lobule；IPL）
外側側頭皮質（lateral Temporal Cortex；lTC）
海馬体（Hippocampal Formation；HF）

DMNは活動の低下を示し、DMNとWMNの間には負の相関が見られる。DMNの活動の低下のメカニズムは課題によって誘発された活動の低下（Task Induced Deactivation；TID）であると考えられる。

マインドフルネスと脳画像

　マインドフルネスで変化が認められた脳領域の中で、最も強いエビデンスがあるのは、前部帯状回を含む内側前頭部領域である。後部内側領域には、後部帯状回や楔前部の領域も含まれている。マインドフルネスにより、前部帯状回、後部帯状回、楔前部を含むDMNが活性化し、一方、マインドフルネスが、扁桃体（Amygdara）、島皮質（Insular Cortex）の活性を低下させることが知られている（Marchand 2014）（表2）。

　一方で、マインドフルネス熟練者とビギナーでは脳変化に差があることが知られている（貝谷宣久 2014）。たとえば、1日2時間、平均7.9年ヴィパッサナー瞑想をしている人の瞑想中のfMRIを検討すると、計算しているときに比べ、瞑想中では前部帯状回と両側の内側前頭前野の活動性が上昇していたとの報告がある。さらに、1日2時間、平均8.6年マインドフルネスをしていた熟練者では右島皮質前部が厚くなっていた。情動刺激および痛覚刺激時のマインドフルネス実施中に中断し、陰性、陽性、中性の絵画を見せてfMRIの検査をした。マインドフルネス中は情動反応が減少した熟練者では、ビギナーと比べ、絵画刺激を与えても与えなくてもDMN（内側前頭前野と後部帯状回）の不活性化が生じた。一方、ビギナーでは絵画刺激中の左扁桃体の活性低下が生じた。

表2　マインドフルネスで変化が認められる主な脳領域

前部帯状回を含む内側前頭皮質（medial Prefrontal Cortex；mPFC）
後部帯状回皮質／楔前部（Posterior Cingulate Cortex；PCC/Precuneus）
島皮質（Insular Cortex）
扁桃体（Amygdala）

　一方、ビギナーのマインドフルネスによる変化としては、次のような報告がある。4日間の訓練の後、瞑想中に熱痛覚を与え、Visual Analog Scale（VAS）で痛みと不愉快さを測定した実験がある。呼吸の感覚に注意を集中するマインドフルネス瞑想をさせると、痛みは57％、不愉快さは40％減少した。痛覚刺激時にfMRIを施行すると、痛覚と関係する脳部位、外側中心回（体性感覚野）の活動が減少した。痛覚と活性が逆相関した脳部位は前部帯状回、前部島皮質、すなわち認知と体性感覚を調節する部位であった。
　また、社交不安症の患者では、MRIによる脳形態とSPECTによる安静時脳血流は正常であることが知られている。さらに社交不安障害では、fMRIなどにおいて不安誘発による扁桃体、島皮質の過大反応が多くの研究で認められ、前頭葉、帯状回の反応変化が一部の研究で認められている（泉ほか 2007）。
　社交不安症の患者のマインドフルネスに関する報告としては、マインドフルネス・ストレス低減法（MBSR）を施行している社交不安障害患者では、ネガティブな自己像での刺激中に後部帯状回が活性化するとの報告があった。また、マインドフルネスが増強すると、社交不安障害患者の腹内側前頭前皮質が活性化する。また、マインドフルネスストレス低減法は、不安、うつを減弱させ、self-esteemを改善させる。呼吸に注意を向けるタスクで、ネガティブな感情が減弱し、扁桃体の活性も低下した（Goldin et al. 2010：2012：2013）。
　扁桃体（図6）は不安発現の中枢であり、情動に重要な役割を有する。一方、島皮質（図7）は大脳皮質の弁蓋部内部に位置し、味覚中枢とされている。味覚・内臓感覚の入力を受けるほか、扁桃体や視床と相互の投射を有する。島皮質は、扁桃体とともに不安や恐怖の中枢であるうえ、臓器と密接に

図6　扁桃体（脳を第三脳室を横切るようにして冠状断した図）

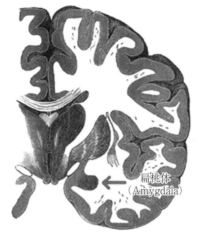

日本語版 Wikipedia より改変

図7　島皮質

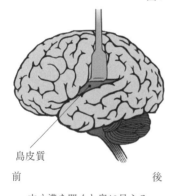

島皮質
前　　　　　　　　　後
中心溝を開くと奥に見える
日本語版 Wikipedia より改変

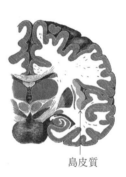

島皮質
前額断

関与していると考えられている。DMN に含まれる帯状回は、扁桃体の恐怖反応をやわらげる働きがあると考えられている。マインドフルネスにより、不安や恐怖の中枢である扁桃体、島皮質の活性が低下しているほか、扁桃体の恐怖反応をやわらげる働きをもつ帯状回を含む DMN が活性化している。マインドフルネスは、結果として、不安や恐怖をやわらげる方向に働くもの

と考えられた。

まとめ

　マインドフルネスの脳画像研究の知見が、徐々に積み重ねられてきており、どの部位に変化が起こるのかがわかりつつある。患者群にマインドフルネスで介入し、脳機能画像上での変化を検討した文献は、社交不安障害等で少数あるのみで、いまだ十分とはいえない。今後のさらなる知見の積み重ねが待たれる。

文献
Goldin, P.R. & Gross, J.J.(2010), Effect of mindfulness-based stress reduction (MBSR) on emotion regulation in social anxiety disorder, *Emotion*, 10, 83-91
Goldin, P. R., Ziv, M., Jazaieri, H. & Gross, J. J. (2012), Rondomized controlled trial of mindfulness-based stress reduction versus aerobic exercise:Eeffects on the self-referential brain network in social anxiety disorder, *Front Hum Neurosci*. 6, 295
Goldin, P.R., Ziv, M., Jazaieri, H., Hahn, K. & Gross, J.J.(2013), MBSR vs aerobic exercise in social anxiety:fMRI of emotion regulation of negative self-beliefs, *Soc Cogn Affect Neurosci*, 8, 65-72
泉剛・吉岡充弘・小山司（2007）「社会不安障害の生物学的基盤─脳機能画像を中心に」『臨床精神医学』36, 1543-1549
貝谷久宣（2014）「仏道修行は長生きと幸せの秘訣」『アンチエイジング医学』11, 64-72
神長達郎（2006）「機能的MRI(fMRI)による脳機能の解析」『日老医誌』43, 1-6
越野英哉・苧阪真理子・苧阪直行（2013）「デフォルトモードネットワークの機能的異質性」『生理心理学と精神生理学』31, 27-40
熊野宏昭（2012）「マインドフルネスはなぜ効果を持つのか」『心身医』52, 1047-1052
Marchand, W.R.(2014), Neural mechanisms of mindfulness and meditation:Evidence from neuroimaging studies, *World J Radiol*, 6, 471-479

内受容感覚とマインドフルネス

大平英樹
Hideki OHIRA
名古屋大学大学院環境学研究科教授

はじめに

マインドフルネスとは、「評価を伴わず、今ここでの体験へ注意を向けること」と定義されている（Kabat-Zinn 1990）。瞑想の訓練を通じてこうした態度を涵養することにより、健康の増進やさまざまな疾患の治療に効果があることが実証されている（Khoury et al. 2013）。マインドフルネス瞑想がなぜ効果があるのかについてはいまだ明らかではないが、近年、心理学や認知神経科学の立場からマインドフルネスの効果メカニズムに関する研究が行われるようになってきた。本章では、とくに身体の状態と反応、およびその知覚に焦点を当てて、マインドフルネスの背後にある心理神経的メカニズムについて考えたい。

マインドフルネスの効果成分と神経基盤

マインドフルネスと呼ばれる瞑想には、多くの技法や臨床的介入法が存在する。そして、その背後には複数の心理的過程があると考えられている（Dahl et al. 2015；Tang et al. 2015）。マインドフルネスの効果メカニズムを考えるには、そうした心理的過程や、それらを実現する神経基盤を分離して検討することが重要である。

(1)注意

マインドフルネスを支える心理的過程としてまずあげられるのは、さまざまな対象への注意（attention）を、選択し、切り替え、維持する能力である（図1）。この能力はさらに、反応すべき刺激を待ち受ける警戒（alerting）機能、多くの刺激から反応すべき刺激を選択する定位（orienting）機能、複数の処理が同時に起こった場合、それを検出して調整する葛藤モニタリング（conflict monitoring）という下位機能から成る（Petersen & Posner 2012）。こうした注意の能力が高まれば、刺激の処理を効率的かつ適切に行うことができるようになり、適応性が高まるであろうことは容易に想像できる。実

際、注意の訓練がうつ病などの治療に有効であることは多くの研究で実証されており（たとえばSiegle et al. 2007）、そのために、しばしば注意の能力の亢進こそがマインドフルネスの効果の中核であるとも議論されている（杉浦 2007）。

注意の神経基盤は、機能的磁気共鳴画像法（functional magnetic resonance imaging; fMRI）などを用いた神経画像法によって、これまでによく研究されている（図2：Tang et al. 2015）。警戒機能は脳内の青斑核（Locus Coeruleus）を中核とするノルアドレナリン神経系により担われており、定位機能は前頭眼野（Frontal Eye Field）を含む前頭領域と頭頂領域から成る注意ネットワークにより実現されている。葛藤モニタリングは、前部帯状回皮質（Anterior Cingulate Cortex）、前部島（Anterior Insula）、線条体（Striatum）を中心とする神経ネットワークにより実行される（Raz & Buhle 2006）。

数カ月のマインドフルネス瞑想訓練が注意の機能を向上させることが示されており（MacLean et al. 2010）、特に訓練初期には定位機能と葛藤モニタリングが、訓練が長期になると警戒機能の向上がみられることが示されている（Chiesa & Serretti 2011）。さらに、マインドフルネス瞑想訓練により、上述した前部帯状皮質（Hölzel et al. 2007: Tang et al, 2009）、前頭前皮質（Prefrontal Cortex）の背外側（dl）（Allen et al. 2012）、頭頂領域（Parietal Lobe）（Goldin et al. 2010）などの注意に関連する脳部位の活動が高まることが報告されている。こうした知見から、注意機能の向上がマインドフルネスの効果を媒介していると考えることは妥当であろう。

(2)感情制御

マインドフルネスの心理的基盤として、次に考えられるのが感情制御（emotion regulation）である（図1）。感情制御とは、自分自身の感情の強さや持続期間を調整し、感情の体験や表出を変容させようとする認知的な努力を意味する（Gross 2014）。感情制御の方略として、感情の原因や状況に対する考え方を変えようとする認知的再評価（cognitive reappraisal：Gross 2001）、自分自身の感情から距離を取って客観視しようとする距離化（dis-

図1 マインドフルネス瞑想の効果成分

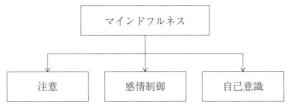

Tang et al.（2015）をもとに作成

図2 マインドフルネス瞑想の神経基盤

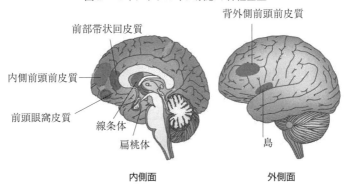

注意には、前頭前皮質の各部、前部帯状回皮質、線条体が関与する。感情制御には、背外側前頭前皮質、前頭眼窩皮質、前部帯状回皮質が関与する。自己意識には、島（前部）、前部帯状回皮質が関与する。なお、本文で記述した身体保持感には前部島と前部帯状回皮質が関与するが、自伝的記憶や自己概念については、内側前頭前皮質が関与する
Tang et al.（2015）をもとに作成

tancing：Koenigsberg et al. 2010)、別の認知的活動に従事することで感情を忘れようとする気晴らし（distraction：Smoski et al. 2014)、などがあり、これらの方略の有効性はメタ分析により詳細に検討されている（Webb et al. 2012)。感情制御の機能が高まれば、抑うつ、怒り、悲しみなどの不快感情を低減させることができ、ストレスへの耐性が増すことにより、適応性が高まることが考えられる。

　感情制御の神経基盤については多くの神経画像研究があり、それらの知見に関するメタ分析も行われている（図2)。どのような方略を用いる場合でも、背外側前頭前皮質、前部帯状回皮質（とくに背側)、前頭眼窩皮質

（Orbitofrontal Cortex）などの複数の前頭領域の活動が高まり、前頭領域が抑制性の神経投射を有する扁桃体（Amygdala）、島（Insula）、視床下部（Hypothalamus）などの感情に関連した皮質下領域の活動が低減されることが示されている（Ohira et al. 2006：Wager et al. 2008：Ochsner et al. 2012）。

　マインドフルネス瞑想により、不快感情による認知的活動への干渉が低下し（Ortner et al. 2007）、不快映像刺激への交感神経系反応が低減し反応の回復が促進され（Goleman et al. 1976）、感情制御が容易になる（Robins et al. 2012）ことが報告されている。これらの知見と対応して、マインドフルネス瞑想の訓練により、前頭前皮質の背外側（dl）や背内側（dm）の活動性が高まり、それと相まって扁桃体の活動は低下すること（Allen et al. 2012：Goldin et al. 2010：Lutz et al. 2014）が示されている。こうした知見は、感情制御もマインドフルネス効果の重要な媒介要因であることを示唆している。

心頭を滅却すれば火もまた涼し──身体と意識

　注意や感情制御の能力は、脳の前頭領域が担う認知的コントロールの機能を基盤にしている。そうだとすれば、これまで検討してきた研究知見は、マインドフルネス瞑想の訓練とは要するに、認知的コントロール機能を高める訓練である、ということを示唆している。

　しかしながら、マインドフルネス瞑想の訓練では呼吸を数えて注意を集中したり、ボディスキャンの技法により身体の各部に意識を向けるなど、身体の状態や反応を媒介として用いるものが少なくない。マインドフルネスが純粋に認知的過程であるならば、その訓練において外的対象を媒介としても同様な効果が生じるはずである（実際に、認知訓練にはそうした技法も存在する：Siegle et al. 2007）。マインドフルネス瞑想において、あえて身体が重視されるのには積極的な理由はあるのだろうか？

　この問題を考えるうえで、マインドフルネス瞑想の訓練による痛み知覚の変容に関する２つの研究が示唆的である。Zeidan et al.（2011）の研究では、

訓練後には、痛み刺激に対する主観的な痛みの強さの評定と、その痛み刺激の不快さの評定がいずれも低下したことが報告されている。一方、Gard et al.（2011）の研究では、訓練後に、痛み刺激の評定自体は変わらないが、その痛み刺激の不快さや、痛み刺激への予期不安は顕著に低下したことが報告されている。さらに興味深いことに、瞑想訓練に伴う脳機能の変容は、2つの研究の間でまったく異なっていた。Zeidan et al.（2011）の研究では、瞑想訓練の後では痛み刺激を受けた際に、前頭前皮質の活動が亢進するとともに、痛み知覚の中枢である島の活動は顕著に低下していた。これはまさに、認知的コントロールの機能により痛みの不快さを低減する機能を反映していると考えられる。ところが、Gard et al.（2011）の研究では、瞑想訓練の後では痛み刺激に対する島の反応はむしろ高まっていた。その一方で、前頭前皮質の活動は低下していた。

　この矛盾を説明するのは瞑想訓練の期間であった。Zeidan et al.（2011）の研究の瞑想群の参加者は数十時間程度の訓練経験であったのに対して、Gard et al.（2011）の研究の参加者は数カ月〜数年の訓練経験があった。つまり、マインドフルネス訓練の初期には前頭前皮質を用いた意図的な感情制御が行われていることが示唆される。Zeidan et al.（2011）の研究で、痛み刺激の強さの評定も不快さの評定も一様に低下していたことは、認知的過程に主導された一種のプラセボ効果にも似た現象であった可能性が考えられる。そして、マインドフルネス瞑想に熟達するにつれて、痛みなどの身体感覚の知覚自体はむしろ鋭敏化していくが、前頭前皮質によりそれを意図的に制御しようとする態度はなくなっていくのだと推測される。これが、痛みの知覚は変わらないが、その不快さや予期不安は低減されるという効果をもたらすらしい。マインドフルネスは、その訓練の過程では認知による注意や感情の制御が必要であるように思われる。しかし、熟達段階に達すると、マインドフルネスは単なる認知的過程ではなくなる。身体の感覚は、痛みのような不快な刺激に対してでさえも、むしろ鋭敏になる。しかし、それにもかかわらず、その快不快の評価は抑制される。これはまさに、禅で言う「心頭を滅却すれば火もまた涼し」の境地であり、「評価を伴わず、今ここでの体験へ注意を向けること」というマインドフルネスの定義に即した状態であると

考えられる。

身体と自己意識

このように、マインドフルネスとは、単に注意や認知的制御が高まった状態を意味するのではなさそうだ。鋭敏な身体の感覚に根ざした特殊な意識の状態が、マインドフルネスの重要な構成要素のひとつであるといえそうである。実際、マインドフルネスの定義である「今ここでの体験への注意」は、「自分自身の体験」なのであり、マインドフルネスと呼ばれる状態の成立には、自己意識（self-awareness）が重要な役割を果たしているように思われる（図1）。

(1) 自己意識を創発する身体感覚の統合

自分の手が、他者のものではなく、自分のものである。こうした実感は身体保持感と呼ばれ（sense of body ownership: Gallagher, 2000）、われわれが自己意識を形成するうえで、最も基礎的な感覚であると考えられている。身体保持感はあまりにも当然なように思えるが、じつはこの感覚はそれほど頑健ではなく、条件次第では容易に崩れてしまう。このことを象徴的に示す現象がラバーハンド錯覚（rubber hand illusion）である（Botvinick & Cohen 1998）。ゴムなどでできた人工物の手（ラバーハンド）を卓上に置き、自分の手をその横に置く。自分の手には覆いをかけるなどして見えないようにする。その状態で、ラバーハンドと自分の手の同じ位置をブラシで撫でるなどして触覚刺激を与え、ラバーハンドが撫でられるのを注視する。これを数分間繰り返すと、人工物であるはずのラバーハンドが突然自分の手のように感じられる。ラバーハンドと自分の手を撫でるタイミングをずらすと、この錯覚は生じない。

この現象は、身体保持感が異なるモダリティの感覚の統合に依存していることを示唆している。身体に関連する視覚情報と触覚情報が、ある時間範囲内で一致する場合、両者の情報は視覚優位で統合され、触覚に関する情報が見えているラバーハンドの位置に移動することにより、ラバーハンドが自己

の身体に組み込まれる。ただし、入力される視覚信号と触覚信号が時間的に一致するだけで身体保持感が成立するわけではない。ラバーハンド錯覚が生じるためには、身体イメージと整合することが重要になる（Tsakiris & Haggard 2005）。自分の手と90度ずれた、ありえない位置に置かれたラバーハンドが刺激されても錯覚は生じない。ラバーハンドの右手と自分の左手という左右の違いでも錯覚は生じない。一方、身体保持感が生じるために、必ずしも実際の触覚刺激が必須であるわけではない。実験者の手がラバーハンドに近づくのを観察するだけで、実際にラバーハンドに触れなくとも、それゆえ参加者の手が実際に触覚的に刺激されなくとも、ラバーハンド錯覚が成立する（Ferri et al. 2013）。

これらの事実は、われわれの脳の中には自分自身の身体モデルが形成されており、身体のどの部分がどのように刺激されたならば、体性感覚－空間的にどのような感覚が生じるであろうかという推論が行われていること、身体保持感の成立は、そうしたトップダウン的な推論、あるいは脳内に保存されていると考えられる内的モデル（inner model）による予測に制約されていることを示している。脳損傷研究と神経画像研究の知見は、腹側運動前野と前部島の機能的結合がこうしたトップダウン的なモデルの予測と、ボトムアップ的な感覚信号の束ねあわせに重要な役割を果たしていることを示唆している（Karnath & Baier 2010）。

(2)内受容感覚

内受容感覚（interoception）とは、身体の生理的状態に関する感覚であり、皮膚、筋、関節、内臓などから脳へ伝えられる信号によって構成されている（Craig 2002：2009）。身体からの信号は、体液性経路、脊髄経路、そして求心性迷走神経経路によって脳にもたらされる。身体信号は、中継点である視床を経由し、前部帯状回皮質、後部島、体性感覚野などの上位の皮質に到達する。さらに、こうした個々の皮質脳部位において知覚された身体の信号は、最終的に右側の前部島において束ねられ（図3）[1]、身体の統合的な表象が形成されると考えられており、これを内受容感覚と呼ぶ（Damasio 1994：Craig 2002：2009）。これに対して、上述した視覚、触覚、痛みなど

図3　島の解剖学的構造

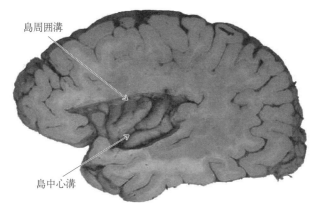

島中心溝より前を前部島、後ろを後部島と呼ぶ
Craig (2009) より改変

の外的な刺激に由来する感覚を外受容感覚（exteroception）と呼ぶ。

Seth et al.（2011）、Seth（2013）は、身体保持感の成立には、視覚や触覚など外受容感覚の統合だけでなく、内受容感覚も重要だと主張している。その傍証として、内受容感覚の個人差が、ラバーハンド錯覚の起こりやすさに影響するという報告がある。内受容感覚の鋭敏さの測定には、心拍知覚課題（Schandry 1981）がよく用いられる。これは自分の身体に触れて脈を数えるなどの操作をせずに、数十秒の期間内における自分の心拍を内的な感覚を頼りに数える課題である。このとき、同時に実際の心拍を測定し、参加者が報告した心拍数と一致度が高いほど、内受容感覚が鋭敏であると評価する。Tsakiris et al.（2011）は、内受容感覚が鋭敏でない個人ほど、ラバーハンド錯覚が生じやすいことを報告している。ラバーハンド錯覚では、ラバーハンドを見る視覚情報と自分の手の空間位置に関する体性感覚情報が乖離してい

---

1) 内受容感覚は前部島だけで機能局在的に実現されているわけではない。前部島は、前部帯状皮質などとともに、覚醒ネットワーク（salience network）と呼ばれる脳内の大規模神経ネットワークの重要なハブを形成している。内受容感覚も、こうした大規模なネットワークの活動から創発されると考えるのが妥当であろう（Feldman-Barrett & Simmons 2015）。しかし、そのネットワーク中でも、前部島がとくに重要な役割を果たしていることは事実であり、そのため本稿では前部島を中心に記述することとする。

るわけだが、視覚情報優位に統合されるので錯覚が生じるのである。Tsakiris et al. (2011) の結果は、内受容感覚が鋭敏な個人は相対的に体性感覚情報の比重が高く、結果として視覚情報の比重が低くなるので、錯覚が生じにくくなると解釈することができる。

　またSuzuki et al. (2013) は、内受容感覚によってラバーハンド錯覚のような人工的な身体保持感を引き起こすことができるかを探索した。彼らはバーチャル・リアリティ技術を用いて、自分の手の横の何もない空間に、自分の手の映像を投射し、あたかもそこに自分の手があるかのように見せた。参加者は、自分の手が実際にどこにあるかをアナログ・スケールで評価した。これが実際の手の位置からずれているほど錯覚が大きいことになる。ブラシで撫でるという触覚刺激と、それを見るという視覚刺激によって、ラバーハンド錯覚と同様な錯覚、つまり架空の手への身体保持感の移動が生じることが確認された。次いで参加者の心電図がモニターされ、心拍と同期して架空の手の指先が赤く点滅する画像が提示された。すると、この視覚と内受容感覚の一致により、視覚・触覚と同様な錯覚が生じた。赤い点滅の視覚刺激を、心拍とタイミングをずらして提示すると錯覚は消失した。またこの視覚と内受容感覚の統合による錯覚は、指を動かすなどの操作をして自分の手の空間位置に関する体性感覚を強調すると消失した。

(3) 外受容感覚と内受容感覚のダイナミックな統合

　以上の結果が示唆するのは、われわれは、視覚や触覚などの外受容感覚と、心臓活動のような内受容感覚をオンラインでモニターし、状況に応じてその重みづけをダイナミックに変えながら最も矛盾が小さくなるように統合し、その結果として身体保持感のような自己感が立ち上がってくる、ということである。Seth (2013) はこうしたメカニズムを、図4のようなシステムとして表現している。われわれは外受容感覚でも内受容感覚でも、現在の状態あるいは望ましい目標状態を表象し、それを実現するための生成モデル (generative model) を構築する。外界や身体からの感覚信号が、そのモデルが発動される際の随伴発射 (corollary discharge)[2] の信号と照合され、両者のずれが予測誤差 (prediction error) として検出される。生体は、この

図4 外受容感覚と内受容感覚の統合モデル

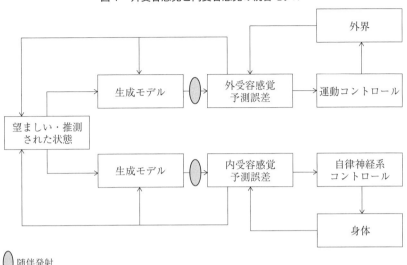

Seth (2013) をもとに作成

予測誤差をできるだけ小さくするようにシステムを動かすことで、統一的で整合的な自己像と世界像を構築し、それらを維持しようと努める。このモデルでは、前部島は、この感覚の予測誤差を検出する比較器として位置づけられている。

　予測誤差を小さくするためには、まず、強化学習（reinforcement learning)[3] の原理により内的モデルを更新して予測を変更するという手段がある。次に、外受容感覚であれば何らかの行為を行って外界から入力される信号を変更する、内受容感覚の場合は自律神経系などを介して身体内部の状態を操作し身体からの信号を変更する、という手段もとりうる。さらに、感覚器官から脳に伝えられる外界からの信号や、身体から伝えられる信号の、入

---

2) 脳の運動領域において運動を指令するプログラムが作成されると、それが実際に実行される前に、脳内でシミュレーションが行われてプログラムの妥当性が検討されるという機能が想定されている。この仕組みがあるために、われわれは運動の誤りを素早く検出して、その実行中、あるいは実行前にさえ、運動を修正することができる。随伴発射とは、運動プログラムが運動領域からシミュレーション領域に送られるための神経活動を表現した用語である。

力特性やサンプリング率などを操作して、信号入力の強度を変更することもできる。外界からの信号も身体からの信号も、多くのノイズを含んでいるとともに、常に揺らいでおり変化し続けている。それらをもとに感覚的・生理的な恒常性を維持するために、脳と身体はきわめてダイナミックな処理を常に継続しているのだと考えられる。身体保持感を基盤とした安定した自己意識は、こうした動的均衡の上に築かれているに違いない（この問題の詳細については、大平（2014a：2014b：2015）も参照のこと）。

マインドフルネスは内受容感覚をどのように変容するのか？

上述したような脳と身体のシステムが不全に陥れば、さまざまな疾患のリスクが増大することは、想像に難くない。とくに内受容感覚は、身体的恒常性の維持に重要であるため、その不全は多くの身体的疾患につながるであろう（Feldman-Barrett & Simmons 2015）。そのように考えれば、マインドフルネスが身体的疾患にも効果的であるのは（Khoury et al. 2013）、瞑想訓練により内受容感覚システムの機能を回復・調整させられるためなのかもしれ

---

3) 強化学習は、人間や動物の意思決定の原理を表現する計算論的モデルとしてよく知られている（Sutton & Barto 1998）。これは、得られる報酬の見込みを最大化するような行動を試行錯誤で学習するという原理を定式化した理論である。人間あるいは動物が、ある時刻 t において、ある環境の状態 $s(t)$ のもとで、ある行動を行い、その結果、報酬 $r(t)$ が与えられるとする。この時点で、この人間あるいは動物が、この行動をとることによって将来得られると見込まれる報酬総額の期待値（$V(s(t))$）は次式のような価値関数で表現される。

$$V(s(t)) = E[r(t) + \delta r(t+1) + \delta^2 r(t+2) + \cdots]$$

E は期待値であることを示し、δ は割引率（discounting rate: $0 < \delta < 1$）である。これは時間割引（temporal discounting）により、遠い将来の報酬ほど、その価値が少なく見積もられることを表している。この価値関数の時間差分を報酬予測誤差（reward prediction error）と呼び、次式のように表現される。

$$\varepsilon(t) = r(t) + \delta V(s(t+1)) - V(s(t))$$

これは、獲得した報酬の価値が、ひとつ前の時点で予測した価値からどれくらいずれているかを表している。人間や動物は、このずれをゼロにするように学習を行う。すなわち、報酬予測誤差が正の値であれば、その行動の頻度が増し、負の値であれば行動頻度は減少する。

ない。

(1) 内受容感覚とマインドフルネス

　実際に、マインドフルネスと内受容感覚の関連を示すいくつかの傍証が存在する。たとえば筆者らの研究では、質問紙で測定したマインドフルネス傾向が高い個人ほど、前部島と身体信号の中継点である視床の体積が大きいことが示された（Murakami et al. 2012）。また3カ月の瞑想訓練により、自己報告により測定された身体感覚への気づきが促進された（Bornemann et al. 2015）。また、興味深いことに、参加者の実際の心拍とは関係がない人工の心拍音をたんに聴くことによって、覚醒の主観的評定と、生理的覚醒を反映する交感神経系の指標である皮膚電位反応（skin conductance response；SCR）がともに上昇し、このとき前部島の活動が亢進したという報告がある（Kleint et al. 2015）。この知見はまさに、図4に示したような脳と身体のシステムの動作を反映しているように思われる。すなわち人工の心拍音を聴くことにより内受容感覚への注意が高まり、実際の自分の心拍との予測誤差が検出されたことで島を中心とする神経ネットワークが作動し、予測誤差を縮小するために交感神経系を活動させて覚醒の上昇が導かれたのだと推測できる。

　また、マインドフルネス瞑想の訓練が、脳と身体のシステムの特性を変容させることを示唆する傍証もある（Kirk & Montague 2015）。この研究では、喉が渇いた状態でMRIスキャナに入った参加者に対し、視覚的手がかりが報酬としてのジュースを予告するという古典的条件づけの手続きが行われた。学習が成立した後、予測されたタイミングでジュースがもらえない（負の報酬予測誤差；reward prediction error）、あるいは予測しなかったタイミングでジュースがもらえる（正の報酬予測誤差）事態が操作された[4]。統

4）　報酬予測誤差とは、過去の学習経験にもとづき、食物、水、金銭などの報酬がもたらされることへの予測と、実際に経験した事象との差を意味する。ある手がかりに対して報酬を予測したのに、実際には報酬が得られなければ、報酬予測誤差は負の値となる。期待していなかったのに報酬が得られると、報酬予測誤差は正の値となる。古典的条件づけ（classical conditioning）のような学習は、報酬予測誤差を最小化することにより、手がかりと報酬の関係を確立しようとする営みであるととらえることができる。

制群の参加者では、多くの先行研究と一致して、側坐核や尾状核などの線条体の活動が、正の報酬予測誤差に対しては増大し、負の報酬予測誤差に対しては減少した。これに対して瞑想群の参加者は、報酬予測誤差に対する線条体の活動は低く抑制され、報酬予測誤差にかかわらず報酬であるジュースそのものへの後部島の反応は増大していた。

　この結果は、瞑想群では、ジュースの味覚や乾きの癒しなどの身体感覚は鋭敏化している一方、報酬のあるなしについて一喜一憂することはないことを示唆する。つまり瞑想群では、報酬予測誤差に対して内的モデルを更新する学習率が低くなっており、単一の事象の影響が抑えられて脳と身体の安定性が高まっているのだと考えることができるだろう[5]。

(2)外受容感覚と内受容感覚の柔軟な切り替え

　人間の情報処理リソースに一定の制約があることを考えると、図4に示したような外受容感覚と内受容感覚の処理の間にはトレード・オフの関係があるかもしれない。そうであるとすれば、瞑想者は内受容感覚に鋭敏になっているために、外受容感覚はむしろ鈍感になっているのであろうか？

　Farb et al. (2013) はこの問題を検討するために、瞑想群と統制群に、自分の呼吸に意識を集中する内受容課題と、視覚刺激に注意せねばならない外受容課題を行わせて fMRI により脳活動を観測した。その結果、瞑想者は、内受容課題では前部島の活動が高まり、外受容課題では逆に前部島の活動が低下するという、まさにトレード・オフの現象が観測された。しかも、このトレード・オフの度合いは、瞑想訓練の経験が長いほど顕著であった。この結果は、瞑想者は内受容感覚だけに固定的に注意を向けているわけではなく、必要に応じて自己の内外に、柔軟に注意と処理を切り替えることができることを示唆している。さらにこの研究では、瞑想者は自己の呼吸に注意を向けるだけで、自然に深くゆっくりとした呼吸に変化することが観察された。これは、内的モデルによる内受容感覚の予測誤差の検出により、身体状

---

5) 上述した痛み刺激を用いた研究（Gard et al. 2011）の知見を考えると、瞑想者では、予測誤差に対する内的モデルの安定性は、正の価値をもつ報酬でも、負の価値をもつ痛みのような刺激に対しても、同様に高まっているように思われる。

態が変更された顕れであると推測される。

おわりに──マインドフルネス訓練の目的

　本稿で述べてきた理論的枠組みは、前頭領域などの高次な脳部位に存在する意識がトップダウン的に身体を制御するという発想とは相いれない。本章の理論的枠組みは、脳と身体には、内的モデルにもとづいて、大量の、ノイズを含み、常に揺れ動くような、外界と身体内部からの信号を処理し、生きていくための動的均衡を実現するシステムが実現されており、その動作が自己意識を創発すると主張する。

　身体への注意は、この脳と身体のシステムに影響を与える手段のひとつであり、マインドフルネス瞑想訓練で身体が重要視されることには、ここに根拠があるのではないだろうか。このような視点からは、マインドフルネス訓練の目的は、「脳と身体に実現されている内受容感覚と外受容感覚のシステムの動きを洗練させ柔軟かつ強靱にすること」であるといえるだろう（もちろん、現時点では、こうした主張はほとんど仮説の域を出ない。今後、実証的知見の蓄積により、この仮説が検証されるべきである。また、本稿で記述した外受容感覚と内受容感覚の脳と身体のモデルについても、計算論モデルを構築することにより、その動作を具体的に記述することが望まれる）。それにより、われわれは、自己の内外からのさまざまな刺激に対して、常に変化しつつも安定性を保ち、適応的に生きていくことが可能になるのかもしれない。

文献

Allen, M., Dietz, M., Blair, K. S., van Beek, M., Rees, G., Vestergaard-Poulsen, P., Lutz, A. & Roepstorff, A. (2012), Cognitive-affective neural plasticity following active-controlled mindfulness intervention, *The Journal of Neuroscience*, 32, 15601-15610

Bornemann, B., Herbert, B. M., Mehling, W. E. & Singer, T. (2015), Differential changes in self-reported aspects of interoceptive awareness through 3 months of contemplative training, *Frontiers in Psychology*, 5, 1504. doi: 10. 3389/fpsyg. 2014. 01504

Botvinick, M., & Cohen, J. (1998), Rubber hands 'feel' touch that eyes see, *Nature*, 391, 756

Chiesa, A. & Serretti, A. (2011), Mindfulness-based interventions for chronic pain: A systematic review of the evidence, *The Journal of Alternative and Complementary Medicine: Research on Paradigm, Practice, and Policy*, 17, 83-93

Craig, A. D. (2002), How do you feel? Interoception: The sense of the physiological condition of the body, *Nature Reviews Neuroscience*, 3, 655-666

Craig, A. D. (2009), How do you feel now? The anterior insula and human awareness, *Nature Reviews Neuroscience*, 10, 59-70

Dahl, C. J., Lutz, A. & Davidson, R. J. (2015), Reconstructing and deconstructing the self: Cognitive mechanisms in meditation practice, *Trends in Cognitive Sciences*, 19, 515-523

Damásio, A. R. (1994), *Descartes' Error: Emotion, Reason and the Human Brain*, Grosset Putnam

Farb, N. A., Segal, Z. V. & Anderson, A. K. (2013), Mindfulness meditation training alters cortical representations of interoceptive attention, *Socail, Cognitive, and Affective Neuroscience*, 8, 15-26

Feldman-Barrett, L. & Simmons, W. K. (2015), Interoceptive predictions in the brain, *Nature Reviews Neuroscience*, 16, 419-429

Ferri, F., Chiarelli, A. M., Merla, A., Gallese, V. & Costantini, M. (2013), The body beyond the body:Expectation of a sensory event is enough to induce ownership over a fake hand, *Proceedings, Biological Sciences / The Royal Society*, 280, 20131140. doi: 10.1098/rspb.2013.1140

Gallagher, S. (2000), Philosophical conceptions of the self: Implications for cognitive science, *Trends in Cognitive Sciences*, 4, 14-21

Gard, T., Hölzel, B. K., Sack, A.T., Hempel, H., Lazar, S. W., Vaitl, D. & Ott, U. (2011), Pain attenuation through mindfulness is associated with decreased cognitive control and increased sensory processing in the brain, *Cerebral Cortex*, 22, 2692-2702

Goldin, P. R. & Gross, J. J. (2010), Effects of mindfulness-based stress reduction (MBSR) on emotion regulation in social anxiety disorder, *Emotion*, 10, 83-91

Goleman, D. J. & Schwartz, G. E. (1976), Meditation as an intervention in stress reactivity, *Journal of Consulting and Clinical Psychology*, 44, 456-466

Gross, J. (2001), Emotion regulation in adulthood: Timing is everything, *Current Directions in Psychological Science*, 10, 214-219

Gross, J., ed. (2014), *Handbook of Emotion Regulation*, Guilford

Hölzel, B. K., Ott, U., Hempel, H., Hackl, A., Wolf, K., Stark, R. & Vaitl, D. (2007), Differential engagement of anterior cingulate and adjacent medial frontal cortex in adept meditators and non-meditators, *Neuroscience Letters*, 421, 16-21

Kabat-Zinn, J. (1990), *Full Catastrophe Living: Using the Wisdom of Your Body and Mind to Face Stress, Pain, and Illness*, Delta（春木豊訳（2007）『マインドフルネスストレス低減法』北大路書房）

Karnath, H. O. & Baier, B. (2010), Right insula for our sense of limb ownership and self-awareness of actions, *Brain Structure and Function*, 214, 411-417

Khoury, B., Lecomte, T., Fortin, G., Masse, M., Therien, P., Bouchard, V., Chapleau, M-A., Paquin, K. & Hofmann, S. G. (2013), Mindfulness-based therapy: A comprehensive meta-analysis, *Clinical Psychology Review*, 33, 763-771

Kirk, U. & Montague, P. R. (2015), Mindfulness meditation modulates reward prediction errors in a passive conditioning task, *Frontiers in Psychology*, 6, 90. doi: 10.3389/fpsyg.2015.00090. eCollection 2015

Kleint, N. I., Wittchen, H.-U. & Lueken, U. (2015), Probing the interoceptive network by listening to heartbeats: An fMRI study, *PLoS ONE*, 10, e0133164. doi: 10.1371/journal.pone.0133164

Koenigsberg, H. W., Fan, J., Ochsner, K. N., Liu, X., Guise, K., Pizzarello, S., Dorantes, C., Tecuta, L., Guerreri, S., Goodman, M., New, A., Flory, J. & Siever, L. J. (2010), Neural correlates of using distancing to regulate emotional responses to social situations, *Neuropsychologia*, 48, 1813-1822

Lutz, J., Herwig, U., Opialla, S., Hittmeyer, A., Jäncke, L., Rufer, M., Grosse- Holtforth, M. & Brühl, A. B. (2014), Mindfulness and emotion regulation-an fMRI study, *Social, Cognitive, and Affective Neuroscience*, 9, 776-785

MacLean, K. A., Ferrer, E., Aichele, S. R.,Bridwell, D. A.,Zanesco, A. P., Jacobs, T. L., King, B. G., Rosenberg, E. L., Sahdra, B. K., Shaver, P. R., Wallace, B. A., Mangun, G. R. & Saron, C. D. (2010), Intensive meditation training improves perceptual discrimination and sustained attention, *Psychological Science*, 21, 829-839

Murakami, H., Nakao, T., Matsunaga, M., Kasuya, Y., Shinoda, J., Yamada, J. & Ohira, H. (2012), The structure of mindful brain, *PLoS ONE*, 7, e46377. doi: 10.1371/journal.pone.0046377

Ochsner, K. N., Silvers, J. A. & Buhle, J. T. (2012), Functional imaging studies of emotion regulation: A synthetic review and evolving model of the cognitive control of emotion, *Annals of the New York Academy of Sciences*, 1251: E1-24. doi: 10.1111/j.1749-6632.2012.06751.x

大平英樹（2014a）「感情的意思決定を支える脳と身体の機能的関連」『心理学評論』57, 94-119

大平英樹（2014b）「島の機能と自己感」『Brain and Nerve』66, 417-427

大平英樹（2015）「意思決定という虚構」中村靖子編『虚構の形而上学－「あること」と「ないこと」のあいだで』春風社, 317-360

Ohira, H., Nomura, M., Ichikawa, N., Isowa, T., Iidaka, T., Sato, A., Fukuyama, S., Nakajima, T. & Yamada, J. (2006), Association of neural and physiological responses during voluntary emotion suppression, *Neuroimage*, 29, 721-733

Ortner, C. N. M., Kilner, S. J. & Zelazo, P. D. (2007), Mindfulness meditation and reduced emotional interference on a cognitive task, *Motivation and Emotion*, 31, 271-283

Petersen, S. E. & Posner, M. I. (2012), The attention system of the human brain: 20 years after, *Annual Review of Neuroscience*, 35, 73-89

Raz, A. & Buhle, J. (2006), Typologies of attentional networks, *Nature Reviews Neuroscience*, 7, 367-379

Robins, C. J., Keng, S-L., Ekblad, A. G. & Brantley, J. G. (2012), Effects of mindfulness-based stress reduction on emotional experience and expression: A randomized controlled trial, *Journal of Clinical Psychology*, 68, 117-131

Schandry, R. (1981), Heart beat perception and emotional experience, *Psychophysiology*, 18, 483-488

Seth, A. K. (2013), Interoceptive inference, emotion, and the embodied self, *Trends in Cognitive Sciences*, 17, 565-573

Seth, A. K., Suzuki, K. & Critchley, H. D. (2011), An interoceptive predictive coding model of conscious presence, *Frontiers in Psychology*, 2, 395. doi: 10.3389/fpsyg.2011.00395. eCollection 2011

Siegle, G. J., Ghinassi, F. & Thase, M. E. (2007), Neurobehavioral therapies in the 21st century: Summary of an emerging field and an extended example of cognitive control training for depression, *Cognitive Therapy and Research*, 31, 235-262

Smoski, M. J., LaBar, K. S. & Steffens, D.C. (2014), Relative effectiveness of reappraisal and distraction in regulating emotion in late-life depression, *The American Journal of Geriatric Psychiatry*, 22, 898-907

杉浦義典(2007)「治療過程におけるメタ認知の役割－距離をおいた態度と注意機能の役割」『心理学評論』50, 328-340

Sutton, R. & Barto, A. (1998), *Reinforcement learning: An introduction*, MIT Press

Suzuki, K., Garfinkel, S. N., Critchley, H. D. & Seth, A. K. (2013), Multisensory integration across exteroceptive and interoceptive domains modulates self-experience in the rubber-hand illusion, *Neuropsychologia*, 51, 2909-2917

Tang, Y.-Y., Ma,Y., Fan, Y., Feng, H., Wang, J., Feng, S., Lu, Q., Hu, B., Lin, Y., Li, J., Zhang, Y., Wang, Y., Zhou, L. & Fan, M. (2009), Central and autonomic nervous system interaction is altered by short-term meditation, *Proceedings of the National Academy of Sciences of the United States of America*, 106, 8865-8870

Tang, Y-Y., Hölzel, B. K., & Posner, M. I. (2015), The neuroscience of mindfulness meditation, *Nature Reviews Neuroscience*, 16, 213-225

Tsakiris, M., Tajadura-Jiménez, A. & Costantini, M. (2011), Just a heartbeat away from one's body: Interoceptive sensitivity predicts malleability of body-representations, *Proceedings. Biological sciences / The Royal Society*, 278, 2470-2476

Tsakiris, M. & Haggard, P. (2005), The rubber hand illusion revisited: Visuotactile integration and self-attribution, *Journal of Experimental Psychology: Human Perception and Performance*, 31, 80-91

Wager, T. D., Davidson, M. L., Hughes, B. L., Lindquist, M. A. & Ochsner, K. N. (2008), Prefrontal-subcortical pathways mediating successful emotion regulation, *Neuron*, 59, 1037-1050

Webb, T. L., Miles, E. & Sheeran, P. (2012), Dealing with feeling: A meta-analysis of the effectiveness of strategies derived from the process model of emotion regulation, *Psychological Bulletin*, 138, 775-808

Zeidan, F., Martucci, K.T., Kraft, R.A., Gordon, N.S., McHaffie, J.G. & Coghill, R.C. (2011), Brain mechanisms supporting the modulation of pain by mindfulness meditation, *Journal of Neuroscience*, 31, 5540-5548

マインドフルネスとストレス脆弱性

山本哲也
Tetsuya YAMAMOTO
ピッツバーグ大学医学部精神医学講座研究員

はじめに

　わが国において、「現在の仕事や職業生活に関することで強い不安、悩み、ストレスとなっていると感じる事柄がある」と回答した労働者の割合は、52.3％にのぼることが明らかにされている（厚生労働省 2014）。この報告は、労働者の2人に1人が日常生活で強いストレスを経験していることを示唆しており、わが国の労働者とストレスに関する現状を如実に物語っているといえる。「ストレス社会」という言葉が現代を象徴するものとして広く使われ、強いストレスを感じている人々の多さを考慮すると、こうした事態の背景にある職場環境を迅速に改善することは容易ではないことが想定される。

　それでは、ストレスに対してどのようなアプローチが考えられるだろうか。本稿ではこの問いに答えるために、ストレスに対する個人の脆弱性（vulnerability）に焦点を当てる。そして、近年の脳科学的知見に基づきながら、マインドフルネス瞑想がストレス脆弱性にもたらす効果を考察していきたい。

　脆弱性とは「感情的苦痛に対する感受性の強さや、何らかの精神病理の発症のしやすさ」と定義される。脆弱性を有する者は、脆弱性を有しない者に比べて、ストレッサーによる影響を強く、長く受けることが想定されている。このような脆弱性を有する者において、ストレスにさらされた際に最も一般的に見られる心理的問題のひとつに抑うつ（depression）があげられる。わが国においては、日本人の約103万6000人がうつ病などの気分障害患者であると推計されており（厚生労働省 2011）、精神疾患による患者の内訳でも最大の割合を占める。そのため、本稿ではストレス脆弱性の代表的なものとして、抑うつに関わる脆弱性を取り上げ、脆弱性を整理する理論的観点として、ベックの認知モデル（Beck 1967）を援用する。

　ベックの認知モデルとは、抑うつの始発や維持を説明する要因を理解するための実証的な理論的枠組みである。この認知モデルの枠組みは、心理療法のひとつである認知療法の背景理論となっており、認知療法は抑うつのみな

らず、さまざまな精神疾患に対する有効性が示されている。そのため、この認知モデルに基づくことで、ストレス脆弱性とマインドフルネスとの関連を心理臨床的観点から精緻に考察することが可能になると考えられる。

　本書他稿で概観されているように、マインドフルネス瞑想の心理学的基礎や効果発現機序、さらに心理的・身体的側面への効果とその応用可能性を鑑みると、ストレス脆弱性に対しても何らかの影響を及ぼしうることが想定される。そこで本稿では、ストレス脆弱性に関する知見を概観しながら、マインドフルネス瞑想が脆弱性に及ぼす効果について検討を行う。そして、マインドフルネス研究の今後の方向性について展望したい。

マインドフルネス瞑想がストレス脆弱性に及ぼす効果

　ベックの認知理論に基づく研究知見の蓄積により、主に抑うつスキーマ（negative schema）、注意バイアス（biased attention）、処理バイアス（biased processing）、記憶バイアス（biased memory）が脆弱性となりうることが示されてきた（図1）。

(1)抑うつスキーマ

　抑うつスキーマとは、自己に関連したネガティブな認知的枠組みである。外的な刺激（たとえば、他者からの叱責など）によって活性化され、後述する注意バイアスなどの認知処理の引き金になると考えられている。こうした自己関連処理に密接に関わる神経基盤として、内側前頭前皮質（medial Prefrontal Cortex; mPFC）、前部帯状回皮質（Anterior Cingulate Cortex; ACC）の腹側・背側・吻側部（ventral, dorsal, rostral）、および扁桃体（Amygdala）といった部位が推定されており（Disner, Beevers, Haigh & Beck 2011）（図1）、なかでもMPFCや後部帯状回皮質（Posterior Cingulate Cortex; PCC）などの正中部位を中核とするデフォルトモードネットワーク（default mode network; DMN）に注目が集まっている。

　DMNは、安静時や心の迷走（マインドワンダリング; mind wandering）時に活動する神経ネットワークであり、無意識的に始発する自動的な思考プ

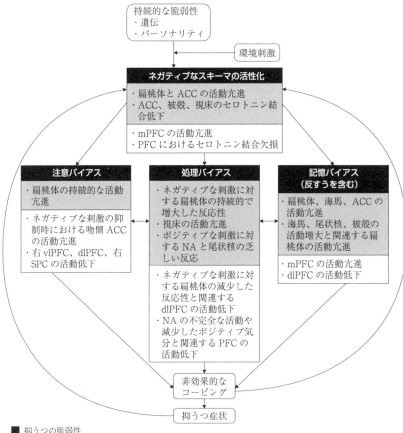

図1　想定されうるストレス脆弱性の神経基盤
（主に Clark & Beck（2010）と Disner et al（2011）に基づいて作成）

ロセスや自己関連処理を引き起こすことが知られている（Marchand 2014）。マインドフルネス瞑想の実践がこうした DMN に影響を及ぼす可能性について、これまで fMRI を用いた複数の研究が明らかにしてきた。

たとえば、マインドフルネス瞑想を10年以上経験した熟達者においては、DMN の主要部位である mPFC と PCC の活動が低下しており、この結果は

自己関連処理の減少を示すと解釈されている（Brewer et al. 2011）。さらに、瞑想の熟達者においては、セルフモニタリングや認知制御と密接に関わる背外側前頭前皮質（dorsolateral Prefrontal Cortex; dlPFC）、背側 ACC（dorsal ACC）、PCC の間の機能的結合性が増大しているなど、熟達者における認知制御の向上が示唆されている。

　また、主観的・行動的側面における変化として、マインドフルネス瞑想の実践は、ポジティブな自己表象や自尊心、および自己受容などをはじめとした、適応的な自己概念と関連しているという報告が数多くなされている（たとえば、Emavardhana & Tori 1997）。そのため、マインドフルネス瞑想は、自己に関するネガティブな認知的枠組みとの関わり方や、その背景となる神経基盤に一定の効果を及ぼすことが期待される。

⑵注意バイアス

　注意バイアスとは、感情刺激に対する注意の偏りであり、注意容量を適切に割り当てることが困難な情報処理様式を指す。通常、健常者においてはポジティブな刺激に対して一般的に注意が向く一方で、注意バイアスを有する抑うつ者においては、悲しみ刺激に対して選択的な注意が向けられることが報告されている（Gotlib, Krasnoperova, Yue & Joormann 2004）。悲しみ刺激のようなネガティブな刺激に選択的に注意が向くことは、抑うつ症状を増大・維持すると想定されている。こうした注意バイアスの神経基盤としてさまざまな研究知見が存在するが、主に ACC、dlPFC、腹外側前頭前皮質（ventrolateral Prefrontal Cortex; vlPFC）上頭頂皮質（Superior Parietal Cortex）などが関与していると考えられている（Disner et al. 2011）（図1）。

　これまで、注意バイアスに対するマインドフルネス瞑想の効果がさまざまな指標を用いて検討されてきた。たとえば、うつ病の寛解患者を対象として、マインドフルネス認知療法（Mindfulness-Based Cognitive Therapy; MBCT）の効果検討がなされている（De Raedt et al. 2012）。マインドフルネス認知療法は、マインドフルネス瞑想を主要な介入手法のひとつとした心理療法である。この研究においては、注意バイアスはネガティブ感情プライ

ミング課題によって測定され、8週間のセッションによる注意バイアスの変化が検討された。セッションに参加した群は、セッション前においてはポジティブ情報への注意の抑制と、ネガティブ情報への注意の促進を示していた。一方で、セッション実施後においては、これらの注意バイアスが減少していることが示された。

こうした行動指標を用いた注意バイアスに関する知見と同様に、注意機能の調節に関わる脳領域（たとえば、ACC や dlPFC）において、マインドフルネス瞑想の実践に関連した構造的・機能的な変化が認められている（図2）。これらの脳領域の変化が実際に注意機能の改善をもたらすかという点については、いまだ直接的な根拠は乏しいという指摘がある一方で（Tang, Hölzel & Posner 2015）、マインドフルネス瞑想の訓練が注意に関わる3つの神経ネットワークに影響を及ぼすことを支持する概説もあり（Marchand 2014）、今後のさらなる検討が望まれる。

(3)処理バイアス

処理バイアスとは、知覚された感情刺激に対する非機能的な情報処理様式である。出来事に対する解釈の歪みや抑制コントロールの困難、報酬に対するポジティブ情動の減少といった臨床像として表出され、こうした反応傾向が抑うつの維持につながる可能性が考えられている。処理バイアスの主な神経基盤としては、扁桃体や dlPFC、側坐核（Nucleus Accumbens; NA）といった部位の関与が想定され、抑うつ者においては扁桃体の活動亢進や dlPFC の活動低下、側坐核の鈍い反応といった特異的な処理様式を示すことが報告されている（Disner et al. 2011）（図1）。

このような処理様式に対して、マインドフルネス瞑想の実践が、感情刺激（感情価を有する写真など）への曝露時や、安静時の扁桃体の活動を低減するといった報告があり（たとえば Lutz et al. 2014）、さらに情動ストループ課題中の dlPFC の活動を増大するという報告がなされている（Allen et al. 2012）。これらの結果は、マインドフルネス瞑想の実践が、処理バイアスをもたらす脳活動に一定の効果を有する可能性を示唆していると考えられる。

また、上記の結果は主にマインドフルネス瞑想の初心者において確認され

図2 マインドフルネス瞑想と関連した構造的・機能的変化が認められた部位
（主に Marchand（2014）と Tang, Hölzel & Posner（2015）に基づいて作成）

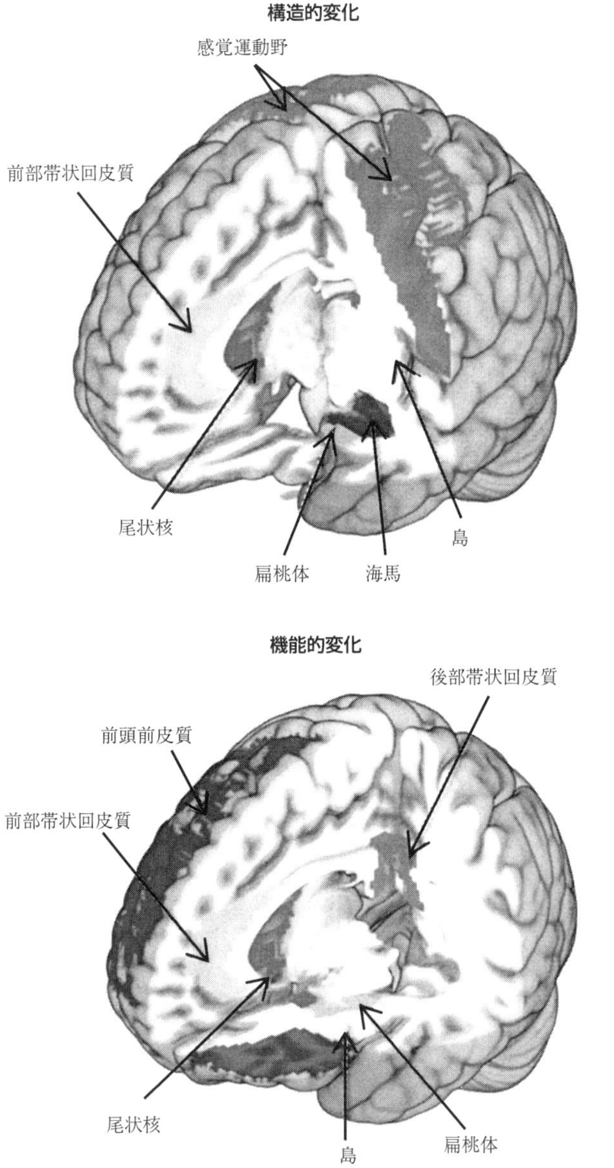

構造的変化

感覚運動野
前部帯状回皮質
尾状核
扁桃体
海馬
島

機能的変化

前頭前皮質
後部帯状回皮質
前部帯状回皮質
尾状核
島
扁桃体

2例以上の先行研究の報告がある部位のみ記載。ほかにも、眼窩前頭前皮質、後部帯状回皮質、被殻などの部位の構造的変化が報告されている。

ている一方で、瞑想を長年経験した熟練者においては異なる神経基盤の働きが報告されている。たとえば、感情刺激の呈示時にマインドフルネス状態を誘導した際には、瞑想の熟練者では扁桃体活動への効果は認められず、DMN に関連する領域の活動低下のみが認められていたのに対して、瞑想の初心者においては扁桃体の活動低下が認められた（Taylor et al. 2011）。この結果は、瞑想の熟練者は情動状態をすでにアクセプタンスし、情動制御の必要性がなくなっていることを示すものとして解釈されており、マインドフルネス瞑想を長期的・継続的に実践することが、情動の安定性にとって有用である可能性を示唆している。

(4) 記憶バイアス

記憶バイアスとは、記憶情報の符号化、貯蔵、検索といった記憶システムの処理段階において、感情刺激に対する処理の偏りが生じる様態を指す。抑うつ者においては、ネガティブな刺激に対する選択的な記憶（explicit selective memory）や具体性の乏しい自伝的記憶（overgeneral autobiographical memory）の想起といった現象が広く知られている。たとえば、抑うつ者は幸せな表情や中性的な表情に比べて、悲しい表情を多く記憶しているといった報告がなされている（Ridout, Noreen & Johal 2009）。このような記憶バイアスは、「友人の悲観的な表情のみを選択的に想起する」などの対人場面の記憶想起に影響し、抑うつを増悪する可能性があることが想定される。ネガティブな記憶の選択的想起に関わると想定される脳部位として、扁桃体、海馬（Hippocampus）、尾状核（Caudate Nucleus）と被殻（Putamen）、腹内側前頭前皮質（ventromedial Prefrontal Cortex；vmPFC）があげられている（Disner et al. 2011）（図 1）。

このような記憶バイアスに対しても、マインドフルネス瞑想の効果が検討されてきた。たとえば、マインドフルネス認知療法の 8 週間のセッションが、反復性うつ病患者の記憶の再生に及ぼす影響が報告されている（van Vugt, Hitchcock, Shahar & Britton 2012）。アセスメント方法は、ネガティブな気分の誘導後における単語の再生課題であり、マインドフルネス認知療法のセッションの実施前後で用いられた。主な結果として、マインドフルネス

認知療法を実施した群においては、ネガティブ単語の連続的な再生傾向は減少し、ポジティブ単語の連続的な再生傾向が増大していた。それに対して、待機統制群ではネガティブ単語の連続的な再生傾向が増大し、ポジティブ単語の連続的な再生傾向は減少していたことが示された。これらの結果は、マインドフルネス瞑想が記憶バイアスの修正をもたらす効果を有する可能性を示唆している。

　マインドフルネス瞑想が、記憶バイアスと関連する脳領域に対して影響を及ぼしうる可能性が考えられる一方で（図2）、記憶バイアスの神経基盤に直接的に及ぼす効果やそのメカニズムはいまだ不明確である。記憶バイアスは、刺激の知覚や処理に大きな影響を及ぼす注意バイアスや処理バイアスと密接に関連していることが考えられる。そのため、マインドフルネス瞑想が注意バイアスなどを低減させる効果を有する可能性を考慮すると、マインドフルネス瞑想による相互作用的な改善メカニズムが存在するかもしれない。マインドフルネス瞑想と記憶バイアスに関する関係性を考察するためには、さらなる研究を待つ必要があると考えられる。

　以上のように、これまでのマインドフルネス瞑想の脳科学的知見を鑑みると、マインドフルネス瞑想によって、脆弱性との関与が指摘される脳部位への構造的・機能的な影響が見出されており（図2）、行動指標においても一定の効果が報告されている。そのため、マインドフルネス瞑想がストレス脆弱性を改善し、ストレス状況における回復力や抵抗力（レジリエンス; resilience）を促進する効果を有する可能性が期待される。本稿では研究知見を最小限の紹介にとどめているが、今後はそれぞれの脆弱性に焦点を当てた研究知見のメタ分析を実施するなど、マインドフルネス瞑想が有する介入効果のさらなる検討が重要であると考えられる。

　一方で、マインドフルネス瞑想による神経基盤への影響は報告されているものの、先行研究間の結果には不一致が見られ、マインドフルネス瞑想が心理学的な変化を生じさせるメカニズムについては、いまだ不明確な部分が多いという指摘もなされている（Tang et al. 2015；van der Velden et al. 2015）。そのため、これらの関係性の検討を目的とした研究・解析手法の導

入や、異なるモダリティを有する指標の統合的な使用、そしてランダム化比較試験などのエビデンスレベルの高い研究デザインを用いた研究知見のさらなる蓄積が望まれる。

マインドフルネス研究の今後の方向性に関する展望

近年の科学技術の発展を通じて、こうした技術を瞑想の実践にも活用する方向性が見出されている。最後に、瞑想の実践に関わるこうした技術を概観しながら、マインドフルネス研究の今後の方向性を考察したい。

これまで、瞑想を効果的に実施することを目的として、さまざまな指標を用いて瞑想を補助する方法が提起されてきた。たとえば、ある種の瞑想状態をよりよく導入することを目的として、簡易脳波計とアプリケーションソフトを用いた方法が開発されている（InteraXon 社による Muse など）。この方法では、脳波指標を視覚化・聴覚化し、フィードバックすることで、被検査者が意図的に脳波を操作できるようになることを目的としたニューロフィードバック（neurofeedback）と同じ原理を用いている。すなわち、瞑想実施者の脳波指標を顕在化させ、瞑想実施者が自分の意識状態を客観的に認識することが可能となることで、効率的な瞑想状態の導入につながることが期待されている。

また、瞑想を実施するためのプロンプトとして携帯端末機器を用いることによって、瞑想実践を補助する方法が提起されている。これまで、マインドフルネス瞑想を短時間実施することによって、ストレス負荷によるワーキングメモリー（working memory）への悪影響を抑制することや（Banks, Welhaf & Srour 2015）、心理学的問題を維持・増悪する可能性のある反すう（rumination）を低減することができることが示されてきた（Hilt & Pollak 2012）。そのため、携帯端末による合図に基づいて自らの精神状態をモニタリングし、もしそのときに問題となりうる心理状態であるならば、携帯端末によってガイドされた瞑想や気晴らしを行うといった方法が提案されている（Hilt & Pollak 2012）。

ほかにも、個人に最適な瞑想の選択を行うことを目的として、脳波指標を

用いたアセスメントを事前に行うことが提案されている（Fingelkurts, Fingelkurts & Kallio-Tamminen 2015）。マインドフルネス瞑想をはじめとしたさまざまな瞑想は、それぞれ異なる効果を有しており、その有効性は一般的に広く認められている一方で、瞑想による副作用が生じうる場合があることや、瞑想の効果にパーソナリティ特性が影響しうる可能性が報告されている。そのため、Fingelkurts et al.（2015）は、脳波計測による事前のスクリーニングを行ったうえで、個人に合わせた瞑想方法を選択することの有用性を示唆している。

　以上のように、マインドフルネス瞑想を多様な観点から補助する役割としての科学技術の応用は、臨床実践や研究領域における選択肢のひとつとして、今後の展開が期待される。これらの技術を効果的に援用することによって、さらなる研究領域の広がりと議論の活発化につながることが想定され、マインドフルネス瞑想に関する理解を深めていくうえでも有意義であると考えられる（Clark & Beck 2010）。

文献

Allen, M., Dietz, M., Blair, K. S., van Beek, M., Rees, G., Vestergaard-Poulsen, P., … Roepstorff, A. (2012). Cognitive-affective neural plasticity following active-controlled mindfulness intervention, *Journal of Neuroscience*, 32(44), 15601-15610. doi:10.1523/JNEUROSCI.2957-12.2012

Banks, J. B., Welhaf, M. S. & Srour, A. (2015). The protective effects of brief mindfulness meditation training, *Consciousness and Cognition*, 33, 277-285. doi:10.1016/j.concog.2015.01.016

Beck, A. T. (1967). *Depression: Clinical, Experimental, and Theoretical Aspects*, Harper & Row

Brewer, J. A., Worhunsky, P. D., Gray, J. R., Tang, Y.-Y., Weber, J. & Kober, H. (2011). Meditation experience is associated with differences in default mode network activity and connectivity, *Proceedings of the National Academy of Sciences*, 108(50), 20254-20259. doi:10.1073/pnas.1112029108

Clark, D. A. & Beck, A. T. (2010). Cognitive theory and therapy of anxiety and depression: Convergence with neurobiological findings, *Trends in Cognitive Sciences*, 14(9), 418-424. doi:10.1016/j.tics.2010.06.007

De Raedt, R., Baert, S., Demeyer, I., Goeleven, E., Raes, A., Visser, A., … Speckens, A. (2012). Changes in attentional processing of emotional information following mindfulness-based cognitive therapy in people with a history of depression: Towards an open attention for all emotional experiences, *Cognitive Therapy and Research*, 36(6), 612-620.

doi:10.1007/s10608-011-9411-x
Disner, S. G., Beevers, C. G., Haigh, E. A. P. & Beck, A. T. (2011), Neural mechanisms of the cognitive model of depression, *Nature Reviews, Neuroscience*, 12 (8), 467-477. doi: 10.1038/nrn3027
Emavardhana, T. & Tori, C. D. (1997), Changes in self-concept, ego defense mechanisms and religiosity following seven-day vipassana meditation retreats, *Journal for the Scientific Study of Religion*, 36(2), 194-206
Fingelkurts, A. A., Fingelkurts, A. A. & Kallio-Tamminen, T. (2015), EEG-guided meditation: A personalized approach, *Journal of Physiology-Paris*, http://dx.doi.org/10.1016/ j.jphysparis.2015.03.00. doi:10.1016/j.jphysparis.2015.03.001
Gotlib, I. H., Krasnoperova, E., Yue, D. N. & Joormann, J. (2004), Attentional biases for negative interpersonal stimuli in clinical depression, *Journal of Abnormal Psychology*, 113 (1), 121-135. doi:10.1037/0021-843X.113.1.121
Hilt, L. M. & Pollak, S. D. (2012), Getting out of rumination: Comparison of three brief interventions in a sample of youth, *Journal of Abnormal Child Psychology*, 40 (7), 1157-1165. doi:10.1007/s10802-012-9638-3
厚生労働省（2011）「平成23年患者調査上巻（全国）」表3-2：推計患者数の年次推移、入院・外来×傷病分類別（平成8年～23年）
厚生労働省（2014）「平成25年労働安全衛生調査（実態調査）－結果の概要」
Lutz, J., Herwig, U., Opialla, S., Hittmeyer, A., Jäncke, L., Rufer, M., … Brühl, A. B. (2014), Mindfulness and emotion regulation-an fMRI study, *Social Cognitive and Affective Neuroscience*, 9(6), 776-785. doi:10.1093/scan/nst043
Marchand, W. R. (2014), Neural mechanisms of mindfulness and meditation: Evidence from neuroimaging studies, *World Journal of Radiology*, 6(7), 471-479. doi:10.4329/wjr.v6. i7.471
Ridout, N., Noreen, A. & Johal, J. (2009), Memory for emotional faces in naturally occurring dysphoria and induced sadness, *Behaviour Research and Therapy*, 47(10), 851-860. doi: 10.1016/j.brat.2009.06.013
Tang, Y., Hölzel, B. & Posner, M. (2015), The neuroscience of mindfulness meditation, *Neuroscience*, 16(4), 213-225. doi:10.1038/nrn3916
Taylor, V. A., Grant, J., Daneault, V., Scavone, G., Breton, E., Roffe-Vidal, S., … Beauregard, M. (2011), Impact of mindfulness on the neural responses to emotional pictures in experienced and beginner meditators, *Neuroimage*, 57 (4), 1524-1533. doi:10.1016/j. neuroimage.2011.06.001
van der Velden, A. M., Kuyken, W., Wattar, U., Crane, C., Pallesen, K. J., Dahlgaard, J., … Piet, J. (2015), A systematic review of mechanisms of change in mindfulness-based cognitive therapy in the treatment of recurrent major depressive disorder, *Clinical Psychology Review*, 37, 26-39. doi:10.1016/j.cpr.2015.02.001
van Vugt, M. K., Hitchcock, P., Shahar, B. & Britton, W. (2012), The effects of mindfulness-based cognitive therapy on affective memory recall dynamics in depression: A mechanistic model of rumination, *Frontiers in Human Neuroscience*, 6 (September), 1-13. doi:10.3389/fnhum.2012.00257

謝辞

　本稿を執筆するにあたり、有益なご示唆をくださったトロント大学教授 Zindel V. Segal 先生と、ピッツバーグ大学准教授 Greg J. Siegle 先生に記して深く感謝いたします。

仏教から見たマインドフルネス
―世俗的マインドフルネスへの一提言―

藤田一照
Issho FUJITA
曹洞宗国際センター所長

仏教という文脈から切り離されたマインドフルネス

　現在、欧米の臨床心理、精神医療の分野で盛んに論じられ、また実践されつつある「マインドフルネス（mindfulness）」は、仏教の修行体系における重要なコンセプトの一つであるサティ（sati パーリ語）、スムルティ（smrti サンスクリット語）、念（ねん 漢訳語）にその起源をもっている。

　これまでアジアの伝統的仏教国において静謐な寺院の中で主に出家した僧侶たちによって修行されてきた「サティ」が、今や「マインドフルネス」として仏教の伝統を持たない欧米諸国の世俗の巷において、僧侶ではない人々によって、有用なスキルとして積極的に応用されている。そして、緩和ケア、うつ病再発予防、依存症治療、ストレス低減、トラウマ・ケア、更生保護といった臨床の諸分野でその効果・効能が科学的に確認されることによって、mindfulness movement（マインドフルネス運動）と呼ばれるほどに大きな盛り上がりを見せている。昨今、どうやらその運動の波がいよいよ日本にも及び始めている。

　この「サティからマインドフルネスへ」という変化・移行は、仏教という宗教的伝統が継承してきた教義・修行システムの中に有機的に組み込まれた形で理解され実践されてきた「サティ」が、仏教という宗教的文脈・枠組みから切り離され、「マインドフルネス」という「単体の注意のスキル」として成形され直して、世俗的な文脈へと持ち込まれたということを意味している。

　「マインドフルネスとは意図的に、今この瞬間の体験に、判断を加えることなく注意を向けることである」という、このマインドフルネス運動の中心的人物の一人であるジョン・カバットジンの標準的な定義、あるいはより詳細な「マインドフルネスとは注意の領野に生起してくる一つ一つの思考、感情、感覚がそれとして認識され、ありのままのあり方で受け入れられるような、判断を入れず（non-judgmental）、現在の瞬間に中心を置いた（present-centered）、気づき（awareness）である」（Bishop et al. 2004）といった定義、あるいはより簡略な「マインドフルネスとは、受容（acceptance）

を伴う、現在の経験への気づきである」(Siegel 2010) といった定義からもわかるように、臨床的に応用されているマインドフルネスには一貫して二つの共通要素が含まれている。

　まず一つは、non-judgmental（判断を加えない）ということの強調である。それは、自分が今している経験がどのようなものであれ、それに対してこちら側からの評価や判断をいっさい加えず、完全に受容的な態度でそれをありのままに観察する、ということだ。通常、われわれは自分の好悪や善悪といった判断にもとづいて自分の経験を概念化し、それに対するリアクションとして貪りや怒りといった煩悩に駆られた行動を起こすという強迫的な傾向性・パターンの虜になっているが、経験に対して判断を加えないでそのまま受容することによってそのような習慣的パターンの桎梏をはずすことができるようになるのである。そこでは、今している体験に何かを加えたり、あるいはそこから何かを引いたりして、別な体験に変えようとするのではなく、今起きている体験をそのまま存在させるという受動的・受容的な態度が強調されている。これは心理療法の世界で「脱中心化」と呼ばれている、自分の体験に振り回されないように、そこから少し距離を置く、あるいはスペースをつくる技法に通ずるものがあり、マインドフルネスのもつ効用は主にこの特質から来るとされている。

　二つ目は、present-centered（現在の瞬間に中心を置く）であることの強調である。今の経験を過去の記憶や未来への期待と関係づけて評価するのではなく、今起きていることに注意を向け気づいていくということだ。この点に関しては〈doing すること〉モードと〈being あること〉モードの対比で説明されることが多い。つまり〈doing〉モードでは現状と理想の不一致からネガティブな感情が起こり（non-judgmental ではなくなり）、それを一致させようとする衝動に突き動かされるので、過去や将来についてあれこれ考えることをやめられない。一方、〈being〉モードでは状況を変えようとしないで受容し（non-judgmental なあり方）、そのままに在らせておくので、「今、ここ」を直接的に親密に味わうことができる。この意味でマインドフルネスはいわば心のギアを〈doing〉モードから〈being〉モードにシフトすることだというのである。

この二つの点がとりわけ強調されているのが、世俗的なマインドフルネスのきわだった特徴であるといってもいいだろう。そこでは、われわれがともすれば自分にとって気がかりなことにとらわれて現在の瞬間から離れてしまいやすいこと、自分のしていることや経験していることに無自覚なまま習慣的に生きる「自動操縦状態」に陥りやすいことに対するきわめて有効な対抗策としてマインドフルネスが位置づけられている。このように理解される限りでのマインドフルネスは一言でいえば、判断を入れないようにして現在の瞬間の体験に注意を向けるという「特別なあり方をした注意のスキル」なのである。システマティックな訓練方法やプログラムに従ってそのような質の注意をスキルとして磨き、身につけることによって、痛みのマネジメント、依存症からの回復、ストレスの低減、心理療法の効果の向上といったいろいろな有効な効果が確かに得られることが科学的にある程度証明されてきた。そのおかげで今では臨床心理、医療の分野だけではなく、教育、スポーツ、ビジネス、兵士の訓練といった社会のあらゆる側面に応用ができ、だれにとっても習得可能なスキルとしてもてはやされているのだ。

　このような意味でのマインドフルネスはしばしば bare attention（ありのままの注意）とも呼ばれている。bare というのは、身（おこない）・口（ことば）・意（おもい）においてリアクションを起こすことなく、今体験しているありのままの事実（bare facts）に注意を向けるからだ。しかし、マインドフルネスをこのように bare attention という特別な注意のスキル（あるいはそれを向上させる訓練メソッド）としてきわめて限定的にとらえ、仏教的な文脈から切り離して単純化するところに問題はないのだろうか？　すでに、世俗的なマインドフルネスは仏教のサティとのつながりに言及することをもはや必要としない、それ自体で独立に成り立っているコンセプトであり、技法になっている。世俗的なマインドフルネスが仏教のサティと同じでなければならない義理などどこにもないし、世俗的なマインドフルネスが一般に普及し、それが一定の効果をあげていること自体は誠に喜ばしいことである。しかし、仏教の側に立ってマインドフルネス運動の成り行きを見ている筆者からすると、そこには憂慮せざるを得ない点がいくつかあるように思われることもまた確かである。ここでは、マインドフルネスが仏教という文

脈から切り離された形で理解され、実践されているという点に関して、仏教の側からの一提言を述べてみたい。

八支正道の一支としてのマインドフルネス

　正見、正思、正語、正業、正命、正精進、正念および正定からなる八支正道はブッダの最初の説法の中で、「中道」の具体的内容として説かれているものであり、その説法の中で説かれた最重要の仏教教義である四聖諦の中に道諦として組み入れられている。また、ブッダの最後の説法の中でも八支正道が説かれている。このようにブッダの最初の説法から最後の説法まで一貫して説かれている、いわば仏道修行のバックボーンである八支正道の第七支に位置づけられているのが正念（サンマ・サティ　正しいマインドフルネス）である。八支正道はお互いに無関係な八つの項目をバラバラに並べたものではなく、それぞれが有機的に連関し相互に浸透し合った、一つのまとまりをもった修行のシステムである。だから、そのなかの一支だけを他から切り離して個別に実践するということは想定されていない。たとえば、正念、つまりマインドフルネスだけを単体として取り出し、それを独立に実践するということは本来あり得ないのである。とくに最初に置かれている正見（正しいヴィジョン）の果たす役割は最も重要で、これがそれ以外の七つの項目にしっかりと反映されていなければ、八支正道の一支として「正道」たる条件を欠くことになってしまう。仏教的に言えば、マインドフルネスは「ただのマインドフルネス」ではなく、正見に相応した正念、つまり「正しいマインドフルネス」でなければならない。

　仏教においては、八支正道は本来、「分離した自我」という虚構の意識を解体するための修行システムとしてデザインされている。その方向づけをする働きが正見である。正見が教えているのは「われわれが普通に感じている分離の意識、つまり自分とそれ以外のモノやコトはバラバラに分離して存在しているという理解は実は間違っていて、ほんとうはすべてが相互につながりあって生起している」という「縁起」のヴィジョンである。あるいは「無我（非我）」という枠組みだといってもよいだろう。自分があたかも人生の

流れから切り離されていて、孤立的に存在している実体的存在として意識され、さまざまな出来事が自分に外から降りかかってくるように感じられる、というわれわれが抱いている通常の自分像、世界像は仏教的にいえば正しいものではないとされる。それはいわば孤立した自我という夢を見ているようなもので、そのような夢から目覚めて、つながりのリアリティに対する正しいヴィジョンにもとづいて生活を展開していくのが八支正道である。マインドフルネスもまたこのヴィジョンに立って理解され実践されるべきものだ。

したがって、このようなヴィジョンに導かれる形で育成される八支正道のなかのマインドフルネスは、マインドフルネスのもたらすメリットとして世間でしばしばいわれている「(わたしの) 集中力が増加し、記録力と学力を向上させる。(わたしの) 創造性を高め、クリエイティブな仕事を可能にさせる。(わたしの) ストレスを抑制し、免疫力を高め、健康を改善する。(わたしの) 全般的な幸福度を高める」といった、「わたし」が中心に据えられた「自己修養 self-improvement」的な効果を目指したものとはまったく異なっている。たとえそういうもろもろのメリットが得られたとしても、それはたまたまの「副産物」でしかない。むしろそういう「測定可能な」効果や進歩を始めからアテにしてマインドフルネスを実践するなら、それはブッダの説いたマインドフルネスとは真逆なものになってしまう。なぜなら、そのようなマインドフルネスの実践は、ブッダが苦しみのそもそもの原因であると指摘した「わたしという意識 (sense of self)」をますます強化することにつながるからだ。それは、夢から覚めることなく、夢の中にとどまったままで問題を解決しようとしているようなものだ。それではいくら努力しても解決からは程遠い。仏教はその夢そのものから覚めることによって問題を解決しようという、それとはまったく異なるアプローチをとるのである。

マインドフルネスの実践それ自体にはその実践の方向性をかじ取りしていくヴィジョン、枠組み、つまり正見は含まれていない。マインドフルネスの基本文献として重視されているパーリ仏典の『アナパーナサティ・スッタ (Anapanasati Sutta)』にしても『サティパッターナ・スッタ (Satipatthana Sutta)』にしても、それらはあくまでも教え (teaching) の具体的適用法 (application) について説いたハウトゥ (how-to) のテキスト、手引書であ

ることを忘れてはならないのである。そこには、なぜそういう実践をするのか？　どのような地盤でその実践を行うのか？　どのような方向性で実践を進めていくのか？　実践の結実としてどのようなことが起こるのか？　といったマインドフルネスの実践全体を包括するようなヴィジョンや枠組みを提供するような教えについてはほとんど説かれていない。もうすでにそういうことは充分に理解されているという前提のもとに実践方法のみが示されているのである。別な言い方をすれば、マインドフルネスを理解し実践する仏教的な文脈がすでに共通の理解として正しく共有されているという前提に立って、それを体現するための具体的メソッドのみが説かれているのである。メソッドを導くヴィジョン、メソッドを裏打ちしている枠組みがまずきちんと理解されていなければ、それを正しく実践することは難しいし、実践の上での不必要な過ちや余計な困難を生み出すことになるだろう。八支正道でマインドフルネスが正見によってしっかりガイドされていなければならないことが強調されるゆえんである。このマインドフルネスを裏打ちする枠組みに当たるものが、縁起、つまりすべてがつながり合って生起しているというヴィジョンである。

　八支正道では正見がそのつながりのヴィジョンに当たり、正思はそのヴィジョンを実現しようという心「マインド」ではなくより深いレベルの「ハート」から湧き上がってくる意図であり、正語、正業、正命はその意図を日常生活の中で具体的に実行することを意味している。例えば、正語は人と人を分断するような言葉ではなく、あらゆる機会に人とのつながりを回復し育てていくような言葉を紡ぎだしていくことなのである。

　縁起というのは、われわれの努力によってあらためて実現させるようなものではなく、本来あらゆることがすでに縁起によって生起しているという実践の地盤として受け容れられるべきものである。にもかかわらず、現実としては、分離した自己という無明のせいでそれを受け容れることができていないところから、もろもろの苦しみが立ち上がっているというのが仏教の基本的洞察なのである。八支正道はすべてこの洞察によって貫かれているし、マインドフルネスの実践も当然のことながら、この洞察の文脈の中で理解され実践されるべきものとして位置づけられている。

このように、仏教ではマインドフルネスの実践は、このつながり、縁起の事実に背くようなわれわれのマインドの働きに気づき、それを手放していくことによって、本来のつながりを生活の中に表現していくことを目指してデザインされている。したがって、分離された意識としてのわたしが身につける self-improvement のためのスキルではないのだ。

　この点で、そういう仏教的文脈が希薄かまったくない西洋の文化圏に仏教の実践が広まるとき、そこに大きな落とし穴があるように思われる。かつて禅の伝統が継承してきた坐禅を欧米の人々が熱心に実践し始めたときにもそうであったように、仏教に起源をもつマインドフルネスをかれらが臨床的な分野で取り入れ始めたときも、実践の前提になっている教えよりも先に実践に飛びついてしまったということが起きたのではないだろうか。つまり、マインドフルネスの基盤になっている、縁起や無我といった教えを正しく理解し、マインドフルネスを実践する枠組みを充分に消化して自分のものとする重要な段階をスキップして、いきなり「わたし」が身につけるべきテクニックとして理解されたマインドフルネスを旧来の、つまり今までどおりの常識的、世俗的なヴィジョンと枠組みの中で実践し始めたということである。八支正道全体を方向づけしている、縁起・無我という仏教的正見にもとづくマインドフルネスではなく、凡夫としてのわれわれが生きるうえで深く吟味することなく暗黙の大前提としている、自我とそれ以外の個物がバラバラに分離して存在しているという実体論的世界観（仏教的には間違っている謬見）に沿って、マインドフルネスを理解し実践することになってしまったということだ。

　だから、マインドフルネスが自己修養、あるいは自己成就（self-fulfillment）、自己増進（self-enhancement）のためのものとして理解され、その方向に向かって洗練されてきたのは当然だといえるだろう。これを個体化（individuation）の方向でのマインドフルネスと仮に呼んでおこう。正見に裏打ちされないマインドフルネスはそういう姿を取らざるを得ないのである。

個体化の方向でのマインドフルネス

　世俗的文脈でいろいろに応用されているマインドフルネスはこの個体化の方向性で理解され、実践され、発展させられている。世俗的文脈とは、いわば人々が"me（わたし 個我 小我）"という OS（operating system）で動いている世界である。自己中心的メンタリティと呼んでもいいだろう。仏教はそれを"we"（無我 大我）という OS に入れ替えることを目指している（入れ替わった人をブッダと呼ぶ）のだが、その OS レベルでの入れ替えをすることなく、相変わらず"me"の OS のうえでアプリケーションとしてのマインドフルネスを操作しようとしているのが、仏教という文脈から切り離された、個体化の方向でのマインドフルネスである、といえないだろうか。

　われわれ凡夫にとっては当たり前のことだが、仏教からは根本的な誤解（無明）だとされる「自分というものがここにいて、それと分離した形でいろいろな物や人が自分の周りに存在している」という分離・分断のヴィジョン、謬見（正見の対語）に基づいてマインドフルネスを実践すると、どういうことになるのだろうか？　つまり世俗的文脈でのマインドフルネスはどのようなものになるのだろうか？

　そのようなマインドフルネスは必然的にこの分離のヴィジョンを強化するように働かざるを得ない。マインドフルネスはヴィジョンに従うからである。分離のヴィジョンに基づくマインドフルネスの実践では、わたしはその対象から自分を引き離し、そのうえで離れたところから、呼吸なり感覚なり所定の対象を"観察する"という営みになる。その結果、たとえば、呼吸にマインドフルであろうとするような実践の場合であれば、呼吸に対する気づきと同時に「呼吸に対してマインドフルであろうと努力しているわたしという意識」も強化される。マインドフルネスの対象と同時にそれとは別の「わたしという意識」も強調されるのである。主客が対立している二元的な意識のあり方においては客体だけが意識されるということはないからだ。客体が意識されればされるほどそれを意識している主体も同時にそれと同じ強度で意識されることになる。このようなマインドフルネスであるかぎりは、それ

がどれだけうまくできるようになったとしても、「わたしがマインドフルであろうとしている」という構造を乗り越えることはできないのである。こうして分離はますます強化されていく。

　しかも、この枠組みの中での実践では「わたし」はマインドフルであろうと一生懸命努力をするが、不可避的に困難に直面せざるをえない。それはマインドフルであるということは本来のつながりに帰っていくことであるのに、思考の産物である「わたし」がマインドフルであろうと緊張し頑張れば頑張るほど、ますます対象との間に断絶が生まれるからだ。呼吸にマインドフルであろうとする努力がかえって呼吸とわたしを分離したものにしてしまうのである。自分で分断を生じさせつつ、一方ではそこに橋を架けようという相反する二つの努力をしているのだ。しかも、われわれが「マインド（＝自分）」だと思っている代物はもともところころと動き回るもの（モンキー・マインド）であるし、思い出したり忘れたりするというのがその本性なのである。だから、そのようなマインドをマインドフルに振る舞わせようというのはマインドに対してもともと無理なことを強要していることにほかならない。

　世俗的な文脈でのマインドフルネスはこうして、苦労の多い、力づくのマインドフルネスにならざるを得ない。そこで必然的に生じてくる実践上の問題や困難に対しては努力の度合いをあげることしか対策はない。あるいは「そのうちに」とか「いつかは」といった未来を期待するしかない。しかし、縁起、つながりのヴィジョン（正見）に沿って、マインドフルネスの実践を行う枠組みや方向性そのものを変えることで実践の風景はガラリと変わり、そういった問題や困難もおのずと解消するのである。「わたし」が個体化の方向（「わたしの自由」をめざす）で、本来それとは逆の方向性（「わたしからの自由」）をもっているマインドフルネスを実践しようとしていることから引き起こされている問題や困難なのであるから、実践の方向を本来の方向性に沿うようにもどせばよいのである。実践は自ずからによりシンプルでのびのびしたものになっていく。

ナチュラルなマインドフルネス

　このことに関連して、数学者の岡潔が次のようなことを講演の中で述べている（『岡潔講演録』3「一滴の涙」）。

　　人には心が二つある。大脳生理学とか、それから心理学とかが対象としている心を第1の心と呼ぶことにします。この心は大脳前頭葉に宿っている。この心は私と云うものを入れなければ動かない。その有様は、私は愛する、私は憎む、私はうれしい、私は悲しい、私は意欲する、それともう一つ私は理性する。この理性と云う知力は自から輝いている知力ではなくて、私は理性する、つまり人がボタンを押さなければその人に向って輝かない知力です。だから私は理性するとなる。これ非常に大事なことです。それからこの心のわかり方は必ず意識を通す。
　　ギリシャ人や欧米人、主としてギリシャ人や欧米人を指して西洋人と云うことにしますが、西洋人は、ギリシャや欧米の文献をどんなに調べてみても、第1の心以外を知ったと云う痕跡は見当らない。だから西洋人は第1の心のあることしか知らないのだと思う。
　　ところが人には第2の心があります。この心は大脳頭頂葉に宿っている。さっきも宿っていると云いましたが、宿っていると云うと中心がそこにあると云う意味です。この心は無私です。無私とはどう云う意味かと云いますと、私と云うものを入れなくても働く。又私と云うものを押し込もうと思っても入らない。それが無私。それからこの心のわかり方は意識を通さない。直下にわかる。東洋人はほのかにではあるが、この第2の心のあることを知っています。…

　ここで岡が使っている「第1の心」、「第2の心」という表現を借りれば、仏教のマインドフルネスは本来「第2の心」で無私に行われるべきものであるはずなのに、世俗的なマインドフルネスは第1の心でマインドフルネスを理解し、「有私」で実践しようとしている、といえるだろう。しかし、それ

はまるで水をバターに変えようとしているようなもので苦労のみ多くて実現の困難な企てだといわなければならない。現在、いろいろな臨床現場でマインドフルネスの応用を試みている人たちが直面しているさまざまな困難は、もしかしたらこのようなところにその原因があるのではないだろうか？　少なくとも、この点から再検討してみてはどうだろうか？

「すべてがつながっている」という正見に従うマインドフルネスでは、実践への取り組み方がまったく異なってくる。何かを実現させようという緊張的な努力ではなく、余計な力みを手放していくリラックスを通して、bare attention が「与えられる、おとずれる」（「わたし」が「手に入れる、獲得する」のではなく）のである。つながりの awareness（気づき）というのは、実践の成果として勝ち取るものではなく、生得の本来的状態である。したがって、実践の内実は「わたしという意識＝思考」が、本来そうであるはずの親密なつながりのなかに、自・他という分別・分離・分断を生み出し、そこからさまざまな煩悩を立ち上がらせて苦悩を現出させているありさまを洞察し、それを止めていく（undoing）の作業になる。だから、マインドフルネスとは気づきという本来ピュアなスクリーンからそれを曇らせているさまざまな要因（最大のものは「わたし」という意識）を脱落させていくことだといえるだろう。その意味では bare attention というよりは baring attention（注意を裸にする＝素にする）というべきかもしれない。ここでは「わたし」が気づきという体験をしているのではなく、つながりの気づきのなかに「わたし」が立ち現れているという図地反転のようなことが起きている。

個体化の方向でのマインドフルネスが「第1の心」による力づくのマインドフルネスだとするなら、これは「第2の心」によるナチュラルなマインドフルネスである。道元の言葉を借りるなら「ただわが身をも心をも放ち忘れて、仏の家に投げ入れて、仏の方より行われて、これに随いもてゆく時、力をもいれず、心をも費やさずして」（道元「生死」『正法眼蔵』）成立しているマインドフルネスなのだ。ほんとうの意味での、「判断の入らない、現在の瞬間に中心を置いた、受容的な気づき」はこのようなアプローチでなければ現成しないのではないだろうか。

臨床現場での応用を可能にするためにマインドフルネスをあえて仏教的文

脈から切り離し、宗教色のない、万人のための注意のテクニック、スキルとして成形しなおし普及しようとした事情は理解できる。しかし、筆者は縁起やつながりといった、マインドフルネス実践を正しく方向づけ、その枠組みを提供するヴィジョン（仏教ではそれを正見と呼ぶ）はいわゆる宗教としてではなくても、あくまでも世俗的文脈において自然科学や心理学の知見として充分提示することができ、そのようなヴィジョンに沿ったナチュラルなマインドフルネスの訓練プログラムや指導法を工夫していくべきではないかと考えている。仏教にはその工夫の作業をバックアップできる資源が蓄積されているはずである。

　今後このような展望のもとで、仏教と臨床現場とが交流しつつ、マインドフルネスについてのより深い理解とより有効な実践法が結実することを願っている。

文献

Bishop, S. R., Lau, M., Shapiro, S., Carlson, L., Anderson, N. D., Carmody, J., Devins, G.（2004），Mindfulness: A proposed operational definition, *Clinical Psychology: Science and Practice*, 11, Wiley, 230-241

道元（1990）『正法眼蔵』岩波文庫

藤田一照（2014）「『日本のマインドフルネス』へ向かって」『人間福祉学研究』7(1)

岡潔「一滴の涙」『岡潔講演録』3, 数学者岡潔思想研究会
　http://www.okakiyoshi-ken.jp/oka-itteki01.html

Siegel, Ronald D.（2010），*The Mindfulness Solution: Everyday Practices for Everyday Problems*, The Guilford Press

Thānissaro Bhikkhu（2012），*Right Mindfulness: Memory & Ardency on the Buddhist Path*, Metta Forest Monastery

II マインドフルネスの心理学的機序と応用

マインドフルネス瞑想の効果機序

越川房子
Fusako KOSHIKAWA
早稲田大学文学学術院教授

注目を集めるマインドフルネス

　マインドフルネス瞑想は、仏教の伝統的な瞑想法にそのルーツをもち、21世紀に入ってから大きな注目を集めている瞑想法である。わが国では、1993年に春木豊（早稲田大学名誉教授）がマインドフルネス瞑想を臨床領域に適用したパイオニアであるカバット-ジン（マサチューセッツ大学名誉教授）の著書 *Full Catastrophe Living* を翻訳出版するとともに、彼を日本に招聘しマンドフルネス瞑想を含めた瞑想のワークショップを開催したことで知られるようになった。当時、ワークショップの参加者は30名にも満たなかったように記憶している。しかし最近では、200カ国で2300万人の読者をもつアメリカの週刊英字ニュース誌 *TIME* が2014年2月3日号で"Mindfulness Revolution"という特集を組んだり、日本でもScientific Americanの日本版である『日経サイエンス』の2015年1月号で神経科学の知見に基づいたマインドフルネス瞑想の効用が紹介されるまでになっている。現在は、医療、矯正、教育、福祉、スポーツなど多方面に応用されている（越川2014）。また209の研究報告（1万2145人のデータ）をもとに行われたメタ分析の結果において、マインドフルネスを適用した介入は、さまざまな心理的問題に効果を有し、とくにうつ、不安、ストレスの減少に有効であることが報告されている（Khoury et al. 2013）。さらには、集中力の強化（Jha et al. 2007）、創造性の開発（Carson 2014）などに対しても効果があるとされている。

　このように注目されているマインドフルネス瞑想ではあるが、マインドフルネスとはいったい何を指して用いられているのだろうか。実際のところ、ただひとつの決まった定義があるわけではない。しかし多くの研究者で一致している共通点がある。それは、「現在の瞬間に、良いとか悪いとかという評価をせずに、（意図的に）注意を向けている」という心の状態を指している点である。

　ところで、効率重視の現代社会では素早い判断が何よりも重視されている。そのような企業で活躍しているビジネスマンにマインドフルネスの話をすると、「判断をせずして現代社会で生活することはできないのではないか」

という意見を聞くことが多い。しかし、判断をしないことにも水準がある。たとえば、良し悪しの判断をせずに、ただそこに起こっていることをあるがままに受け取る水準がある。これに対して、いろいろと「判断していること」にきちんと気づいていて、その気づきについては価値判断がない水準もある。後者はいわばメタな気づきである。これらは両方ともマインドフルな心の状態といえる。したがって、現代社会を生き抜く企業戦士もどんな瞬間にもマインドフルネスでいることができるのである。このように、いつでも、どこでも、何の道具も必要とせずにアクセスできる心の状態であるからこそ、多くの人々が興味を抱き、実践し、その効果を感じているのであろう。

　マインドフルネス瞑想のこうした汎用性を考えると、今後も諸領域における効果が報告されていくことと予想される。しかしマインドフルネス瞑想をめぐる研究は次の段階、すなわち効果機序を明らかにするための実証的研究へと歩みを進めている。以下では、それらから主要なものをいくつか検討したい。

マインドフルネス瞑想の効果機序

　マインドフルネス瞑想の中でも基本的な瞑想といえるマインドフルネス呼吸瞑想法では、まず呼吸によって生じる腹部の感覚に注意を向ける。ほどなくすると注意が他のこと、そのときに気になっていることや音やにおいなどへと飛んでいく。このように呼吸から心が離れても、そのことを決して責めたりせず、ただ淡々と再び呼吸へと注意を戻すことを繰り返す。このような単純な手続きの繰り返しが、どのような効果機序によって先に述べたようなさまざまな効果をもたらすのであろうか。

(1) **Baer（2003）の仮説**
　マインドフルネスに関する諸研究を展望した Baer は、効果の要因としてエクスポージャー、認知的変化、受容、セルフマネジメント、リラクセーションの5つをあげている。

エクスポージャー

エクスポージャーとは、曝露法とも言われるもので、不適応反応の消去を目的として恐怖や不安症状の原因となる状況や刺激にさらすことである。マインドフルネスでは、今、ここに生じていることに価値判断をせずに意識を向けるため、不安を抑制したり回避したりしない。したがって、不快事象に対してマインドフルネスであるときにはエクスポージャーが生じているといえる。痛みの感覚に長い時間さらされても悲劇的な結末が起こらないことを体験したり、痛みの感覚に対する感情的反応も時間とともに減少するので、エクスポージャーによって脱感作、すなわちそれに対する反応性の低下がもたらされるのだと仮定している。

これに関して、マインドフルネスの効果は単なるエクスポージャー以上であることを示す研究がある。たとえばKoshikawa et al.（2006）では、マインドフルネス瞑想と同様に判断せずにできごとを見続ける「只観法（しかんほう）」という技法の効果を実験的に検討している。この実験では、これまでにあったネガティブな体験の記憶を用い、実験群には最初はただその出来事を思い出してもらい（Pre時点）、次にマインドフルな態度でその出来事を思い出してもらう（PostA時点）。統制群には同じ否定的な体験を2度思い出してもらい（Pre時点とPostA時点）、さらにマインドフルネスな態度でもう1度その出来事を思い出してもらう。両群における各時点における思い出した出来事の不快度を示したものが図1である。

図1は、統制群のように通常の態度で思い出しても不快度はほとんど変化しないが、マインドフルな態度で不愉快な出来事を思い出すと、その出来事の不快度が減少してニュートラルに近くなることを示している。PostA時点では不快度が変化しなかった統制群も、次にマインドフルな態度でもう一度その出来事を思い出してもらったPostB時点では、実験群と同様に不快度がニュートラルへの改善し、PostA時点からPostB時点へのグラフの傾きは実験群におけるPreからPostAにかけての傾きとほぼ同じである。つまり、マインドフルな態度がこの変化をもたらしたと考えられ、マインドフルネスな態度で不快な出来事を体験することには、刺激に複数回さらされることによる慣れだけでは説明できないものが含まれていると考えられる。

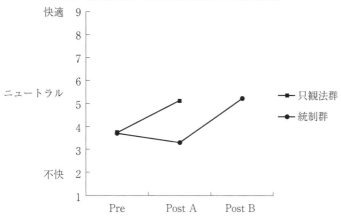

図1 嫌な出来事を思い出した際の不快度の変化

認知的変化

マインドフルネス瞑想は、思考パターンと自分の思考についての態度を変えるために効果があると説明されることもある。マインドフルネス瞑想で用いられることがあるラベリングという技法は、わきあがる思考や感情を観察し、それに「期待」「悲しい」などとラベル付けしていくことは、自分がそのように考えたり感じているのだということの意識化を促進し、考えていることが現実そのものとは限らないことを理解するのに役立つ。

受容

Hayes（1994）は、臨床家は不快な症状を変えることの重要性を強調して、受容の重要性を認めてこなかったと考えている。閉所恐怖のクライエントはそれを避けるためにさまざまな不適応行動をとるようになるが、狭い空間で心拍が上がり呼吸が苦しくなってきたとしても、とくに命に別状はないのだということがわかれば、不適応行動をとらずに何とか耐えられる体験となる。あるいは不快を抱えたままでも必要なことはできるようになる。マインドフルネスが、症状の減少あるいは消失を治療のターゲットとする行動療法や認知行動療法と大きく異なるのはこの点である。またこの点において、マインドフルネスは森田療法と共通点をもつといえる（越川2013）。両者は、

症状があっても生きていく力を育成していく側面をもち、そのことによって結果的に症状が軽減したり、あっても以前ほど気にならなくなる。

セルフマネジメント

マインドフルネス瞑想によって、自分の反応への気づきが増加する。その結果としていろいろな対処技法を使うようになったり、不適切な対処技法は使わないようになるなど、自己管理ができるようになるのだと考えられている。

リラクセーション

マインドフルネス瞑想だけでなく瞑想は一般にリラクセーション効果をもつとされていることから、瞑想全般における共通特性である思考機能や価値判断機能の抑制がリラクセーションと関連していると考えられる。その意味で、自律訓練法や自己暗示と共通するものをもつ。しかしながら、マインドフルネス瞑想の目指すものはリラクセーションではなく、現在の瞬間を意図的にすなわち目覚めた（アウェアネスの）状態で非判断的に見続けることである。またその際に、自律訓練法や自己暗示のように言葉（公式言語）を使うこともない。そのため、不快刺激に対してはむしろ緊張反応を生み出すこともある。それでも、その反応に非判断的に注意を向けているのであればマインドフルネスな状態なのである。またこのような態度をとり続けていれば、リラクセーションを感じなくとも不快感は次第に減少していくのである。

筆者の瞑想経験からはマインドフルネス瞑想の効果の中核は、Baer の 5 つの要素のうちエクスポージャー、認知の変容、受容の 3 つであり、その結果としてセルフマネジメントが可能となるのだと考えられる。またリラクセーションは、あくまでも副次的なものであり、たとえリラクセーションを感じなくてもマインドフルネス瞑想の効果は着実に蓄積されていくといえる。

(2) Shapiro et al. (2006) のモデル

Shapiro らは定義から自明の理といえる IAA、すなわち意図（Intention）、

注意（Attention）、態度（Attitude）の3つをマインドフルネスの基本的要素であるとし、これらがマインドフルネスの実践で観察される変容の多くの分散を直接的あるいは間接的に説明すると仮定している。彼らは、マインドフルネスの効果のメカニズムのモデルとして、開かれた非判断的な態度（A）で意図的に注意を向けることで、物事の見方に重要なシフトが起こる、ということを考えている。そして物事の見方に重要なシフトが起こることを再認知（reperceiving）と呼んでいる。ここでの再認知は、思考や感情に対する執着が減少した状態での認知にシフトすることとして定義されており、脱中心化と呼ばれることもあるし、認知的脱フュージョンの構築とも似ている。Shapiroらによれば、この再認知は行動のメタメカニズムであり、これが変化と肯定的な結果へと通じる付加的な直接的メカニズムに橋渡しをする。そして付加的なメカニズムとして、①自己調整、②価値の明確化、③認知的、情動的、行動的柔軟性、④エクスポージャーの4つを強調している。価値の明確化は自分にとって重要な価値に基づいた行動を増加させるもの、エクスポージャーはネガティブな感情状態とともにいる力や苦しさへの耐性を育成するもの、自己調整は目標を達成するために自身の行動をモニターし適切に行動する力、認知的／行動的柔軟性は適切で適応的な行動のために環境にある重要な情報を処理する能力とそれぞれ関わっている。これらの変数は、心理的症状の軽減などの他の結果の効果に関わる要素としても、それ自体を効果としても考えうる。このモデルでは、マインドフルネスが脱中心化と関連し、それが4つのメカニズムを増強し、それによって心理的症状が減少する、という二重媒介過程が仮定されているといえる。

　Carmody et al.（2009）は、このShapiroらのモデルについてMBSR（マインドフルネス・ストレス低減法；Mindfulness-Based Stress Reduction）の8週間のプログラムに参加した309人のデータをもとに検討した。彼らは、FFMQ（Five Facet Mindfulness Questionnaire）の総得点と体験尺度（EQ：Experiences Questionnaire）の脱中心化得点に強い共線性が認められたため、両者を合成してMBSRの前後での変化量スコアを算出している。この変化量スコアは広範囲の心理的症状の減少を予測し、人生の目的（価値の明確化に対応）と環境統制力（認知的／情動的／行動的柔軟性に対応）

は、マインドフルネス／脱中心化と心理的苦悩（抑うつ、不安、ストレス）における変化間の関連を有意に媒介していたが、自己制御と経験の回避（エクスポージャー）のマインドフルネス／脱中心化と心理的苦悩における変化間の関連に対する媒介は有意ではなかった。すなわち、後者についてはShapiroらのモデルは支持されなかった。他方、大学生を対象にしてこのモデルを検討したPearson et al.（2014）の研究では、不安症状に関しては脱中心化のみが、うつ症状とアルコールの問題に関しては脱中心化と人生の意味の両方が、マインドフルネス特性とこれらの心理学的症状との関係を部分的に媒介していることが示された。両研究から脱中心化は効果を支える重要要素であるといえる。

　Brown et al.（2015）は944人の大学生を対象としてShapiroらの理論モデルを検討している。Brownらが提出した分析のための構造モデルは、マインドフルネスの5つの側面（FFMQ；Five Facet Mindfulness Questionnaireで査定：気づきを伴う行為、非判断、非反応、描写）が、脱中心化（EQで査定）と4つの心理的メカニズム（価値の明確化、認知的／行動的柔軟性、自己制御、エクスポージャー）と心理的健康（抑うつ症状、ストレス、不安症状、アルコール問題）を予測し、また脱中心化は4つの心理的メカニズムと心理的健康を予測するというものであった。当初4つの心理的メカニズムは心理的健康の最も基底となる変数とされたが、収集したデータが4つの心理的メカニズムの変数のうち、環境統制、人生の目的、自己制御の3つで高い内部相関を示したため、これらを併せて高次の"メカニズム潜在変数"とし、これと"苦悩不寛容（エクスポージャーに対応）"の2つが最も基底にある心理的健康の予測変数とされた。

　分析の結果、直接効果としては、FFMQの5因子のうち"気づきを伴う行為"が脱中心化の高さ、苦悩不寛容の低さ、潜在メカニズム変数の高さと関連し、さらに測定したすべての心理的健指標（うつ、不安、ストレス、アルコール問題）と関係していた。"脱中心化"は潜在メカニズム変数の高さと苦悩不寛容の低さと関連し、不安症状の低さとも関連していたが、抑うつ症状、ストレス、アルコール問題との関連は有意ではなかった。高次の潜在メカニズム変数は抑うつ症状とストレスの低さと関連していたが不安症状と

アルコール問題との関連は有意ではなかった。苦悩不寛容はすべての心理的健康の低さと関連していた。以上の結果は"気づきを伴う行為"が効果の重要要素であることを示している。

またShapiroらのモデルから予測される二重媒介仮定（マインドフルネス→脱中心化→心理メカニズム→症状）については、"観察"以外のマインドフルネスの諸側面と"アルコール問題"以外の心理的健康において、この仮定がおおむね支持されたといえる。

Brownらは得られた分析結果から、脱中心化がマインドフルネスの諸側面と心理的メカニズムや心理的健康との関係を十分に媒介しているとはいえないこと、どの媒介変数もマインドフルネスと心理的健康との関連を十分に説明しないこと、とくにアルコール問題についての説明率が低いことをあげ、このモデルにはマインドフルネスと心理的健康との関連を十分にするには欠けている要素があるのではないかと示唆している。

以上の効果機序に関する研究からわかることは、心理的健康には認知の変容だけでなく心理的苦悩への寛容さの育成もまた重要であることである。この後者の部分において、マインドフルネス瞑想はこれまでの心理療法にない強みをもっていると考える。もちろんこれまでの心理療法の中にはこうした機能をもつものがある。たとえば、森田療法では症状をあるがままに認めそれをもったままでの行動化を勧めることで苦悩への耐性が養われる（越川2013）。またクライエント中心療法ではカウンセラーによって示されるクライエントのつらさに対する共感的態度によって、苦悩への寛容さが養われている（越川2015）。マインドフルネス瞑想の強みのひとつは、集団で習得可能で、その後の自宅での実習でさらに心理的苦悩への寛容性が育成され続けるというコストパフォーマンスの高さにある。たとえば、イギリスのNICE（国立医療技術評価構）は、マインドフルネス瞑想をプログラムの中核におくMBCT（マインドフルネス認知療法；Mindfulness-Based Cognitive Therapy）を費用対効果の見込めるうつ病の再発予防プログラムとして推奨している。

(3) Teasdale(1999)のうつ病の再発予防効果に関するモデル（ICSモデル）

　Teasdaleはマインドフルネス瞑想の再発予防効果についてICS（Interacting Cognitive Subsystems）モデルを用いて説明している。このモデルは、情報処理理論の視点からモデルであり、身体感覚情報も取り入れているため、なぜ明確な出来事なしにうつ病が再発するのか、なぜMBCTでは身体感覚に注意を向ける瞑想実践に多くの時間を使うのか、なぜマインドフルネス瞑想で創造性が高まるのか、についても説明できる点が評価できる。身体感覚を組み入れていることもあり実証研究は少ないが、後で触れるKerr(2013)の研究は身体感覚に注目することが効果機序に重要な働きをすることを示しており、ICSモデルを部分的にサポートしているといえるかもしれない。

　ICSモデルでは、心が経験のさまざまな様相、側面に関連する情報のコードの相互作用からなっていると考える。意味に関しては、2つの質的にあるいはレベルの異なるコードがあり、それらは特定の意味に関連する命題的コード（prepositional code）と、より高次の、明確に言葉にできないが感じられている意味に関連する含意的コード（implicational code）で、後者は身体感覚的なものからの入力も受けている。感情の生成に関わるのは、感情に関連した高次の意味に関連する含意的コードである。Teasdaleはこの2つのレベル間の相互作用が感情の処理過程の中心にあると考えており、この処理過程を認知のセントラル・エンジンと呼び、抑うつの再発に重要な役割を果たしていると仮定している。

　これを図示したものが図2である。図にある"認知ループ"にはセントラル・エンジンが含まれており、ある否定的な体験をすると否定的な体験を処理する過程が優勢となり、抑うつ性のスキーマが否定的な特定の意味を生成し、それが抑うつ性のスキーマを再生産して、このネガティブなサイクルが維持されてしまう。抑うつ感情が抑うつ的な情報処理を活性化することから、これを抑うつ性処理活性仮説（Differential Activation Hypothesis）と呼んでいる。"感覚ループ"はうつ状態の身体状況の感覚的フィードバックを受けてスキーマモデルに作用し、それが認知的ループと結びついて抑うつ性のスキーマモデルを再生産するようにふるまう。すなわち、認知と感覚の

図2　TeasdaleのICSモデル

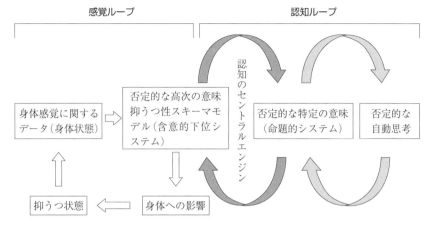

2つのフィードバックループが連動してうつ状態の再発に関わっているため、これを「抑うつの内的連動」と呼んでいる。

　ICSモデルでは、命題的コードの情報パターンを含意的コードの情報パターンへと転換する処理は、2つの異なるモードで操作できると考える。それらはダイレクト・モード（direct mode）とバッファド・モード（buffered mode）である。ダイレクト・モードはオンライン処理であるので習慣的な刺激・反応の結びつきが支配的だが、バッファド・モードでは入力データ蓄積して処理していくためより広範な文脈を考慮しての反応が可能となる。したがって、否定的な体験に対して自動的に駆動される抑うつを維持する反応のループを断ち切るには、含意の下位システムがバッファド・モードで作用していることが重要となる。モードに対しては、①命題的下位システムがバッファド・モードで優位である、②含意的下位システムがバッファド・モードで優位である、③どちらもバッファド・モードにない、の3つのタイプの状態を考えている。ここでマインドフルネス瞑想の効果機序として重要となるのは、含意的下位システムがバッファド・モードで優位である「気づいている／あること」のモードで、これはLinehan（1993）の「賢い心」（感情的心と理性的心の統合として、それらを直接に知るとともにそれらを超えるものとして定義される）に対応するものである。ICSモデルに基づき、Segal et al.（2002）は「気づいている／あること」のモードでもっとも抑うつの再発が抑えられると考えており、そのモードに入るための具体的技法としてマインドフルネス瞑想を利用しているのである。

　MBCTで身体感覚に対する注意を訓練する呼吸瞑想やボディスキャンに多くの時間を割くのは、ICSモデルの観点からはうつ状態に入り込んでいることに気づくのに身体感覚からの情報が役立つからであり、さらには身体感覚からの情報が抑うつ的認知に影響を与えているからである。またこのモデルは、マインドフルネス瞑想が創造性の涵養に役立つことも説明可能である。マインドフルネス瞑想の実践を続けることで、かなり自由にバッファド・モード（being mode（あることモード））にシフトできるようになるので、身体感覚も含めた自分の内外の情報に広く豊かにアクセスすることが可能となる。新製品の開発ということでいえば、生活で感じる皮膚感覚──これは多くの人がそれにアクセスしていない情報である──を含めて、自分や既存の価値のフィルターのかからない豊富な素材を手に入れることができる。これは新しいものの開発にとって非常に有利な状態といえよう。

(4)脳神経科学からのモデル

　マインドフルネス瞑想を継続的に実践することで、脳の構造と機能に変化が生じることが報告されている（Hölzel et al. 2011）。最近では脳神経科学の知見に基づいた効果機序モデルも提出されている。

　Hölzelらは、概念と神経の視点からマインドフルネス瞑想の効果機序に関しての仮説を提出している。マインドフルネス瞑想の効果は、この瞑想が自己調整を高めるプロセスを含むからであり、自己調整は明確に区別できるが相互に関連している要素である、注意の調整、ボディアウェアネス、感情調整（再評価と消去）、自己に関する見方の変化、に区分することができる、というものである。そして、マインドフルネス瞑想や他の瞑想に関するこれまでの知見をもとに、マインドフルネス瞑想を継続的に実践することでこれら4つの要素に関連している脳の機能や構造に変化が得られることを報告している。

　Kerr et al.（2013）のマインドフルネス実践に関する感覚─注意の認知理

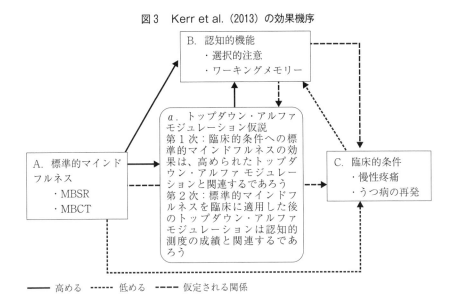

図3 Kerr et al. (2013) の効果機序

論モデルは、感情、知覚、メタ認知、そして最終的には注意プロセスの解放を含む一連の心理学的能力がマインドフルネスにおいて習得されると仮定している。そしてこの習得は、少なくとも部分的には身体に焦点をあてたマインドフルネス実践によって達成される7-14Hzの皮質のアルファリズムのトップダウン調整が向上することによるとされる（図3）。このモデルは、MBSRやMBCTのような標準化されたマインドフルネス実践のプログラムの初期において、プログラム初期に注意を向ける対象が呼吸や身体感覚であることの意味を説明できる点で評価できる。

Malinowski (2013) のリバプール・マインドフルネスモデルを図4に示した。このモデルは、マインドフルネスの実践に含まれる中核要素をとらえて統合し、今後の研究の枠組みを提供することを目的としている。このモデルでは、まず動機、意図、期待、態度がマインドフルネスの実践を支え、マインドフルネスを実践することで、注意、感情や認知の柔軟性がトレーニングされると考えている。注意のトレーニングは情動の柔軟性と認知の柔軟性と相互に関連しながら、これらの3要素が思考、感情に良い悪いなどの判断をせずに気づきを維持する能力を育成する。次にはこの能力が、行動の質を

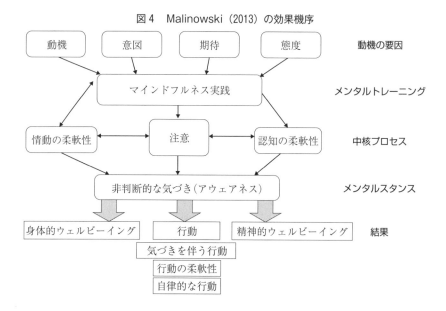

図4 Malinowski（2013）の効果機序

変え、健康やウェルビーイングによい結果をもたらすと仮定している。注意が図の中で真ん中に大きく示されていることからわかるように、このモデルでは、最近の神経生理学的知見が短時間のマインドフルネス瞑想の継続的実践によって注意のコントロールが有意に改善することを示していることから、注意を非常に重要な要素ととらえている。

マインドフルネス瞑想の醍醐味

　以上のように、マインドフルネス瞑想の研究は効果の報告とともに効果機序の解明へと歩を進めている。筆者自身は自分の体験から、マインドフルネス瞑想の醍醐味は、自分の内外の情報を取り入れる際に、価値判断せずに、つまり頭のみで考えて課題解決に必要だと（自分が考えている）情報のみを取り入れるのではなく、自身の身体感覚を含めて、今、ここにある情報を、自分をとりまく状況・文脈ごと取り込むという心的態度を手に入れること、それによって注意の中心でではなくて辺縁で、自分と対象との関係が自分の中に創発していくのに任せることにあると感じている。

坂入（2015）の卓球の例を借りれば、スマッシュはこう打たなければならないということから離れて、球とラケットの接触面の感覚に意識を向け、その前後の状況（飛んでくる球の状況や自分が打った後の状況）と併せてただひたすらインプットしていく。このような態度でいると1球1球の勝敗に落ち込むことはない。また蓄積された球の特徴と自分の感覚との関係について広く豊かな情報が蓄積される。この情報が、次に来る球に対する最適な反応を可能としていく。これは、人事をつくして（あるがままの情報を収集して）天命（関係の創発）を待つという感じに近いかもれない。したがって、何も足さず何も引かないあるがままの情報を入力することがとても重要となる。なぜならば、それが対象との関係の創発の素材となるからである。

子どもが歩き始めるときは、このようにして地面と身体と関係が創発していくのだと思う。誰にでも備わっている能力なのである。しかし、知恵の実を食べてしまうと、自分の利害等にとらわれてそれが使えなくなっていく。知恵をもちながらその力を使うには、あらためて訓練することが必要なのであろう。マインドフルネス瞑想は、この力を効果的に訓練する方法のひとつである。その効果機序が、心理学的手法による研究だけでなく、脳生理学機能の測定機器の進歩を背景に脳神経学的な視点からも次第に明らかになっていくことに大きな期待を寄せている。

文献

Baer, R. A.（2003），Mindfulness training as a clinical intervention: A conceptual and empirical review, *Clinical Psychology-Science and Practice*, 10(2), 125-143

Brown, D.B., Bravo, A.J., Roos, C.R. & Pearson, M.R.（2015），Five facets of mindfulness and psychological health: Evaluating a psychological model of the mechanisms of mindfulness, *Mindfulness*, 6(5), 1021-1032

Carmody, J., Baer, R., Lykins, E. L. B. & Olendzki, N.（2009），Empirical study of the mechanisms of mindfulness in a mindfulness-based stress reduction program, *Journal of Clinical Psychology*, 65(6), 613-626

Carson, S.（2014），The impact of mindfulness on creativity research and creativity enhancement, in A. le, C. Ngnoumen, E.J.Langer, eds., *The Wiley Blackwell Handbook of Mindfulness*, 328-344

Hayes, S.C.（1994），Content, context, and the types of psychological acceptance, in S.C. Hayes, N.S.Jacobson, V.M.Fol-lette & M.J.Dougher, eds., *Acceptance and Change: Content and Context in Psychotherapy*, 13-32

Hölzel, B.K., Lazar, S.W., Gard, T., Schuman-Olivier, Z., Vago, D.R. & Ott, U. (2011), How does mindfulness meditation work? Proposing mechanisms of action from a conceptual and neural perspective, *Perspectives on Psychological Science*, 6(6), 537-559

Jha, A.P., Krompinger, J. & Baime, M.J. (2007), Mindfulness training modifies subsystems of attention, *Cognitive, Affective & Behavioral Neuroscience*, 7(2)

Kerr, C.E., Sacchet, M.D., Lazar, S.W., Moore, C.I. & Jones, S.R. (2013), Mindfulness starts with the body: Somatosensory attention and top-down modulation of cortical alpha rhythms in mindfulness meditation, *Frontiers in Human Neuroscience*, 7, Feb 13

Khoury, B., Lecomte, T., Fortin, G., Masse, M., Therien, P., Bouchard, V., Chapleau, M., Paquin, K. & Hofmann, S.G. (2013), Mindfulness-based therapy: A comprehensive meta-analysis, *Clinical Psychology Review*, 33(6)

越川房子（2013）「マインドフルネス認知療法と森田療法―観ることが症状との関係性を変える」『日本森田療法学会雑誌』24(1), 35-38

越川房子（2014）「日本の心理臨床におけるマインドフルネス―これまでとこれから」『人間福祉学研究』7(1), 47-62

越川房子（2015）「クライアント中心療法とマインドフルネス」村瀬孝雄・村瀬嘉代子編著『[全訂] ロジャーズ―クライアント中心療法の現在』日本評論社, 203-211

Koshikawa, F., Kuboki, A. & Ishii, Y. (2006), Shikanho: A Zen based cognitive-behavioral approach in M. G. T. Kwee, K. J. Gergen & F. Koshikawa eds., *Horizons in Buddhist Psychology: Practice, Research &Theory*, A Tao Institute Publication, 185-195

Linehan, M.M. (1993), *Cognitive-Behavioral Treatment of Borderline Personality Disorder*, Guilford

Malinowski, P. (2013), Neural mechanisms of attentional control in mindfulness meditation, *Frontiers in Neuroscience*, 7, 8

Pearson, M.R., Brown, D.B., Bravo, A.J. & Witkiewitz, K. (2014), Staying in the moment and finding purpose: The associations of trait mindfulness, decentering, and purpose in life with depressive symptoms, anxiety symptoms, and alcohol-related problems, *Mindfulness*, 6(3), 645-653

坂入洋右（2015）「東洋的行法の効果とメカニズム」日本マインドフルネス学会第2回大会基調講演より

Segal, Z. V., Williams, J. M. G. & Teasdale, J. D.(2002), Mindfulness-Based Cognitive Therapy for Depression, Guilford（越川房子監訳『マインドフルネス認知療法―鬱を予防する新しいアプローチ』北大路書房，2007年）

Teasdale, J.D. (1999), Emotional processing, three modes of mind and the prevention of relapse in depression, *Behaviour Research and Therapy*, 37 (S53-S77)

マインドフルネスの心理学的基礎

杉浦義典
Yoshinori SUGIURA
広島大学大学院総合科学研究科准教授

Kabat-Zinn（1994）はマインドフルネスを簡潔に「今ここでの経験に、評価や判断を加えることなく能動的な注意を向けること」（p4）と定義している。マインドフルネスの心理学的基盤を考えるとき、この定義は出発点として有用である。第一に、「今ここでの経験に……能動的な注意を向けること」とあるように、注意の能動的な制御が重要であることが示されている。第二に、「評価や判断を加えることなく」という心理的態度が重要であることが示されている。本稿では、この2つの要素について解説する。前提として、マインドフルネスの測定について触れ、実際にマインドフルネスが2つの要素から成ることを確認する。

　続いて、マインドフルネスと関連する他の心理的プロセスについても述べたい。マインドフルネスがなぜ不安や抑うつの症状を低減させるのか、なぜ幸福感を高めるのかを考える際には、前提として、マインドフルでない状態が、不安や抑うつを増強したり、逆に幸福感を低減するプロセスの理解が重要である。

マインドフルネスの測定

　もっとも早期に開発された、Mindful Attention Awareness Scale（MAAS；Brown & Ryan 2003）というマインドフルネスの尺度は、「今ここの経験に注意を向けていること」を測定する一次元的なものであった。その後、2、3年の間に複数の多次元的なマインドフルネスの尺度が公表された。そのため、マインドフルネスが一次元的なものか多次元的なものかという論争が生じたが、この問題については2006年の段階では、多次元的であるという結論が下された。Baer et al.（2006）は、当時公表されていた複数のマインドフルネスに関する尺度のジョイント因子分析を行い、下記の5つの因子を見出した。

・体験の観察：自分の体験に注意を向けること
・意識した行動：現在の行動に注意を向けていること
・判断しない態度：自分の体験に批判的・評価的に接しないこと

表1　Five Facet Mindfulness Questionnaire の項目

因子		項目
体験の観察	1	歩いているときに、自分の身体が動いている感覚に意識的に注意を向けるようにする
	6	シャワーを浴びたり、入浴しているとき、お湯が自分の身体に当たる感覚に敏感である
	11	食べ物や飲み物がどのように自分の考え、身体の感覚、感情に影響を及ぼすかに気づく
	15	髪に吹く風や、顔に当たる日光などの感覚に注意を向ける
	20	時計が時を刻む音、鳥がさえずる声、車が通る音などの音に注意を向ける
	26	物事の匂いや香りに気づく
	31	芸術や自然をみるとき、色、形、質感、光と影のパターンなどの視覚要素に注意を向ける
	36	自分の感情がどのように自分の考えや行動に影響するかに注意を向ける
反応しない態度	4	それにどうしても反応してしまうということなく、自分の気分や感情に気づく
	9	そのなかに迷い込むことなく感情を見守る
	19	つらい考えやイメージが浮かんだとき、たいていそれに心を占領されることなく、一歩下がってそれらを意識しておく
	21	難しい状況で、慌てて反応することなく、一呼吸おくことができる
	24	つらい考えやイメージが浮かんだとき、たいていじきに気持ちが落ち着く
	29	つらい考えやイメージが浮かんだとき、たいてい何とかしようとせずただそれらを見つめることができる
	33	つらい考えやイメージが浮かんだとき、大抵それらに気づくだけで放っておく
判断しない態度	*3	不合理または不適切な感情をいだいたことで自分を責める
	*10	そんなふうに感じるべきではないと自分に言い聞かせる
	*14	自分の考えの一部は異常か、悪いものだと思うし、そう考えるべきではないと思う
	*17	自分の考えが良いか悪いか判断する
	*25	そんなふうに考えるべきではないと自分に言い聞かせる
	*30	自分の感情のいくつかは不適当または不適切であり、それらを感じるべきではないと思う
	*35	辛い考えやイメージが浮かんだとき、大抵その内容によって自分が良かったのか悪かったのかを評価する
	*39	不合理な考えをいだいたとき、自分に不満をいだく
描写	2	自分の感情を表現する言葉を見つけるのが得意である
	7	私は、簡単に自分の信念、意見、期待を言葉にできる
	*12	私にとって、自分が考えていることを表現する言葉を見つけるのは難しい
	*16	自分が物事についてどう感じているかを表現するぴったりとした言葉を思いつくのに苦労する
	*22	自分の身体に何かを感じたとき、ぴったりとした言葉を見つけることができないために、それを表現するのが難しい
	27	ひどく混乱したときでさえ、何とかそれを言葉で表現できる
	32	自分の体験を言葉で表現する傾向をうまれもっている
	37	たいてい現在自分がどのように感じているかをかなり詳細に表現することができる
意識した行動	*5	何かをするとき、意識がどこかにそれて簡単に気が散る
	*8	空想にふけったり、心配したり、さもなければ、気が散って、自分がやっていることに注意を向けていない
	*13	簡単に気が散る
	*18	目の前で起きていることに集中し続けるのが難しいと感じる
	*23	自分がしていることをあまり意識せずに「自動操縦」で動いているみたいである
	*28	十分に注意を払わずに、性急に物事をすすめる
	*34	自分がしていることに注意を払わずに自動的に仕事をしている
	*38	気がつくと、注意を払わずに何かをしている

＊逆転項目
教示：上記の質問は普段のあなたにどの程度あてはまるでしょうか。あてはまる数字を一つ○で囲んでください
1：まったくあてはまらない（あるいは非常にまれにしかあてはまらない）
2：めったにあてはまらない
3：たまにあてはまる
4：しばしばあてはまる
5：いつもあてはまる（非常にしばしばあてはまる）

・描写：自分の体験を適切な言葉で表現すること
・反応しない態度：自分の感情に過剰に反応しないでそのまま受け止めること

　これは、FFMQ（Five Facet Mindfulness Questionnaire; Baer, Smith, Hopkins, Krietemeyer & Toney 2006）という尺度に結実した（表1）。日本語版は Sugiura et al.（2012）が作成している。

　冒頭でも述べたように、Kabat-Zinn の定義からすると、マインドフルネスは2つの要素に大別できると考えられるが、FFMQ は5因子である。これはどのように整合的に説明できるのだろうか。実は、その後、これらの5因子が「注意の自己制御」と「体験への態度」の2つに大別されるという知見が登場している。FFMQ の5因子間の相関をさらに因子分析すると、体験の観察、描写、反応しない態度が「注意の自己制御」因子に、意識した行動、判断しない態度、描写、反応しない態度が「体験への態度」因子に負荷した（Tran et al. 2013）。5因子と2つの高次因子の関係はやや複雑であるが、Kabat-Zinn のもともとの定義とほぼ対応する高次因子が得られたとはいえる。

注意の制御

　マインドフルネスの重要な要素の一つが、注意の能動的な制御である。注意機能のうち、もっとも能動的なものを実行機能と呼ぶ。マインドフルネスは実行機能を向上させると同時に、より知覚的な初期段階の注意機能にも影響を及ぼすことがわかってきた。

(1)実行機能への効果

　マインドフルネスの作用メカニズムとして注意制御が重要であることは、マインドフルネスと類似した方法である注意訓練の効果から示される。Wells（1990）の注意訓練では、マインドフルネス瞑想のように身体感覚に注意を向けることなく、外部の音刺激（生活音）に注意を向ける訓練を行

う。田中ほか（2010）は、心配性傾向の大学生に注意訓練を行い、マインドフルネス瞑想と注意訓練で同程度に心配の程度が下がったことを見出している。

注意訓練が奏功する神経基盤についても研究が進んでいる。Siegle et al.（2007）は、Wells（1990）の注意訓練と Paced Auditory Serial Addition Task（PASAT: Gronwall 1977）という認知課題を併用した訓練を行った。PASAT はクレペリン検査の音声版と考えるとわかりやすい。文字が印刷されていないため、数字を記憶して足し算を行うことを同時にする必要がある。うつ病の患者を対象に認知的な訓練を集中的な外来治療に加えることで、集中的な外来治療では得られなかった抑うつの低下がみられた。さらに、訓練によって困難な課題を遂行中の前頭前皮質の活動性が向上したことが見出された。

(2)より幅広い注意・認知機能の変化

Siegle らの研究において活動の向上の見られた前頭前皮質は、実行機能と呼ばれる能動的で高次な注意の制御に関与する。注意機能にはほかにも多数の側面があり、その代表的なものの一つに、選択的注意というものがある。これは、多数の刺激のなかから必要な少数のものに集中することを意味する。マインドフルネスは選択的注意にどのような影響を及ぼすのだろうか。体験をじっくり観察することは注意の選択性が高いということを意味しているように思われる。しかし、マインドフルネスの特徴は、オープンな気づきとも呼ばれるように、幅広い事象への気づきを広げることにある。すると選択性はむしろ低いかもしれない。最近の研究では、注意の多様な側面にマインドフルネス瞑想の効果がみられることがわかった。それらを総合すると、あるがままに物事を観察するという注意の特徴が浮き上がってくる。

van den Hurk et al.（2010）は、平均14.5年の経験をもつ瞑想者は、実験課題で画面上に刺激が現れる空間的な位置を予測する手掛かりがなくても、刺激への反応が早いことを見出した。これは、注意の空間的な広さを示唆するとも解釈できる。さらに、Jha et al.（2007）は、平均5年の瞑想経験に加えて、1カ月の集中的な訓練を経た瞑想者は、刺激が画面上にいつ現れるか

を予測する手掛かりがなくても、刺激への反応が早いことが見出された。これは、注意が切れ目なく持続するとも解釈できる。さらに、注意課題ではないが線分の長さを目測で比較する知覚的弁別課題では、瞑想者はよりわずかな違いにも気づくことがわかった（MacLean et al. 2010）。

　ここからマインドフルネス瞑想は「あるがまま」にものを見ることを促進するのではないかと考えられる。これは、瞑想実践の立場からは説得力のある仮説である。これを支持する脳科学的な知見が Farb et al.（2007）によって報告されている。Farb らの実験では、今ここにいる自分に注意を向けたときに、マインドフルネス瞑想の経験のない人は右島皮質と腹内側前頭前皮質の活動が共変動していた。これに対して、8週間のマインドフルネス瞑想の経験のある人は両者の共変動がみられなかった。この結果の解釈であるが、島皮質は身体感覚を表象する部位である。自分という場合、「この身体をもった自分」であるから自分に注意を向けてもらうと、島皮質が活動するのはある意味自然である。それに対して、腹内側前頭前皮質は自己に関する概念を処理する部分である。たとえば、自分はこういう人間だといった知識などである。瞑想をしている人は、自分の体に注意を向けても、自分に関する観念やイメージにはあまりアクセスしないことが示唆される。いうなれば、観念にとらわれない、あるがままの自分を見つめることができるのである。私たちの意識は過去や未来のことにも向けられる。しかし、身体は常に今この瞬間、この場所にある。身体感覚のみに注意が向いているというのは、とりもなおさず、注意が今ここにあるということにほかならない。

体験への態度

(1)心理療法に共通の作用メカニズムとしての距離をおくスキル

　Teasdale et al.（2002）は、ネガティブな思考が浮かんでも、そこから距離をおき、事実と見なさないことができれば、うつ病の再発が予防できることを見出した。このプロセスは通常の認知療法でもマインドフルネス認知療法でも同様に生じていた。この研究は、マインドフルネスを認知療法に導入する理論的な根拠となり、マインドフルネス認知療法の基礎になっている。

表2　さまざまな心理療法の共通要因の因子分析

元の尺度	瞑想		認知行動療法		フォーカシング			自己意識	ストレス対処
	客観性	幸運感	論理的分析	破局的思考の緩和	体験を受容	体験への注意	距離をとる	反省	距離をおいた対処
破局的思考の緩和	○			○			○		
自己観察								○	
論理的客観性	○		○						
受容性		○			○				
問題から距離をおいた対処									○

（左端の縦見出し：新たに得られた5因子）

　ここで重要なのは、ネガティブな思考から距離をおくスキルは、マインドフルネス瞑想のみでなく、通常の認知療法でも向上していたということである。ネガティブな思考から距離をおくスキルは、認知療法にもマインドフルネスにも共通する作用メカニズムであると考えられる。さらに、フォーカシングでは、悩み事から距離をおいて好奇心をもって眺める技法（クリアリング・ア・スペース）が用いられる（Cornell 1994）。ストレス対処方略のなかにも、問題から距離をおくというものがある（Roger, Jarvis & Najarian 1993）。このように考えると、距離をおくスキルはマインドフルネスのみならず、多数の心理療法に共通する作用メカニズムの有力な候補の一つであると考えられる。

　Sugiura（2006）は、マインドフルネスと関連するようなスキルの因子分析を試みた。分析に用いた尺度は、瞑想法、フォーカシング、認知行動療法、自己意識理論、ストレス対処研究のような多様な背景をもっている。ここでの目的は異質な背景をもった多様な治療技法に、共通する部分があるかどうかである。そこで、すべての尺度の項目を対象とした因子分析を行った。つまり、元の理論と対応した因子が得られるのか、あるいはそれを越えた因子が得られるのかを検証したのである。大学生226名に質問紙への記入を求めた。因子分析の結果、表2の5つの因子が得られた。否定的な思考が浮かんでも、そこから距離をおくことのできる「破局的思考の緩和」は、認

図1 さまざまな治療に共通する作用メカニズム

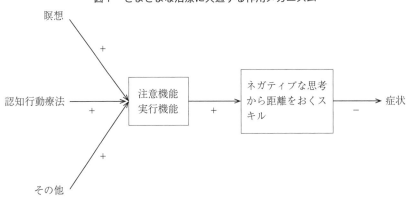

知行動療法、瞑想法、フォーカシングに共通する要素であることがわかる。また、困った出来事から距離をおけることをしめす「問題から距離をおいた対処」という因子も得られている。

　Sugiura & Sugiura（2014）は、Sugiura（2006）で得られた因子と心理的症状との関連を検討し、問題から距離をおいた対処が抑うつと強迫症状を、破局的思考の緩和が心配を軽減することを縦断調査によって見出した。このように、距離をおくスキルは確かに症状低減効果をもっていた。さらに、Sugiura（2006）は距離をおくスキルと破局的思考の緩和の双方が、注意の持続および注意の分割と関連することを見出した。つまり、マインドフルネスのもう一つの要素である注意の制御が、距離をおくスキルを支えていると考えられる。ここから、杉浦（2007：2008）は複数の心理療法に共通する作用メカニズムのモデルを提唱している（図1）。

(2)**距離をおくスキルとはそもそも何なのか**

　距離をおくスキルとは、平易に表現すればどのようなことになるのだろうか。たとえば、呼吸瞑想（数息観）を例にとろう。自分の呼吸を数えているうちに、気が散ってしまったり、いくつまで数えたのか忘れてしまったりということは頻繁に生じる。これらに対して「何でできないのか」、「これをして何の意味があるのか」という考えが頭をよぎることがある。これが、ネガ

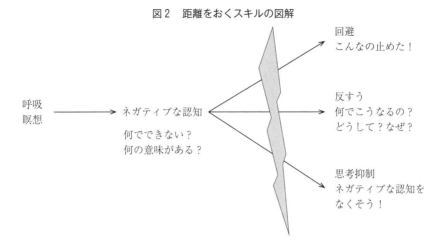

図2　距離をおくスキルの図解

ティブな（否定的な）認知が浮かんだという状態である。ここで、人は選択をすることができる。「何でできないのか」、「これをして何の意味があるのか」という考えに対して、呼吸を数えるのをやめてしまう（回避）、なぜうまくできないのか、できない自分のふがいなさについて考え込む（反すう）、ネガティブな認知をなくそうとする（思考抑制）といったさまざまな行動を選びうる。これらは、いずれもネガティブな認知の内容に反応しているのであり、距離がおけていない状態といえる。それに対して、ネガティブな認知が浮かんでもその内容には反応せず、気が散ったのであれば再び呼吸を数えることに戻ることもできる。このように思考の内容に影響されないこと、思考の内容とその後の行動を切り離すことが距離をおくスキルなのである（図2）。このさい、気が散ったことに気づいて「優しく」呼吸に注意を戻すということが大切になる。距離をおくことは、自分を慈しむことにもなるのである。

　マインドフルネスが、ネガティブな認知が浮かんでもそれに過剰に反応しないことを促進するという直接的な知見も出ている。Raes & Williams (2010) は、マインドフルネス傾向が低いと、反すうと反すうの制御困難性との相関が高くなり、逆に、マインドフルネス傾向が高いとそれが低くなることを見出した。つまり、マインドフルネス傾向が高いと反すうが手に負え

なくなりにくいのである。また、Feldman et al.（2010）は、実験室で15分間誘導されたマインドフルネス瞑想／漸進的筋弛緩法／慈愛（慈悲）の瞑想を比較した。マインドフルネス瞑想の場合に、反復思考と反復思考への否定的な反応との相関が低くなることを見出した。否定的な思考が浮かんでも、そこにそれ以上否定的な反応を積み重ねないことが距離をおくスキルの本質である。

(3)自己への慈しみ

否定的な体験から距離をおくスキルが不安や抑うつの治療において重要となることをこれまでみてきた。近年では、さらに進んで自己への慈しみという概念が注目されている。Gilbert（2005）は自己批判によって、人は自らを傷つけ、抑うつなどに至ることを見出した。そして、そのような知見をもとに慈しみ療法を開発した。ここでは、自分を慈しむイメージの形成が重要な技法となる。実は、自己への慈しみはマインドフルネス瞑想の結果として生じることが知られている。逆に、自己への慈しみの重要な要素の一つはマインドフルネスであるともされる（Neff & Vonk 2009）。

適応とつながるような自己への肯定的な態度としては伝統的に自尊心が重視されてきた。自尊心は、自己愛や収入や競争心と相関があるのに対して、自己への慈しみはそれらとの相関はみられなかった。さらに、自己への慈しみは、自尊心の安定性と関連がみられた（Neff & Vonk 2009）。このように、これまで心理学で知られていた自尊心は、他者への優越や競争心など必ずしも適応的ではない要素も含んでいる。自己への慈しみはより新しい適応的な概念といえる。

(4)平静さ（Equanimity）

Desbordes et al.（2014）は、マインドフルネス瞑想の結果として得られる心理的態度として、Equanimity というものを提唱した。Equanimity とは和訳すると平静さということになるが、マインドフルネスの文脈でいわれる平静さとは、「すべての経験や出来事に対して、その情動価や由来を問わずに等しく心にとめる心理状態あるいは特性（Desbordes et al. 2014, p357）」で

ある。経験したこと、つまり、見えたこと聞こえたことを見つめ、しかしそれらに対する情動的な反応にはとらわれない態度である。

平静さの一側面を捉えると考えられる執着しない態度尺度（Sahdra et al. 2010）は以下のような項目例からなっている。ネガティブな情動体験にこだわらないのみでなく、楽しい経験にも執着していないことがわかる。

・私は人生で起こる出来事の流れを、それにしがみついたり押しのけたりすることなく、受け入れることができる
・私は過去についての後悔や不平不満を手放すことができる
・私はたとえ物事が思いどおりにならなくても、穏やかでいたり幸福でいられると思う
・私は楽しい体験が終わるときには、次に起こることにさっぱりと移ることができる

マインドフルネスと精神病理

「今ここでの経験に、評価や判断を加えることなく能動的な注意を向けること」という定義は、それと対照的なマインドフルでない状態があり、それがしばしば不適応のもとになっているという含みがある。2000年以降に認知療法の文脈で、マインドフルネスが注目されたのは、うつ病や不安障害に関する病理モデルが基盤となっている。いわば、マインドフルでない状態に関する理解が先行し、それに拮抗するものとしてのマインドフルネスの役割に着目があたったのである。

(1) **心配・反すう**

全般性不安障害の主症状である心配や、抑うつを維持させる要因である反すうは、ネガティブな内容について繰り返し、長時間考えるという現象である。このような現象は以下のような問題を派生させる。

・ネガティブな内容についての情報処理によって注意資源が奪われてしまうために、それ以外の内容が処理されなくなる

・将来や過去に関する内容について考え続けているために、今、目の前にあることが見えなくなる。たとえば、ささやかな幸せを味わい損ねる
・いずれも言葉によって、ネガティブな内容について考える現象である。言葉が表現できることには限りがあり、言葉だけでは感情が十分に喚起されない。つまり、心配・反すうの最中には「生殺し」のような状態で不十分な感情体験が続くため不安や抑うつが解消されにくい
・心配や反すうはストレスとなる出来事に関するネガティブな評価・判断を含む。さらに、不安や抑うつの強い人では、自分の心配や反すう自体をネガティブに評価・判断する傾向がある（例：こんなに嫌なことを考えていると病気になってしまう）。その結果さらに不安や抑うつが強まるという悪循環が生じている

　マインドフルネスはこれらの過程に拮抗することで、不安や抑うつを持続させる過程からの開放を促すと考えられる。心配や反すうの問題点は言葉による思考の限界点ともいえる。Farb et al.（2007）では、マインドフル瞑想を経験すると自己というものが概念や観念とは切り離され、もっぱら身体の感覚に集中できるようになることがわかった。人の観念は、容易に過去や未来にタイムスリップするが、身体は常に今ここにいる。そのことが、心配や反復思考などをおさえると考えられる。

⑵ マインドワンダリング
　すでにのべたように、心配や反すうは未来や過去に関するネガティブな事項に心がとらわれた状態である。言い換えれば、今ここに心がない状態である。近年の研究で、今ここに心がないという状態はむしろ例外的な心の状態でないことがわかった。携帯機器（スマートフォン）を用いて日常生活の中で複数回、その時点での注意がどこに向いているのか調査をした結果、人は起きている時間の約50％を今行っている行為に注意を向けていない、心ここにあらずの状態ですごしていることがわかった（Killingsworth & Gilbert 2010）。さらに、心がここにあらずの状態であるときは、幸福感が低下していることもわかった。Mrazek et al.（2013）は、マインドフルネス瞑想によ

って、マインドワンダリングが減少し、認知機能が向上することを見出している。

マインドフルネスと幸福感

(1)対象に左右されない幸福

　幸福感というと、ポジティブな経験であると一般には考えられている。また、ポジティブな刺激があると幸福感を感じ、中性的な刺激に対してはとくに何も感じないと考えられている。ところが、マインドフルネスはこのような状態とは異なった結果を生むようである。

　Arch & Craske (2006) は実験室内で15分間、マインドフルネス／とくに集中しない／心配という3つの状態を誘導した。その前後に感情を喚起する画像を見せて感じている感情を評定してもらった。その結果、マインドフルな状態を教示された群は、中性的な画像刺激に対して、ポジティブな感情が持続した。逆に、他の2つの条件では中性刺激に対するポジティブな感情は時間とともに低下した。このように、マインドフルネスは刺激の情動価に依存しない幸福感を生じさせることが示唆される。

　マインドフルネスが幸福感につながるというもっと直接的な結果は、Levy et al. (2001) が見出している。彼らは、実験参加者に自身が好きでない物事（例：嫌いな音楽、サッカー観戦、絵画）を行ってもらい、そのなかで何か新しい発見をするように教示した。その結果、新しい発見をした条件の人は、そうでない人よりも従事した活動の記憶がよりよく、その活動への評価もより好意的なものになった。「新しいものを発見する」という教示はマインドフルネスと類似している。マインドフルネスに観察すると、同じものでもより興味深く、好意的に感じられることが示唆される。

(2)活動的でなくても幸福になれる

　うつ病の治療で行動活性化という方法がある。うつ病の人は苦痛を避けるために活動を制限してしまう。その結果、充実感を得る機会が減少してかえって抑うつ症状が悪化すると考えられている。低下した活動を取り戻す援助

を行うことで、うつ病の症状が低下するとともに、幸福感が向上することがわかっている（Mazzucchelli, Kane & Rees 2009）。ただし、活動性の向上がそのまま効果につながるわけではない。うつ病の人は、反すう傾向があり、上述のように目の前で起きていることに気づかないことが多い。つまり、せっかくの有意義な活動も味わい損ねてしまうのである。そこで、マインドフルネス瞑想を加えることで行動活性化の効果が増強されると期待される。

　田中・竹林・杉浦（2012）はこの可能性を縦断調査で検討した。その結果、マインドフルな傾向の低い人では、過去1カ月の活動性が低いと満足感も低下することがわかったが、マインドフルな傾向の高い人では満足感が活動性によらず、一定して高めであることがわかった。

　当初に予想した、マインドフルな人では活動性が満足感をよりいっそう高めるという関係とは異なる結果であったが、マインドフルネスの有用性を示す結果ではある。考えてみれば、活動的でないと幸福になれない、とすると活動性が低下せざるをえない状況にある人を追い詰めることにもなる。活動性によらず幸福感（満足感）を向上させる方法があるという知見は重要である。

⑶ お金によらない幸せ

　Brown et al.（2009）は、マインドフルな傾向が高いと自分の収入と理想とする収入のギャップに悩むことが少ないことを見出した。さらに、ギャップに悩まないことで幸福感が向上していた。

　また、環境に配慮した行動をとると物質的な満足が損なわれる可能性があるが、Brown et al.（2005）の研究では、環境に配慮した行動をしている人の幸福感は高いことがわかった。マインドフルネス傾向の高い人は幸福感も環境に配慮した行動もともに高いことが見出された。環境に配慮した行動をしている人の幸福感が高い理由のすくなくとも一つは、マインドフルネス傾向であるといえる。

　逆に、お金がマインドフルネスを損ねる可能性もある。Quoidback et al.（2010）は、お金をもっている人は、目の前の経験を十分に味わう傾向が低いため、幸福感が損なわれるという可能性を見出した。さらに、お金につい

てプライムすると、その後、チョコレートを食べてもらっても時間をかけて味わわなくなり、観察者の目にもあまりおいしそうに見えないことを見出した。

おわりに

マインドフルネスは西洋の心理学の伝統とは独立に発展してきた技法である。しかし、とくに2000年以降、精神病理に関する認知的な理論と密接に連絡を取り合って発展してきた。昨今では、注意に関する基礎心理学の文献でもマインドフルネスに言及するものも多い。マインドフルネスは西洋と東洋の懸け橋として重要な位置を占めるであろう。

文献

Arch, J. J. & Craske, M. G.（2006），Mechanisms of mindfulness: Emotion regulation following a focused breathing induction, *Behaviour Research and Therapy*, 44（12），1849-1858

Baer, R. A., Smith, G. T., Hopkins, J., Krietemeyer, J. & Toney, L.（2006），Using self-report assessment methods to explore facets of mindfulness, *Assessment*, 13（1），27-45

Brown, K.W. & Kasser, T.（2005），Are psychological and ecological well-being compatible? The role of values, mindfulness, and lifestyle, *Social Indicators Research*, 74, 349-368

Brown, K.W., Kasser, T., Ryan, R. M., Linley, P. A. & Orzech, K.（2009），When what one has is enough: Mindfulness, financial desire discrepancy, and subjective well-being, *Journal of Research in Personality*, 43, 727-736

Brown, K. W. & Ryan, R. M.（2003），The benefits of being present: Mindfulness and its role in psychological well-being, *Journal of Personality and Social Psychology*, 84（4），822-848

Cornell, A.W.（1994），*The Focusing Student's Manual*, 3rd ed, Focusing Resources（村瀬孝雄監訳『フォーカシング入門マニュアル』金剛出版）

Desbordes, G., Gard, T., Hoge, E. A., Hölzel, B. K., Kerr, C., Lazar, S. W., Olendzki,A. & Vago, D. R.（2014），Moving beyond mindfulness: Defining equanimity as an outcome measure in meditation and contemplative research, *Mindfulness*, 6（2），356-372

Farb, N. A., Segal, Z. V., Mayberg, H., Bean, J., McKeon, D., Fatima, Z. & Anderson, A. K.（2007），Attending to the present: Mindfulness meditation reveals distinct neural modes of self-reference, *Social Cognitive and Affective Neuroscience*, 2（4），313-322

Feldman, G., Greeson, J. & Senville, J.（2010），Differential effects of mindful breathing, progressive muscle relaxation, and loving-kindness meditation on decentering and negative reactions to repetitive thoughts, *Behaviour Research and Therapy*, 48（10），1002-1011

Gilbert, P., ed. (2005), *Compassion: Conceptualisations, Research and Use in Psychotherapy*, Routledge

Gronwall, D.M.A. (1977), Paced auditory serial-addition task: A measure of recovery from concussion, *Perceptual and Motor Skills*, 44(2), 367-373

Jha, A. P., Krompinger, J. & Baime, M. J. (2007), Mindfulness training modifies subsystems of attention, *Cognitive, Affective & Behavioral Neuroscience*, 7(2), 109-119

Killingsworth, M. A. & Gilbert, D. T. (2010), A wandering mind is an unhappy mind, *Science*, 330 (6006), 932

Levy, B. R., Jennings, P. & Langer, E. J. (2001), Improving attention in old age, *Journal of Adult Development*, 8, 189-192

MacLean, K.A., Ferrer, E., Aichele, S.R., Bridwell, D.A., Zanesco, A.P., Jacobs, T.L., ... & Saron, C.D. (2010), Intensive meditation training improves perceptual discrimination and sustained attention, *Psychological Science*, 21(6), 829-839

Mazzucchelli, T., Kane, R. & Rees, C. (2009), Behavioral activation treatments for depression in adults: A meta-analysis and review, *Clinical Psychology: Science and Practice*, 16, 383-411

Mrazek, M. D., Franklin, M. S., Phillips, D.T., Baird, B. & Schooler, J.W. (2013), Mindfulness training improves working memory capacity and GRE performance while reducing mind wandering, *Psychological Science*, 24(5), 776-781

Neff, K. D. & Vonk, R. (2009), Self-compassion versus global self-esteem: Two different ways of relating to oneself, *Journal of Personality*, 77(1), 23-50

Quoidbach, J., Dunn, E.W., Petrides, K.V. & Mikolajczak, M. (2010), Money giveth, money taketh away the dual effect of wealth on happiness, *Psychological Science*, 21(6), 759-763

Raes, F. & Williams, J. M. G. (2010), The relationship between mindfulness and uncontrollability of ruminative thinking, *Mindfulness*, 1(4), 199-203

Roger, D., Jarvis, G. & Najarian, B. (1993), Detachment and coping: The construction and validation of a new scale for measuring coping strategies, *Personality and Individual Differences*, 15, 619-626

Sahdra, B. K., Shaver, P. R. & Brown, K. W. (2010), A scale to measure nonattachment: A buddhist complement to Western research on attachment and adaptive functioning, *Journal of Personality Assessment*, 92(2), 116-127

Siegle, G. J., Ghinassi, F. & Thase, M. E. (2007), Neurobehavioral therapies in the 21st century: Summary of an emerging field and an extended example of cognitive control training for depression, *Cognitive Therapy and Research*, 31(2), 235-262

Sugiura, T. & Sugiura, Y. (2014), Common factors of meditation, focusing, and cognitive behavioral therapy: Longitudinal relation of self-report measures to worry, depressive, and obsessive-compulsive symptoms among nonclinical students, *Mindfulness*, 6(3), 610-623

Sugiura, Y. (2006), Personality correlates of mindfulness, in M. G. T. Kwee, K. J. Gergen & F. Koshikawa, eds., *Horizons in Buddhist Psychology: Practice, Research & Theory*, Taos Institute Publications, 251-266

杉浦義典（2007）「治療過程におけるメタ認知の役割―距離をおいた態度と注意機能の役

割」『心理学評論』50，328-340
杉浦義典（2008）「マインドフルネスにみる情動制御と心理的治療の研究の新しい方向性」『感情心理学研究』16，167-177
田中圭介・杉浦義典・神村栄一（2010）「心配に対する注意訓練とマインドフルネスの比較」『広島大学大学院総合科学研究科紀要』5，47-55
田中圭介・竹林由武・杉浦義典（2012）「主観的な報酬知覚に対する日常での行動活性化レベルとマインドフルネス傾向の影響」『日本行動療法学会第38回大会論文集』326-327
Teasdale, J. D., Moore, R. G., Hayhurst, H., Pope, M., Williams, S. & Segal, Z. V. (2002). Metacognitive awareness and prevention of relapse in depression: Empirical evidence. *Journal of Consulting and Clinical Psychology*, 70, 275-287
Tran, U.S., Glück, T.M. & Nader, I.W. (2013). Investigating the five facet mindfulness questionnaire (FFMQ): Construction of a short form and evidence of a two-factor higher order structure of mindfulness. *Journal of Clinical Psychology*, 69(9), 951-965
van den Hurk, P.A., Giommi, F., Gielen, S.C., Speckens, A.E. & Barendregt, H.P. (2010). Greater efficiency in attentional processing related to mindfulness meditation. *The Quarterly Journal of Experimental Psychology*, 63(6), 1168-1180
Wells, A. (1990). Panic disorder in association with relaxation induced anxiety: An attentional training approach to treatment. *Behaviour Therapy*, 21, 273-280

マインドフルネスと援助関係

池埜 聡
Satoshi IKENO
関西学院大学人間福祉学部社会福祉学科教授

はじめに

　本稿は、臨床心理、医療、ソーシャルワークなど対人援助場面でのクライエント－援助者関係（以下、援助関係と示す）の深化にマインドフルネスが果たす役割について、理論的な見地から考察することを目的とする。

　援助関係は、いかなる支援においても、その価値と方法を体現するための基盤として重要視されてきた。特定の実践理論や技法のタイプよりも、援助関係の質そのものがクライエントの満足感や援助目標の達成にとって重要な要因となることを示した実証研究は、メタ分析も含め枚挙に暇はない（Del Re et al. 2012：Lambert & Simon 2008）。

　援助関係は、共感、純粋さ、温かさ、受容、個別化、非審判的態度といった価値レベルからマイクロ・カウンセリングに示されるかかわり行動、要約技法、感情の適切な反射といった技術レベルまで、多次元の観点から議論されてきた。しかし、援助関係は、間主観性（intersubjectivity）に基づくとらえ所のない、曖昧さを常に有する相互作用といえる。

　マインドフルネスは、臨床場面における援助者－クライエント間の心身全体を通じた共鳴への気づきを促し、両者に生じるあらゆる相互反応をパノラマのごとく俯瞰する援助者の力を養う（Gockel 2010）。マインドフルネスは、援助者の内省（reflexivity）や自己覚知といった認知思考レベルでの援助関係への洞察を、身体感覚やスピリチュアルなレベルまで拡張させる（Béres 2009）。そして、今、このとき、心身の統合された姿でクライエントに寄り添う姿——*therapeutic presence* を高めていく（Germer 2013）。

　以下、マインドフルネスの2つの構成要素（Germer 2013, p7）、すなわち①注意の自己調整に伴う今、この瞬間への気づき、そして②涵養されるコンパッション（compassion）の両視点からマインドフルネスによる援助関係の深化をとらえていく。

　本章は、援助者自身のマインドフルネスの耕しが援助関係に与える影響に焦点を当て、議論を展開する。マインドフルネスのプラクティスを実際の介入方法として用いることで生じる援助関係の変化は、考察の対象に含まれな

い。その意味で、ここでいう「マインドフルネス」とは、ピュア・マインドフルネス、すなわち仏教的伝統に根ざしたライフスタイルとしてのものと、マインドフルネスストレス低減法（MBSR）（Kabat-Zinn 1990）など臨床方法としてのものを明確に区別しない。「今、この瞬間の体験に意図的に意識を向け、評価をせずに、とらわれのない状態で、ただ観ること」（日本マインドフルネス学会 HP）という定義に則し、「援助者自身の気づきの耕し」にかかわる概念と方法の総称として「マインドフルネス」と表している点をあらかじめ付記しておく。

援助関係の深化(1)――注意の自己調整と気づき

　マインドフルネス・プラクティスの基本は、呼吸や身体感覚をアンカー（錨）として注意を向け、自然に沸き起こる思いに「いい・悪い」といった判断を付与せず、あるがままに迎え入れ、しなやかに、そして優しく意識をアンカーに戻していくことにある（Kabat-Zinn 1990）。「アンカーへの注意⇒沸き起こる思いや考えへの気づき⇒それらの思いや考えの受け入れ⇒アンカーへの注意の戻し」。このサイクルから生まれる注意の自己調整は、思考へのとらわれ（rumination）を抑制するとともに、移ろいゆく思いのフローと微細な身体感覚への気づきを促す（越川 2010：熊野 2012）。

　マインドフルネスの構成要素のひとつ、「注意の自己調整と気づき」が援助関係に及ぼす作用は、注意力の向上、共鳴関係の促進、臨床過程を見通す柔軟性の涵養、そして代理性反応の予防の4側面から読み解くことができる。以下、各側面について説明していく。

(1)注意力の向上

　マインドフルネスのプラクティスを継続することで、注意力、集中力が向上する（Hölzel et al. 2011）。同時に、マインドフルネスは内受容性の気づき（introspective awareness）、すなわち「見逃されやすい微細な刺激の知覚を気づく力」も向上させる（大谷 2014）。

　マインドフルネスは、歩く、食べる、聴く、触る、観る、そして呼吸など

瞬間ごとの細やかな身体感覚の変化に意識を向け、注意が逸れてもまた今、この瞬間の感覚に注意を戻していくことを繰り返す。刻々と変容する感覚と思考の流れを制御せず、あるがままに見つめる心のオープンネスは、臨床場面におけるクライエントの心身反応への絶え間ない注意力の向上へとつながる（Gockel 2010）。クライエントの示す問題への認知的な解釈にとらわれず、臨床への集中力が維持され、クライエントの微妙な非言語的メッセージへの気づきへとつながっていく。クライエントの心身から放たれる多次元のメッセージとその移り変わりをとらえる視座は、問題の画一的な見方を緩め、クライエントのストレングスを含む多角的なアセスメントを可能にする。そして、マインドフルネスによって得られる心のオープンネスは、今後の援助過程を見通すことを容易にし、臨床家の心理的余裕を生み出していく（Fulton 2013）。

(2) 共鳴の促進

　Siegel（2007：2010）は、共感や視点取得（perspective taking）の作用を神経伝達メカニズムから紐解いた共鳴理論（resonance theory）を提唱し、効果的な援助関係構築にマインドフルネスが果たす役割について言及している。共鳴理論では、援助関係で生じる神経伝達メカニズムを次のように説明する。

　クライエントの発する意図的メッセージは、まず援助者のミラーニューロン活動電位の活性化を促す。そして援助者の島皮質、扁桃体を含む大脳辺縁系、そして脳幹から全身の神経回路に信号が行きわたる。身体各部位で生じた神経反応は、主に迷走神経および脊髄Ⅰ層の神経回路を通じて同じ経路を遡上し、最終的に前頭前皮質に達して他者の意図や情緒、感情状態を察する状態に至る。クライエントの意図や感情を察知した援助者の姿はクライエントに反映され、クライエント内にも同様の神経伝達メカニズムが生じていく。身体感覚を含む心身全体を通じた二者間の共振が、援助関係において展開されていく。

　マインドフルネスは、とくにボディスキャンなど微細な身体感覚の変化に気づく素養を耕す（Kabat-Zinn 1990）。共鳴理論に依拠すると、クライエン

トから放たれた多様なメッセージによって引き起こされた援助者自身の心身反応の移ろいを客観的に内省する能力は、クライエントの繊細な情緒的反応の理解へとつながる。その結果、今、この瞬間のクライエントの示す情緒的な反応に、調和のとれた応答を持続していくことができる。クライエントの情緒的反応に一貫性が保たれた援助者の姿勢は、クライエントにとって安心感へとつながり、信頼関係を育てる土壌となっていく（Siegel 2010）。

　視点取得を認知的レベルから「心身全体の相互往復」というダイナミズムに拡張させた共鳴理論は、マインドフルネスが援助者自身の「内受容性の気づき」を深め、クライエントの波長に合致した応答を臨床場面で生み出す方法になり得ることを示唆している。

(3)臨床過程を見通す柔軟性の涵養

　マインドフルネスの耕しは、援助者が寄って立つ実践理論や技法への内省的態度を促し、柔軟な支援レパートリーの選択を容易にする。アセスメント、プランニング、介入、評価の絶え間ない反復には、援助者の慣れ親しんだ理論的枠組を無意識のうちにクライエントに押しつけてしまうリスクが存在する（Fulton 2013）。援助者は、援助プロセスが自分の見立てを「確認する場」にすり替わってしまう落とし穴を、常に留意しておく必要がある。理論や見立てに重きを置く援助者の姿は、クライエントに信頼の寄せどころが見えづらい「もどかしさ」を感じさせる。その結果、安心感に根ざした援助関係の構築を阻むことにつながってしまう。

　マインドフルネスは、援助者・クライエント双方の言語・非言語両レベルにおける絶え間ない移ろいを俯瞰し、受け入れていく心の状態を育てる。それは、瞬間ごとの経験を大切にしながら、次に起こることの予測や事態のコントロールといった意識にとらわれすぎず、あるがままのクライエントの姿に共鳴していく援助者の姿に通じていく。援助者のマインドフルな気づきは、「臨床場面で甘受したあらゆる感覚や感情反応」と「保持する理論的枠組み」との間にスペースを設け、全人的な視野から支援の方向性が収斂されていく感覚を生み出す（Germer 2013）。それは、サイエンス（理論的整合性）とアート（直感）が融合された臨床像の獲得にほかならない。

マインドフルネスの深まりによって生まれたこの援助者の姿勢は、善悪、正否、難易といった二元的なとらえ方を排し、理論や技法の前に、一人の純粋な支援者としてのクライエントへのかかわりを生み出す（Fulton 2008）。結果的に、仔細な事例描写と省察が得られ、臨床の洗練化につながる。同時に、援助者に対して「クライエント自身が自分の問題を知る一番の専門家」という認識とクライエントから学ぶ姿勢を維持させ、クライエントへの敬意と尊重という臨床の根幹となる価値の体現を可能にする。

(4)代理性反応の予防

マインドフルネスは、援助場面における身体感覚や理論的指向性への気づきを深める。気づきは、逆転移反応への洞察を促し、代理受傷やバーンアウトの予防に貢献する（Thieleman & Cacciatore 2014）。クライエントの訴えに含まれる外傷体験は、援助者の心身に代理性の反応を引き起こす。クライエントからの刺激によって援助者内に生じる情緒的、感情的な反応を援助者自身が否認や回避するとき、代理性記憶の適切な処理が困難になり、二次受傷や代理受傷の原因となり得る。さらに、長期的なクライエントの心的外傷への情緒的関与は、援助者自身の安全観や人間観を揺さぶり、臨床的な判断力に負の影響を及ぼす可能性が指摘されている（Pearlman & Saakvitne 1995）。

マインドフルネスによる援助者の微細な心身反応への気づきは、クライエントの傷つきへの同一化や回避といった逆転移反応のいち早い察知を促し、内省やスーパービジョンを受けることへの動機づけを高める（Kramer et al. 2008）。その意味で、マインドフルネスは、援助者にとってクライエントへの統御された情緒的関与の維持に役立つ方法になり得る。

同時に、マインドフルネスの耕しによって得られたクライエントの示す情緒的反応への敏感な感受性は、臨床場面におけるクライエントのトラウマ反応の発見と抑制、そして安全の確保に積極的に向き合う援助者のレディネスを強める（Rothschild 2010）。マインドフルな気づきの養成から、援助者はクライエントの予期せぬ過剰な感情反応や解離反応の引き金となりうる刺激に敏感となり、安全性への意識を持続することができる。

援助関係の深化(2)――涵養されるコンパッション

　マインドフルネスは、援助者の変容する心身への注意の調整と気づきの促進にとどまらない。「気づきの質」あるいは「気づきへの態度」ともいうべき次元に目を転じると、マインドフルネスは援助者にコンパッション（compassion）の涵養を促し、援助関係の質を高めると同時に、臨床を豊潤なウェルビーイングへの道にいざなう可能性に満ち溢れている。

　コンパッションの意味、内容、そして援助関係における位置づけは、これまで心理臨床や医療において十分に検討されてこなかった。コンパッションは、共感、信頼関係、視点取得、傾聴といった従来の援助関係を表すメタファーとは異なる次元で、新たなテーゼを投げかける。以下、①マインドフルネスと慈愛、②コンパッションとセルフ・コンパッション（self-compassion）、そして③コンパッションは育てられる、という項目を設定し、援助関係におけるコンパッションの意義とその深化の可能性について言及する。

(1) マインドフルネスと慈愛

　援助関係の価値――「受容」や「尊厳の尊重」は、クライエント‐援助者という主体・客体の枠組みを前提とする。一方、マインドフルネスは、共生感と慈しみに満ちた協働に基づく援助関係構築への扉を指し示す。マインドフルネスは、あるがままの心身の移ろいをジャッジせず、とらわれのない状態で受け入れる態度を育てる。注意の対象は、自己コントロールにかかわる思考や認知も含まれ、心に現れては消えていく、ありとあらゆる移ろいをメタレベルで俯瞰する力を養う。山下（2014）の言葉を借りれば、「シンキング・マインドが落ちた状態」（p144）が深まっていく。

　この経験は、自分の思考、認知、そして生き方そのものは制御できるものではなく、自分と他者、あるいは自分とまわりの世界との境界は、自らの認知作業によって築かれたものにすぎない、という洞察へと導く（Smalley & Winston 2010）。

　「無我（anatta）」あるいは「空（suta）」などの仏教の教え、またティク・

ナット・ハンの説く「インタービーイング（inter-being）」（Hanh 1974）の思想にも通じるマインドフルネスの効果は、生きとし生けるものとの融合感、感謝、そして慈しみの萌芽として実感されるようになる。マインドフルネスによる気づきは、単に「今、この瞬間」「being モード」といった「心のあり方」にとどまらず、人との交わり、万物との関係のあり方、そして生き方そのものに慈愛の念を彩っていく。クライエントの存在も例外ではなく、慈愛に満ちた援助関係の実現がマインドフルネスによって現実味を帯びてくるのである。

　MBSR も含め、マインドフルネスのプログラムには、慈愛・慈悲を育てる瞑想が組み込まれる場合が少なくない。慈悲瞑想（metta: loving-kindness meditation）やトンレン瞑想（tonglen meditation）などが代表的なものとなる。重要なことは、これら瞑想法のみが慈愛の涵養を促すのではない点にある。これら瞑想以外のマインドフルネス・プラクティスの経験すべてが、あらゆる「とらわれ感」の解放を促し、自己の存在を支える万物への慈しみの念を抱かせる効果を生むことが確認されている（Neff 2012）。

(2)コンパッションとセルフ・コンパッション

　マインドフルネスによって生み出される慈しみの情性は、援助者の「コンパッション」の醸成へと発展し、援助関係の質を変革する可能性を秘めている。コンパッションとは、「人（クライエント）の苦悩を取り除きたいという慈愛に満ちた思い」と定義される（Siegel & Germer 2012）。それは、人の苦しみに対して、理解と慈しみをもって向き合い、「支えたい」という自然発生的な願望として表される（Neff 2012）。

　コンパッションは、「クライエントの立場に立って、クライエントの経験を我が事のように感じ取る」という「共感」の作用と類似する。しかし、コンパッションは「クライエントの苦悩への共感から発展した、支えになりたいという内側から沸き起こる熱意」である。クライエントの苦しみへのまなざしが深まり、苦しみを取り除きたいという思いが援助への動機として鮮明に表出される点で、共感とは区別される（Siegel & Germer 2012: Neff 2011: Neff 2012）。また、共感は主に認知的作用によって視点取得がなされる一

方、コンパッションは認知や思考によるものではなく、根源的な感覚あるいは情動的反応として全身から感受される。

　マインドフルネスは、自己に向けられたコンパッション――「セルフ・コンパッション」をも深化させる。持続的なマインドフルネス・プラクティスによるセルフ・コンパッションの深化の可能性は、多くの実証研究から読み取ることができる（Birnie et al. 2010: Shian-Line et al. 2012）。セルフ・コンパッションとは、自らの苦悩を自己批判の対象とし、オートマティックに取り除こうとする態度とは根本的に異なる。自己の不完全さに抗わず、いかなる苦悩も避けることのできない人生の一部として認識し、人と比較したり善悪で判断しないで自己の問題を受け入れようとする「温かさ」が備わった自己への洞察である。

　Neff（2011）は、セルフ・コンパッションと自尊感情（self-esteem）を明確に区別する。彼女は、自尊感情は自己の肯定感の度合いから評価される一方、その肯定感は常に他者の比較に基づいている点を指摘する。セルフ・コンパッションは、自己への評価といった次元ではなく、「自己へのかかわり方そのもの "a way of relating to *ourselves*"」（Neff 2012, p83）を包含する思いである。人との比較ではなく自己とのつながりの感覚から生み出される慈しみの感情といえる。

　コンパッションとセルフ・コンパッションは、慈愛に彩られた援助関係の発展のために、ともに歩む両輪のような相互関連性をもつ（Fulton 2013: Germer 2013: Neff 2011）。クライエントへのコンパッションが満ちていても、クライエントの痛みやトラウマ記憶が凄惨な色合いを帯び、受容することが困難な状態に陥ることは、多くの援助者が経験する。もし援助者が、クライエントの外傷体験に直面することによって沸き起こる不安や焦燥感から、自己批判に思いが転じるならば、二次受傷あるいは共感性疲労のリスクが高まってしまう。

　援助者自身の自己を慈しむマインドは、援助者の気負いや焦燥感などを緩和させ、臨床場面におけるリラックスした安定感のある姿を生み出す。心身の統合された援助者の状態は、クライエントへのより自然なコンパッションの表出を促す。その結果、クライエントは「今、ここに支えられている」と

いう安心感を得ることができるのである。さらに、安心感をベースに心身全体の共鳴関係が生まれ、クライエント自身のセルフ・コンパッションの芽生えにつながっていくと考えられる。

(3)コンパッションは育てられる

　マインドフルネスの耕しとコンパッションの涵養の相互関連性は、Neffが開発したセルフ・コンパッション尺度（Self-compassion Scale）を用いた質問紙調査から脳スキャン研究に至る広範な実証研究まで検討されてきた。研究成果は、コンパッションは、生来的なもの、あるいは慈愛に満ちた環境によって内在化されるだけではなく、持続的なマインドフルネス・プラクティスによって育てることができる点を明示している。

　Lutz et al.（2008）らの研究は、慈悲瞑想によって活性化される脳部位の特定と可塑性、そしてコンパッションの涵養の可能性を神経現象学の見地から示したものとして引用されることが多い。彼らは、1万時間以上の瞑想熟練者と初心者それぞれ15名のグループを形成し、慈悲瞑想による脳神経回路の活性化状況を比較実験研究によって明らかにした。それぞれ瞑想状態と休憩状態を経験してもらいながら、その間、IADS（International Affective Digitized Sounds）の音源からネガティブ、中立、ポジティブな音を聞いてもらう。そして、グループ間(2)×瞑想状態と休憩状態(2)×音の種類(3)によるボクセル・ワイズ・デザイン（voxel-wise design）に基づいて、脳機能の変化をfMRIによって測定している。

　主要な結果として、瞑想熟練者は初心者に比べて扁桃体、島皮質、側頭頭頂接合部、上側頭溝、楔前部などの脳部位において、とくに慈悲瞑想中に有意な活性化が確認された。それぞれの部位は、①刺激への感受性とコンパッションの動機となる苦痛の生成（扁桃体）、②ソマティック・マップ、すなわち身体感覚から直感的な情動を生み出す能力（島皮質、楔前部）、③メタレベルの自己観察に基づく脱中心化（側頭頭頂接合部）、そして④他者の感情の方向性を察知する力（上側頭溝）として表され、それぞれ初心者との有意差から瞑想経験によって養われたことが推測される。

　その他、神経現象学によるマインドフルネス研究の多くは、マインドフル

ネスによるデフォルト・モード・ネットワークの改善効果などを通じて、背内側前頭前野、帯状回、島皮質、海馬、側頭頭頂接合部、楔前部などの結びつきを指摘する（大谷2014）。これら研究が指し示す知見は、以下の大谷（2014）の見解によって端的にまとめられる：

「(持続的なマインドフルネス・プラクティスは、）注意や情動調整、身体感覚と密接に関連するだけでなく、過去の追憶や将来の観測、さらに他人の立場の理解、第三者の見地からものごとを推量するといった働きをし…中略…他人の見解や立場もありのままに、平穏かつ即時的に理解・尊重する態度を養う」（p74：括弧内は筆者が挿入）

神経現象学に基づく個々の研究はサンプル数が少なく、日進月歩の様相を呈する。遺伝的素因をコントロールする調査デザインには至らず、結果の一般化には慎重を期す必要がある。一方で、「援助者のあるべき姿」——痛みを取り除きたいという熱意を動機づけにし、クライエントのあるがままの姿で受けとめ、理解、尊重しようとする姿勢と、「マインドフルネスによるコンパッションの育み」——慈愛に彩られた人や万物との共生感と尊重感——この両者が密接に織り成す臨床像は、もはや今後の研究対象として無視することはできない。

おわりに

マインドフルネスは、慈しみの情性によって外界との融合感を熟成させ、自己への赦しと受容感、そして人の痛みに寄り添い支えたいという熱意を生み出す。慈愛、慈悲、博愛、ヒューマニティ、人間味、温かさ、純粋さなど、心理学や医学が研究対象としづらかった援助関係の価値は、今、マインドフルネスへの注目とともに、その涵養の方法と効果が実証研究によって明らかにされつつある。

人の苦しみを感受し、支えたいという動機はあらゆる実践理論や技法の土台となる。コンパッションとセルフ・コンパッション、臨床過程を見通すパースペクティブ、そして援助者自身の内なる揺れ動きとクライエントとの共

鳴関係への気づきを深めるマインドフルネスは、いち早く援助者の人材育成と臨床トレーニングに導入されることが求められる。

　日本においても、マインドフルネスが果たす援助関係や支援者のコンパッションに関連する実証研究の積み重ねと、対人援助職のコンテキストや社会文化的背景を考慮したマインドフルネス・トレーニング方法の開発が急がれる。医師、看護師、臨床心理士、社会福祉士、精神保健福祉士、その他対人援助職の養成課程や現任者教育にマインドフルネスを活かすことができるか。人が人を支える。今、支援の本質に通じるマインドフルネスの投げかける深遠な示唆を、あらゆる対人援助領域において受けとめるべき段階にある。

文献

Béres, L. G.（2009）, Mindfulness and reflexivity: The no-self as reflexive practitioner, in Hick, S. F. ed., *Mindfulness and Social Work*, Lyceum Books, 57-75

Birnie, K., Speca, M. & Carlson, L. E.（2010）, Exploring self-compassion and empathy in the context of mindfulness-based stress reduction（MBSR）, *Stress & Health: Journal of the International Society for the Investigation of Stress*, 26(5), 359-371

Del Re, A. C., Flückiger, C., Horvath, A. O., Symonds, D. & Wampold, B. E.（2012）, Therapist effects in the therapeutic alliance-outcome relationship: A restricted-maximum likelihood meta-analysis, *Clinical Psychology Review*, 32(7), 642-649

Fulton, P. R.（2008）, Anatta: Self, non-self, and the therapist, in Hick, S. F. & Bien, T., eds., *Mindfulness and the Therapeutic Relationship*, Guilford, 55-71

Fulton, P. R.（2013）, Mindfulness as clinical training, in Germer C. K., Siegel, R. D. & Fulton, P. R., eds. *Mindfulness and Psychotherapy 2nd ed.*, Guilford, 59-75

Hölzel, B. K., Lazer, S. W., Gard, T., Schuman-Olivier, Z., Vago, D. R. & Ott, U.（2011）, How does mindfulness meditation work? Proposing mechanisms of action from a conceptual and neural perspective, *Perspectives on Psychological Science*, 6, 537-559

Germer, C. K.（2013）, Mindfulness: What is it? What does it matter? in Germer, C. K., Siegel, R. D. & Fulton P. R. eds., *Mindfulness and Psychotherapy* 2nd ed., Guilford, 3-35

Gockel, A.（2010）, The promise of mindfulness for clinical practice education, *Smith College Studies in Social Work*, 80, 248-268

Hanh, T. N.（1974）, *Zen keys*, Three Leaves（藤田一照（訳）（2011）『禅への鍵』春秋社）

Kabat-Zinn, J.（1990）, *Full Catastrophe Living: Using the Wisdom of Your Body and Mind to Face Stress, Pain, and Illness*, Delta（春木豊訳（2007）『マインドフルネスストレス低減法』北大路書房）

越川房子（2010）「マインドフルネス認知療法―注目を集めている理由とその効果機序」『ブリーフサイコセラピー研究』19(1), 28-37

Kramer, G., Meleo-Meyer, F. & Turner, M, L. (2008), Cultivating mindfulness in relationship: Insight dialogue and the interpersonal mindfulness program, in Hick, S. F. & Bien, T. eds., *Mindfulness and the Therapeutic Relationship*, Guilford, 195-214

熊野宏昭（2012）『新世代の認知行動療法』日本評論社

Lambert, M, J. & Simon, W. (2008), The therapeutic relationship: Central and essential in psychotherapy outcome, in Hick, S. F. & Bien, T. eds., *Mindfulness and the Therapeutic Relationship*, Guilford, 19-34

Lutz, A., Brefczynski-Lewis, J., Johnstone, T. & Davidson, R. J. (2008), Regulation of the neural circuitry of emotion by compassion meditation: Effects of meditative expertise, *Plos One*, 3(3), e1897

Neff, K. D. (2011), *Self-compassion: Stop Beating Yourself Up and Leave Insecurity Behind*, William Morrow（石村郁夫・樫村正美（訳）（2014）『セルフ・コンパッション―あるがままの自分を受け入れる』金剛出版）

Neff, K. D. (2012), The science of self-compassion, in Germer, C. K. & Siegel, R. D., eds., *Wisdom and Compassion in Psychotherapy: Deepening Mindfulness in Clinical Practice*, Guilford, 79-92

大谷彰（2014）『マインドフルネス入門講義』金剛出版

Pearlman, L. A. & Saakvitne, K. W. (1995), *Trauma and Therapist: Countertransference and Vicarious Traumatization in Psychotherapy with Incest Survivors*, Norton

Rothschild, B. (2010), *8 Keys to Safe Trauma Recovery: Take-change Strategies to Empower Your Healing*, Norton

Shian-Line, K., Smoski, M. J., Robins, C. J., Ekblad, A. G. & Brantley, J. G. (2012), Mechanisms of change in mindfulness-based stress reduction: Self-compassion and mindfulness as mediators of intervention outcomes, *Journal of Cognitive Psychotherapy*, 26(3), 270-280

Siegel, D. J. (2007), *The Mindful Brain: Reflection and Attunement in the Cultivation of Well-being*, Norton

Siegel, D. J. (2010), *The Mindful Therapist: A Clinician's Guide to Mindsight and Neural Integration*, Norton

Siegel, R. D. & Germer, C. K. (2012), Wisdom and compassion: Two wings of a bird, in Germer, C. K. & Siegel, R. D., eds., *Wisdom and Compassion in Psychotherapy: Deepening Mindfulness in Clinical Practice*, Guilford, 7-34

Smalley, S. L. & Winston, D. (2010), *Fully Present: The Science, Art, and Practice of Mindfulness*, Da Capo Press

Thieleman, K. & Cacciatore, J. (2014), Witness to suffering: Mindfulness and compassion fatigue among traumatic bereavement volunteers and professionals, *Social Work*, 59(1), 34-41

山下良道（2014）『青空としてのわたし』幻冬舎

マインドフルネスの意味を超えて
―言葉、概念、そして体験―

菅村玄二
Genji SUGAMURA
関西大学文学部准教授

はじめに

　マインドフルネスとは何か問われたとき、いつも言葉に窮する。一番の理由は、自分でもよくわかっていないからであるが、知っている範囲内で何とか答えるにしても、何を話すべきか迷う。この言葉の意味を答えるべきか、意味よりも方法やその効果を話したほうがイメージを掴めるだろうか、はたまた自分の体験を苦労して言語化するべきか…。

　これまでに、筆者はマインドフルネスについて何度か解説してきた。しかし、いずれもおおよその意味（meaning）や、歴史的な展開の概説に終始し、根本的な意味については、ほとんど言及していない。また、マインドフルネスの背景や、それが見据える、もっと体験的で前言語的、そして論理を超えるような意味（sense：感覚）についても、いっさい触れてこなかった。

　本稿では、まず、マインドフルネスという言葉の基本的な意味について、既報（菅村 2007：春木・菅村 2013）をもとに、新たに整理し直す。次に、仏教と心理学の視点から、その言葉に省略された隠れた意味を明示化し、マインドフルネスという概念を掘り下げる。最後に、マインドフルネスの実践から、体験知に基づく再概念化を試みる。

マインドフルネスという言葉

(1)英語としての一般的意味
語幹と接尾辞
　マインドフルネス（mindfulness）という単語は、マインド（mind）、フル（ful）、ネス（ness）からなる。ネスは、形容詞の後に付き、「状態」や「性質」を表す名詞を作る。フルは、元は"full"であり、「いっぱい」「満ちた」などの意味を加える。マインドの定義は難問中の難問であるが、辞書には、精神、意識、注意、考え方など、多様な意味が載っている。ここでは、差しあたり、それらを引っくるめた一般的な言葉として、曖昧ながらも、あえて「心」とのみしておく。よって、ひとまず、マインドフルネスとは「心

で満ちた性質」や「心いっぱいの状態」といえる。

しかし、多様な意味をもつ「心」が、「いっぱい」といわれても、曖昧にしか理解できない。マインドフルネスという言葉のわかりにくさの原因は、おそらくここにある。「心」という言葉は日常的にも頻繁に使われているが、ひとたびこの言葉について考え出すと、それが何であるのかがますますわからなくなってくる。何となくわかるが、実のところはよくわからないマインド（心）に－フルがついても、何となくわかったような、よくわからないような、つまり、結局、何なのかわからないままということになる。

用例

では、この言葉は、実際にどのように使われているのであろうか。日本でも、この英語は目にすることがある。東海道新幹線では、車両内の電光掲示板に"please be mindful of other passengers"という注意書きが流れる。「（キャリーバッグをご利用の際は）周りのお客様の安全に十分ご注意ください」の英語表示である。

マインドフルといわずとも、マインドのみで、もともと「注意」を表すため、それにフルがつくことによって、「注意で満ちた」「注意でいっぱいの状態」という意味になっているのであろう。そう考えると、日本語の「十分ご注意ください」という言葉と対応させられていることは納得がいく。心理学でも、マインドフルネスは注意と結びつけられることが多いが、この場合、単なる注意ではなく、「十分な注意」を表しているといえよう。

由来

マインドフル（mindful）という形容詞は、「よく覚えている」ことを意味する言葉として、遅くとも14世紀中盤から使われはじめ、次第に「心をとどめておく」「心を配る」「気づかう」といった意味でも使われるようになってきた。そのため、先の例の場合、「十分に注意する」といっても、それは「意識を集中する」というよりも、「周りに人がいることを忘れずに、心配りをする」というニュアンスに近い。名詞形が登場するのは16世紀に入ってからであるが、その頃のスペルは現在とやや異なり、"myndfulness"や

"mindfulnesse"であった。現在の綴りの初出は1817年である。

　今日のアメリカでは、マインドフルネス瞑想がある程度知られていることもあり、耳新しい言葉ではなくなってきたが、筆者がアメリカにいた2000年頃は、専門家以外では、マインドフルネスといっても、ほとんど意味が通じなかった。それは、瞑想実践や学術的な文脈で使われている"mindfulness"の意味が、もともと英語にあった"mindful"という形容詞から生まれた言葉ではないからである。仏教用語を英語圏に輸入する際に当てられたのが、もともとあったこの単語で、それ以降、専門的な意味が徐々に付加され、一般に広まっていったという背景がある。

(2)英語に付加された仏教的意味
輸入された概念

　このように、マインドフル（ネス）という英単語自体は、およそ700年の歴史をもつが、その意味についての大きな変化が生じたのは19世紀末である。1881年、夫婦ともに著名なパーリ語（中期インドのアーリヤ系言語で、原始仏教の経典で使われている言葉）の研究者であったRhys Davids (1881) が、『東洋の聖書』の第6巻として、"Buddhist Suttas"を出版した際、パーリ語の「サティ」（巴 sati；梵 smrti）の英訳語として、マインドフルネスを当てた。

　これは、漢語では「念」、あるいは「憶念」とも訳される。その意味は、「心をとどめておくこと、あるいは心にとどめおかれた状態としての記憶、心にとどめおいたことを呼びさます想起のはたらき、心にとどめおかせるはたらきとしての注意力」（早島 1987, p348）とされる。「念」は釈迦の最初の説法であり、原始仏教で重視される「八支正道」に見られる。これは修行の基本となる8種の実践徳目であるが、その第7番目に「正念」（right mindfulness）があり、「邪心を離れ、真理を求める心を常に忘れないこと」（石田 1997, p585）が要件とされている。

　つまり、サティの「心をとどめておく」や「注意」などの意味が、英語の"mindfulness"の含意と近かったために、この単語が英訳として当てられ、その結果として、マインドフルネスという言葉に、仏教的な意味合いが加え

られることとなった。

意味のさらなる変化

　ところが、現在のマインドフルネス瞑想は、必ずしもこのような仏教の経典を直接的な背景として生まれたわけではない（Gethin 2011）。「マインドフルネス」という言葉で呼ばれるようになった仏教瞑想が普及したのは、テーラワーダ仏教の僧であったNyanaponika Thera（1901-1994）が、1954年に『仏教瞑想の核心―マインドフルネスに基づく精神修養』と題する書籍を出版したことが直接の契機となっているという。この書物は、仏教瞑想の中核にマインドフルネスを位置づけているが、その解説のなかで、マインドフルネスとは「正念」そのものではなく、「最小限のありのままの注意」（bare attention）であり、まったく神秘的なものでないと断っている。これ以降、西洋では、マインドフルネスを「ありのままの注意」とする見方がひろがり、仏教瞑想に関する多くの著作のなかで、仏教瞑想の本質は、この意味でのマインドフルネスとされるようになっていった。

　この背景にあるのが、「ヴィパッサナー」（Vipassana）と呼ばれる仏教瞑想の影響であり、今日では多くの研究者がマインドフルネス瞑想を「サティ瞑想」ではなく、「ヴィパッサナー瞑想」とほぼ同義と見なしている（Wallace & Shapiro 2006）。本来、ヴィパッサナーとは、「ヴィ」（直感的、分析的、洞察的に）という接頭辞と「パッサナー」（見る）という語根からなり、仏教でいう「如実知見」（真理の会得）を表している（井上 2003）。ヴィパッサナー瞑想は、「洞察瞑想」（insight meditation）や「分析瞑想」（analytical meditation）とも呼ばれるように、この瞑想では、「洞察」を得るために「気づき」をはたらかせることが「サティ」として重要な要素になっているため（地橋 2005：スマナサーラ 1997）、「ヴィパッサナー」≒「マインドフルネス」という図式が定着してきたのであろう。

　現在のマインドフルネスという言葉の使い方も、この流れにあり、今日、心理的・身体的健康や良好な人間関係、冷静な意思決定、仕事や学業への集中、全般的な生活の質の向上など、多くの効果に注目が集まっているマインドフルネス瞑想も、基本的に「気づき」や「ありのままの注意」を重視とす

る洞察瞑想である。

マインドフルネスという概念――仏教学的意味

　マインドフルネスという言葉の成り立ちと、そこに仏教の意味が付与されていった過程について概観した。しかし、このような意味は、いってみれば、言葉そのものがもつ含意であり、その概念的な中身については、情報をあまりもっていない。というよりも、むしろ、この言葉は、この言葉を理解するにあたっての重要な部分を欠いている。次に、マインドフルネスという語から抜け落ちた意味を補っていく。

(1)マインドフルネスは対象をもつ

　マインドフルネスが「気づき」や「ありのままの注意」だとしたら、これは意味的に不完全な言葉といえる。マインドフルは、他動詞的な働きをする形容詞（他動形容詞）であるため、その名詞形は"of"を伴い、目的格関係を形成する。つまり、"Mindfulness is always mindfulness-of."（Sugamura et al. 2006）なのである。「気づく」や「注意する」とは、本来、目的語を要するにもかかわらず、その部分が欠けているがために、マインドフルネスのもつ意味だけを説明されても、どうもよくわからないということになる。

　マインドフルネスの定義に関して、Nyanaponika（1954/1962）が強い影響力をもった理由の一つは、マインドフルネスの目的語、つまりその対象をわかりやすく明確化したことが大きいのではないだろうか。彼がマインドフルネスを「ありのままの注意」としたとき、人間が、見るもの聞くもの感じるものすべてを、自分の関心をもとに評価したり、判断したりするという習慣をもっていることを強調した。そして、こうした習慣に一つひとつ気づいていくことによって、評価も判断もしないようにするための手がかりこそが、マインドフルネスであると規定した。「瞬間瞬間において、私たちに対して、また私たちの中で、実際に起こっていること」が気づきの対象であり、「ありのまま」とは、「何か行動を起こしたり、口に出したり、心の中でつぶやいたりといった反応をせずに、飾りのない事実に注意を払う」

（Nyanaponika 1968, p3）という意味である。

　これは多くの人にとってわかりやすい説明となったが、特段変わった定義ではなく、英語では『マインドフルネスの基盤』（Nyanasatta 1960）と訳される『念処経』（Satipatthāna Sutta；サティパッターナ・スッタ）を平易に解釈したものであろう。このなかに、「四念処」があり、4つの観察対象として、「身」（body）、「受」（feeling）、「心」（consciousness）、「法」（mental objects）があげられている。以下、必ずしも漢語の仏教用語に拘らない形で、それぞれについて簡潔に説明する。

(2)身念処（mindfulness of the body）

　これは身体へのマインドフルネスである。
(a)呼吸（呼気と吸気、それに伴う全身の変化）への気づき
(b)姿勢（歩行、立位、座位、仰臥）への気づき
(c)日常的な動作（体の曲げ伸ばし、服を着る、お椀を運ぶ、食べる、飲む、咀嚼する、味わう、歩く、立つ、座る、眠る、起きる、話す、静かにする）に対する澄み切った気づき
(d)さまざまな不浄にまみれているとされる32の体に関連する部位や物（頭髪、体毛、爪、歯、肌、肉、腱、骨、髄、腎臓、心臓、肝臓、横隔膜、脾臓、肺、胃、腸、腸間膜、食道、排泄物、胆汁、痰、膿、血、汗、脂肪、涙、皮脂、唾液、鼻水、滑液、尿）への内省
(e)肉体を構成する四大元素（土、水、火、風）についての内省
(f)自分の肉体も死体と同じく、次第に腐り、鳥や獣、そして虫に喰われ、肉が朽ち、骨になり、その骨もやがてバラバラになり、色あせ、山積みになり、塵と消えゆくことへの思案

(3)受念処（mindfulness of feelings）

　これは感情や感覚へのマインドフルネスといわれる。快は快として、不快は不快として、快でも不快でもなければ、そのようなものとして、気づいていることを指す（なお、「受」を感情や感覚とすれば、心理学的には下記の「心」との区別が難しくなる。強いていえば、受念処は、刺激に対する感覚

へのマインドフルネスであり、直感的な情報処理に近いかもしれない)。

(4)心念処 (mindfulness of consciousness)

ここでいう「心」とは、ある種の意識状態である。心念処とは、たとえば、欲のある意識状態は欲のある意識状態として、欲のない意識状態は欲のない意識状態として気づくことである。他に、憎しみ、愚かさ、恐れ、頑固さ、怠惰、落ち着きのなさ、瞑想の状態、普段の状態、高次の意識状態、集中、散漫、囚われない状態、囚われた状態などがあげられる。これら一つひとつに関して、そうした状態があってもなくても、そのような意識として、気づいていることを指す。

(5)法念処 (mindfulness of mental objects)

英語では平易に「心的対象」を意味するが、「法」とはダルマ(梵 dhárma; 巴 dhamma)であり、自然の摂理や人間の苦悩に関するブッダの教えを指す。鍵概念以外は、心理学用語に近づけて訳す。

(a)五蓋(ごがい) (five hindrances):5つの煩悩。瞑想を妨げる心理的要因となる。
　①貪欲(とんよく) (sensory desire):感覚・快楽欲求
　②瞋恚(しんに) (anger/ill-will):怒り、敵意、悪意、拒絶
　③惛沈睡眠(こんちんすいみん) (sloth-torpor):怠惰、無気力、倦怠感、眠気
　④掉挙悪作(じょうこおさ) (agitation-remorse/restlessness-worry):動揺、後悔、心配
　⑤疑 (doubt):疑念、不信

(b)五蘊(ごうん) (five aggregates of clinging):蘊は集合体の意であり、執着の5つの構成要素を表している(中村ほか 2002)。
　①色 (material form):肉体、物体
　②受 (feeling):感情、感覚。苦・楽・不苦不楽の感受
　③想 (perception):知覚、認識、表象作用
　④行 (mental formation):心的要素、意志作用、衝動的欲求
　⑤識 (consciousness):意識、判断

(c)十二処(じゅうにしょ) (six internal and external sense bases):眼-色、耳-声、鼻-

香、舌－味、身－触、意－法という対応関係がある。先の語を六根、後の語を六境という。

(d) 七覚支(seven factors of enlightenment)：悟りの7つの要因、もしくは注意すべき点を表す（Piyadassi 1960）。

①念（mindfulness）：身体、感情、感覚、意識、欲求などに気づく

②択法（investigation of mental objects）：世の中の物事の真なる性質を分析し、澄み切った理解をする

③精進（energy）：怠けずに、一生懸命に努力する

④喜（rapture/joy/happiness）：幸福で身心が満たされなければ、瞑想実践に嫌気が差し、悟りへの道は拓けない

⑤軽安（calm/tranquility）：体の軽やかさと心の落ち着き、安定

⑥定（concentration）：集中、精神統一。落ち着きがなければ集中できない

⑦捨（equanimity）：執着や囚われを捨てる。快楽に対する無関心ではなく、ニュートラルで、バランスの取れた状態。落ち着きと集中の結果としての平静

(e) 四聖諦（four noble truths）：「諦」とは真理を指し、聖人であるブッダが見出したため、「聖」とつくが（Gunaratna 1968）、「四諦」と書く場合もある（中村ほか 2002）。

①苦諦（truth of suffering）：生・老、病、死、嘆き、悲しみ、痛み、絶望などが「苦」（dukkha）の真理とされる。苦とは、"du"（悪）と"kha"（欠如）であり、何かがなかったり、足りなかったりして、満足しないことで「悪」となったものである

②集諦（truth of the cause of suffering）：苦には原因があるという真理。苦悩が生じる原因は、身勝手貪欲にあるとされる。利他的な欲求ではなく、我（利己性）にまみれた渇愛（craving）である

③滅諦（truth of the cessation of suffering）：苦悩は滅するという真理。苦悩の原因が貪欲であるならば、貪欲を止めれば苦悩はなくなる。実際に貪欲は捨て去ることが可能であるとする

④道諦（truth of the path leading to the cessation of suffering）：貪欲を捨

て去る道筋があるという真理。貪欲を完全に止滅させる生き方として、先述した八支正道（正見・正思惟・正語・正業・正命・正精進・正念・正定）がある

　これらを通して、身、受、心、法について、その内側から、外側から、また内側と外側から沈思黙考する。「身体、感情、意識、教義が存在する」のは、単にマインドフルネスに必要な限りにおいてであると考えることで、マインドフルネスが確立し、世の中のいっさいに巻き込まれず、執着せずに生きられるようになる（Nyanasatta 1960）。

マインドフルネスという概念──心理学的意味

　仏教哲学は、古代東洋の「心理学」といわれることがあるが、上述した内容だけでも、現代の心理学用語と共通する概念や関連する知見などが多く連想されるであろう。実際、心理学と仏教を積極的に結びつける試みもなされている（菅村 2007）。ここでは、心理学におけるマインドフルネスの概念化のされ方の具体例として、まず、その構成概念を検討した尺度開発の研究をいくつか取り上げる。次に、臨床的アプローチとしてのマインドフルネスの特徴と、その心理学的な意味を論じる。

(1)結果（特性）としてのマインドフルネス

　心理学は、仏教の文脈とは独立に、独自に概念化を行ったわけではない。実際、心理学の文献でも、マインドフルネスを「ありのままの注意」と「体験の非評価」の共存として明確化した Nyanaponika や、「意図的に、現在の瞬間に、評価も判断もせずに、注意を向けること」とした Kabat-Zinn（1994 p4）の定義が引用されることが多い。構成概念に関して、心理学の貢献があるとすれば、統計的手法を用いた信頼性や妥当性の検討であろう。

　たとえば、Brown & Ryan（2003）は、マインドフルネスを現在への注意と気づきと考え、単一因子の尺度（MAAS）を作成した。忍耐、信頼、受容などの態度や、心身の安定や健康に関する内容は、マインドフルネスの目的や効果であると考え、除外されている。この研究では、マインドフルな状

態よりもマインドフルでない状態、すなわちマインドレスな状態を記述する方が、査定上、適していることが判明し、「注意することなく、何かをやっている」などの逆転項目のみで構成されているのが特徴である。しかし、その後の研究では、意図的な注意や気づきを測定するには、マインドフルでない状態を尋ねるだけでは不十分であることが示唆されている（Van Dam et al. 2010）。

　同じく単一因子からなる別の尺度（SMQ：Chadwick et al. 2008）もあるが、これはストレスを感じるような考えが浮かんだり、想像したりしたときの普段の自分の様子を答えさせるものである。MAASとの中程度以上の相関を示すが、こちらには体験の受容や気分の安定など、MAASにはない項目が含まれている。現に、マインドフルネスを測定するために開発されたほとんどの尺度には、何らかの形で受容が含まれている。たとえば、Cardaciotto et al.（2008）は、「気づき」と「受容」の2因子からなる尺度（PHLMS）を作成している。マインドフルネスには、「注意」と「非評価」という二大要素があるが、受容は「非評価」を表したものといえよう。

　このほかにも、一見、もっと多くの要素を含むように見える尺度も作られているが、基本は、この2つをさらに分化したり、そこに関わるスキルや状態を別の言葉で表したりしたものである。たとえば、「観察」「気づき」「描写」「受容」という要素からなるKIMS（Baer et al. 2004）、「現在への気づき」「非評価的受容」「体験への開放」「洞察」からなるFMI（Walach et al. 2006）、「注意」「現在への集中」「気づき」「受容」からなるCAMS-R（Feldman et al. 2007）がある。現在、最も包括的な尺度が、「非反応性」「観察」「気づき」「描写」「非評価」の5因子からなるFFMQ（Baer et al. 2008）であり、日本語版（Sugiura et al. 2012）も作成されているが、これも、観察し、気づき、描写するという「注意」と、評価も判断もせずに、反応的にもならないという「受容」の側面に大別できる。

　これらのなかには、瞑想経験者が非経験者よりも、あるいは瞑想を頻繁に行う人がそれほど頻繁でない人よりも得点が高いことが判明している尺度もある。紹介した尺度はいずれも、ある種の性格特性としてのマインドフルネスであり、気質的マインドフルネスと呼ばれることもあるが、瞑想経験によ

って変わるとすれば、「結果」としてのマインドフルネスともいえる。

⑵方法（状態）としてのマインドフルネス

　仏教瞑想としてのマインドフルネスは、四念処に見られるように、主に方法とその背景にある思想からなる。つまり、注意のあり方と気づきを向ける対象などの「手続き」を明確化するとともに、仏教思想に基づく「心理教育」を説いたものが四念処といえる。近年の臨床的介入としてのマインドフルネスは、心身の健康改善や健康増進の文脈で、この焼き直しをしたものと理解することもできる。

　たとえば、その流れを牽引してきたマインドフルネス・ストレス低減法（Mindfulness-Based Stress Reduction；MBSR）は、「明確で、かつ体系的な患者中心の教育的アプローチ」（Kabat-Zinn 1996, p163）と定義されている。手続き上は、禅瞑想やヨーガの要素を積極的に採り入れ、心理教育としては、悟りなどの宗教的体験や宗教的要素の代わりに、より健康的で適応的な生き方を教えるストレス対処プログラムとなっている（Kabat-Zinn 2005）。体系だったマインドフルネス・アプローチの治療効果については、他稿に譲り、MBSRのもつ方法としての特徴と、その心理学的な意味を簡単にまとめておく。

8週間の集中プログラム

　MBSRは、基本的には、週に1回2時間半の「クラス」（15〜40名）を8回と、第6回から第7回の間の週末に7時間半行う終日プログラムからなる。開始前のオリエンテーションや初回と最終回の延長時間を加えると、直接指導は計31時間となる。2カ月でセッション終了というのは、臨床的介入としては、一部のブリーフ・セラピーを除き、かなり短期の部類といえる。

　しかし、MBSRの場合、セッションよりも、ホームワークが重要な位置を占め、CDやワークブックを使った、毎日45分から1時間の瞑想実践が課せられる（春木・菅村 2013）。これは従来の認知行動療法などの「ホームワーク」と異なり、大変にきつい「エクササイズ」を毎日行うことを意味する。とくに最初は、5分、10分座るだけでもからだのあちこちが痛くなり、

注意の持続も非常に難しく、普通の人にとっては「修行」、いや「苦行」に近い。実際、クラスでは、最初に「MBSR を毎日行うことがストレスになる」と告げられる。

　それほど時間と労力を伴うプログラムであるものの、「受講者」のドロップアウト率はおよそ15％という驚異の低さで、そのほとんどが最初の3週間内といわれる。つまり、85％もの人がこのプログラムをやり遂げ、また1カ月続けることができれば、ほとんど脱落することはないということになる。もっとも、MBSR の参加者は、他の医療機関などで効果が見られないために、リフェラルされ、最後の望みとして、もともと意欲をもって取り組んでいる人が多いという背景もある。しかし、MBSR の治療効果には、瞑想以外にも、このモチベーションと、やり遂げたことで生まれる自信、そして何より日々のルーティン・ワークとして、否応なく同じアクションを続けるということの効果（Sakairi et al. 2011）があるのではないだろうか。

　仏教的にいえば、「惛沈睡眠」を打破し、日々「精進」することである。これに関して、心理学では、先延ばし傾向とその対策が研究されている。先延ばしとは、「意図的に行われる不必要なタスク遅延」（Klingsieck 2013）である。要するに、「今日は気分が乗らない」「明日やろう」と思って、別のことをやったりして、やるべきことをなかなかやらないことである。学業に関しては、実に大学生の80〜95％が先延ばしを行っている（Steel 2007）。その効果的な対策は、「とにかく手を付ける」ことであり（Pychyl 2013）、行動を起こすことにほかならない。つまり、日々の精進の基礎は、「いま始める」ことであり、毎日、ただ始めるだけである。

　興味深いことに、先延ばし傾向には、時間管理と感情制御の能力が関係しており、前者は「現在の瞬間への気づき」によって、後者は「評価も判断もしない態度」によって改善される（Pychyl 2014）。つまり、先延ばしせずに、日々、マインドフルネスを行えば、先延ばししない能力が育まれてくることになる。したがって、本当に大切なのは、プログラムを最後まで毎日やり続けるという高いモチベーションではなく、「いま始める」だけの意欲である。それによって、日々、先延ばしを克服し、マインドフルネスの実践を積むことができ、それが翻って、時間管理と感情制御の能力を高めて、マイ

ンドフルネスを毎日続けられるようになるという好循環が生まれる。

身体性の重視

いまひとつの MBSR の大きな特徴は、身体感覚への注意を強調する点である。マインドフルネス・アプローチの中には、メタ認知的な操作を重視し、身体性の要素がないものもあるが、四念処の最初に「身」があるのは、心理学的にも示唆深い。

第一に、注意の向けやすさである。たとえば、できるだけゆっくりと歩くことで、足の裏の感覚などに注意を向ける歩行瞑想は、物理的に感覚を感じやすいため、感情や思考に注意を向けるよりも行いやすい（地橋 2005）。MBSR で導入に使われるレーズン・エクササイズ（ゆっくり食べ、その感覚に注意を向ける瞑想）にも、具体的な身体的行為を通して、マインドフルネスを理解するという意図もある。注意を波立つ海面に浮かぶ船に喩えると、身体感覚は注意を向け続けるアンカー（錨）としての大きな意味がある。

第二に、身体感覚に敏感になり、自己や他者の感情への気づきが増す点である（Hölzel et al. 2011）。身体感覚に注意を向けることで、日々生じているさまざまな身体の感覚に気づくようになる。内受容感覚への気づきは、島皮質と関係しているが、MBSR 後には瞑想中の島皮質の活動が活性化することが判明している。また、側頭頭頂接合部の灰白質の濃度が高くなるという知見もあるが、この部位は「自分の身体」という一人称のからだの意識と関係していることが知られている。

さらに、身体感覚への感受性が高まると、感情の変化にも気づくようになり、それが自分の感情制御や他者への共感につながる可能性も指摘されている。実際、瞑想経験者は、感情刺激に対して島皮質と二次体性感覚野の活性が強く見られ（Gard et al. 2012）、身体感覚に敏感な人は、他者への共感が高く、他者を傷つける行為をより批判的にとらえやすい（山本・菅村 2014）。仏教は、個人の悟りばかりを説き、社会性に欠くと批判されることもあるが、自分の身体感覚に気づくことは、翻っては他者の気持ちを思いやることにつながることを強調しておきたい。

第三に、身体そのものの心理的・生理的効果である。MBSRでは、主要な技法として、呼吸法、ボディスキャン、静座瞑想、歩行瞑想、ヨーガ瞑想などがあるが、いずれも呼吸、姿勢、動作といった身体性が含まれている。重要な点は、これらは身体感覚に能動的に注意を向けるというマインドフルネスの要素を抜きにしても、自己に対して効果をもちうることである。

　呼吸法は、東洋では多様な技法が生み出されているが、呼吸に意図的に注意を向けることは必須の要件ではない。たとえば、ゆっくりとした呼吸では、不安や時間的切迫感が下がり、副交感神経系が優位になる（高瀬ほか2002）。また、全身を少しずつ走査するように注意を向けていくボディスキャンは、通常、仰臥で行われるが、仰臥はそれだけで怒りを静める効果があることが脳科学的に示唆されている（Harmon-Jones & Peterson 2009）。静座瞑想で理想的とされる背筋を伸ばした姿勢は、背中を丸めた姿勢よりも、ポジティブな感情を生み出し、実行機能や感情制御が関わる背外側部前頭前野を活性化させる（春木2011）。また、テンポの遅い歩行は気分を沈静化させる効果がある（佐々木ほか2002）。

　春木（2011）は、身体感覚と気分が相即的であると指摘し、それを「気感」と呼んでいる。たとえば、筋肉の緊張と弛緩は精神的な緊張と弛緩でもある。身体と精神は密接に関係しており、表裏一体の関係にある。マインドフルネスでは、注意や非評価といった意識性が重視されがちであるが、身体にはそれが必要ではなく、対象をもたない（Sugamura & Warren 2006）。マインドフルネスの本質は、単なる精神性ではなく、そこにこのような身体性が含まれた身心一如にあるのかもしれない。

マインドフルネスという体験

　マインドフルネス瞑想は、意識の分析や言語化、ネーミングなど（Nyanaponika 1968）、いってみれば、高度に知的な作業が求められるが、その一方で、瞑想は、形式知ではなく、本質的に体験知である。体験レベルで、マインドフルネスを語ろうとするのは、前言語的プロセスを言語化するという、ある種の矛盾を抱える。もちろん、暗黙的プロセスを努めて意識

化することで、言語化できる部分もある。しかし、体験知の本質は、十分に言語化できなかったり、言語化すると壊れたり、論理的に矛盾をきたすような性質にある。

(1) 気づきであって気づきでない

マインドフルネスに関する教義は、一見すると、緻密に、また論理的に書かれているように見えるが、たとえば、マインドフルネスの対象の説明（四念処）の中に、マインドフルネス（念覚支、正念）が出てくるなど、自己言及性のパラドックスがいくつも潜んでいる。これには、もちろん、実際には、仏典を記した時期や著者の違いの影響があろうが、仏教思想は循環論のなかにこそ本質を見出すという性質を反映しているのかもしれない。

事実、パラドックスは、東洋思想の論理の本質であり、禅仏教でいえば、鈴木大拙にとっての「即非の論理」、西田幾多郎にとっての「絶対矛盾的自己同一」である（菅村 2003）。言葉以前に踏み入ることを第一義とし、対立の世界から飛び出すことを教えるのが禅である（鈴木 1964の「はしがき」）。鋤は鋤であって鋤でない。これは論理学的には同一律と矛盾律に反する。だが、禅では、「『AはAである』といった命題の真意は、『Aは非Aである』ときはじめて理解される」ものであり、「それそのものであるとは、それそのものでない」ことを指す（Suzuki 1934）。

このような仏教の超-論理性（Sugamura et al. 2007）をふまえたうえで、筆者自身のマインドフルネスの体験から感じていることは、「マインドフルネスは気づきであって気づきでない」ということである。これまで書いてきた内容とも矛盾するが、マインドフルネスとは、常に対象と伴う気づきでありながら、対象を伴った気づきではないものとして理解されなければならない。

(2) マインドフルネスは対象をもたない

筆者がその確信を強める契機となったのは Kabat-Zinn（2012）のワークショップであった。マインドフルネスとは、端的にいえば、「現在の体験への注意と非評価の共存」であるが、これを直感的に理解させるために、「鏡」

のメタファーが使われた。鏡は、その前にいる人の服装について、「かわいい」「格好悪い」「似合っている」といった価値判断をしない。そればかりか、「この服は白い」「何か映った」という評価も判断もしない。鏡は、ただそのままを映すだけである。周囲の音に対してマインドフルネスになるトレーニングでも、「音の鏡」になるようにと教示された。「エアコンがうるさい」とか「バイクが走った」とか「鳥の鳴き声が心地よい」とか評価せずに、このような音を「鏡のごとく聞く」という訓練である。鏡がただ映し出すように、ただ聞こえるだけ、聞いているだけである。

　これはマインドフルネスにおける注意と非評価のあり方を巧みに表現しているものであるが、このメタファーが示唆深いのは、鏡は評価も判断もしないだけでなく、じつは注意もしていないし、気づいてもいないという点ではないであろうか。鏡であればこそ、当然、認知機能はない。このような視点から、Kabat-Zinn がワークショップで強調した言葉を紐解いていくと、"mindfulness-of" を超えたマインドフルネスの向こう側が垣間見える気がする。

　たとえば、今回の来日の前に訪れた韓国の仏僧に、「純然たる気づき」(pure awareness) とは悟り (enlightenment) と同義か尋ねたら、イエスと即答されたと何度も話題にしていた。悟り (bodhi：菩提) とは、目覚めること (awakening) であり、ブッダ (buddha) とは目覚めた人の意である (中村ほか 2002)。「目覚める」は、自動詞でもあり、他動詞でもある。修行の道筋で、四諦に目覚める場合は、それが目的語になろうが、目覚めた人にとっては、目的語はもはや不要で、純然たる気づきは対象をもたないのかもしれない。気づきを入れるのは、それを捨てるためである (地橋 2005) とすれば、方法としてのマインドフルネスは対象をもつが、結果としてのマインドフルネスは対象をもたないと言い換えてもよい。しかし、もしマインドフルネスが方法であると同時に結果であるならば、対象をもつと同時に対象をもたないということになろう。

　これに関して、悟りとは "being intimate with all things" であるという道元の言葉が紹介された。これは、かの有名な一節「自己を忘るるとは、万法に証せらるるなり」の「証せらるる」の英訳の1つである。この箇所は、

"experienced by the myriad of dharmas"（Nishijima & Cross 1994）と訳されることもあるが、"intimacy" という言葉こそ、悟りの無対象性（objectlessness）をよく表しているように思われる。つまり、万物に気づくという行為ではなく、万物とともにあるという存在のあり方こそ悟りに近いのではないであろうか。Kabat-Zinn は、しばしば、マインドフルネスとは「ひとつのあり方」（a way of being）であり、すべては関係性であると強調した。これも、マインドフルネスが対象への気づきというよりも、万物の存在が縁起からなる関係性の中にあることを意味し、それは Kabat-Zinn が何度か口にした "non-discrimination/discernment" や "non-duality" という言葉に表れているように、「自他不二」や「無分別の分別」という境地（Nishitani 1982）を伝えようとしていたのかもしれない。

おわりに

　本稿では、マインドフルネスに関して、語義的意味から、仏教や心理学をふまえた概念的意味、そして最後に、言葉を越えた体験的意味について記した。

　もっとも、最後の部分は、マインドフルネスの性質というよりも、禅の影響を強く受けた Kabat-Zinn が、マインドフルネスを禅的に理解していることを示しているだけなのかもしれない。マインドフルネスと禅との異同、今回取り上げた仏教の概念と心理学の知見との対応関係、またこれから仏教思想は心理学に何をもたらし、逆に、心理学が仏教にもたらすものがあるとすればそれは何かといったことは、今後の課題としておきたい。

　マインドフルネスという言葉がわかりにくいのは、目的語を欠いているからである。目的語を足せば、マインドフルネスはわかりやすくなる。わかりやすくなれば、豊かな体験が失われる。とすれば、マインドフルネスに目的語がないのは必然なのかもしれない。その意味において、マインドフルネスとはただマインドフルネスである。であれば、マインドフルネスとは、対象を忘れることであるともいえ、その限りにおいて、マインドフルネスは、マインドフルネスであって、マインドフルネスではないのであろう。

文献

Baer, R.A., Smith, G.T. & Allen, K.B.（2004），Assessment of mindfulness by self-report: The Kentucky inventory of mindfulness skills, *Assessment*, 11, 191-206

Baer, R.A., et al.（2008），Construct validity of the five facet mindfulness questionnaire in meditating and nonmeditating samples, *Assessment*, 15, 329-342

Brown, K.W. & Ryan, R.M.（2003），The benefits of being present: Mindfulness and its role in psychological well-being, *Journal of Personality and Social Psychology*, 84, 822-848

Cardaciotto, L. A., et al.（2008），The assessment of present-moment awareness and acceptance: The Philadelphia mindfulness scale, *Assessment*, 15, 204-223

Chadwick, P., et al.（2008），Responding mindfully to unpleasant thoughts and images: Reliability and validity of the Southampton mindfulness questionnaire（SMQ）, *British Journal of Clinical Psychology*, 47, 451-455

地橋秀雄（2005）『ブッダのヴィパッサナー瞑想法基本マニュアル（増補・新版）』グリーンヒル Web 会出版

Feldman, G., et al.（2007），Mindfulness and emotion regulation: The development and initial validation of the cognitive and affective mindfulness scale-revised（CAMS-R）, *Journal of Psychopathology and Behavioral Assessment*, 29, 177-190

Gard, T., et al.（2012），Pain attenuation through mindfulness is associated with decreased cognitive control and increased sensory processing in the brain, *Cerebral Cortex*, 22, 2692-2702

Gethin, R.（2011），On some definitions of mindfulness, *Contemporary Buddhism*, 12, 263-279

Harmon-Jones, E. & Peterson, C.K.（2009），Supine body position reduces neural response to anger evocation, *Psychological Science*, 20, 1209-1210

春木豊（1998）「行と修行の心理学的考察」『密教と諸文化の交流―山崎泰広教授古稀記念論文集』297-320

春木豊（2011）『動きが心をつくる』講談社

春木豊・菅村玄二編著訳（2013）『マインドフルネス瞑想ガイド』北大路書房

早島鏡正監修（1987）『仏教・インド思想辞典』春秋社

Hölzel, B.K., et al.（2011），How does mindfulness meditation work?: Proposing mechanisms of action from a conceptual and neural perspective, *Perspectives on Psychological Science*, 6, 537-559

井上ウィマラ（2003）「訳者あとがき」ワイスマン, A., スミス, J.『やさしいヴィパッサナー瞑想入門』春秋社

石田瑞麿（1997）『例文仏教語大辞典』小学館

Kabat-Zinn, J.（1994），*Wherever You Go, There You Are: Mindfulness Meditation in Everyday Life*, Hyperion

Kabat-Zinn, J.（1996），Mindfulness meditation: What it is, what it isn't, and its role in health care and medicine, in Haruki, Y., Ishii, Y. & Suzuki,M.,eds., *Comparative and Psychological Study on Meditation*, Eburon, 161-170

Kabat-Zinn, J.（2005），*Full Catastrophe Living: Using the Wisdom of Your Body and Mind to Face Stress, Pain, and Illness*（15th anniversary edition），Bantam Dell（春木豊訳

(2007)『マインドフルネスストレス低減法』北大路書房）
Kabat-Zinn, J.（2012）「MBSR ワークショップ」マインドフルネス・フォーラム2012
Klingsieck, K.B.（2013）, Procrastination: When good things don't come to those who wait, *European Psychologist*, 18, 24-34
中村元ほか（2002）『岩波仏教辞典第2版』岩波書店
Nishijima, G. & Cross, C.（trans.）（1994）, *Master Dogen's Shobogenzo*, Windbell
Nishitani, K.（1982）, *Religion and Nothingness*, University of California Press
Nyanaponika（1954/1962）, *The Heart of Buddhist Meditation: A Handbook of Mental Training Based on Buddha's Way of Mindfulness*, Ryder & Company
Nyanaponika（1968）, *The Power of Mindfulness*, Buddhist Publication Society
Nyanasatta（1960）, *The Foundations of Mindfulness: Satipatthana Sutta*, Buddhist Publication Society
Piyadassi（1960）, *The Seven Factors of Enlightenment: Satta Bojjhaṅga*, Buddhist Publication Society
Pychyl, T.A.（2013）, *Solving the Procrastination Puzzle: A Concise Guide to Strategies for Change*, Tarcher
Pychyl, T.A.（2014 March）, Procrastination: Why mindfulness is crucial, *Psychology Today*, retrieved from https://www.psychologytoday.com/blog/dont-delay
Rhys Davids, T.W.（1881）, *Buddhist Suttas*, Clarendon Press
Sakairi, Y., Sugamura, G. & Suzuki, M.（2011）, Asian meditation and health, in Friedman, H. S., ed., *The Oxford Handbook of Health Psychology*, Oxford University Press, 848-859
佐々木康成・斎藤富由起・岩田無為（2002）「動作」春木豊編『身体心理学』川島書店, 135-155
Steel, P.（2007）, The nature of procrastination: A meta-analytic and theoretical review of quintessential self-regulatory failure, *Psychological Bulletin*, 133, 65-94
菅村玄二（2003）「構成主義、東洋思想、そして人間科学―知の縦列性から知の並列性へ」『ヒューマンサイエンスリサーチ』12, 29-48
菅村玄二（2007）『マインドフルネス心理療法と仏教心理学』越川房子編訳『マインドフルネス認知療法－うつを予防する新しいアプローチ』北大路書房, 270-281
Sugamura, G., Haruki, Y. & Koshikawa, F.（2006）, Mindfulness and bodyfulness in the practices of meditation: A comparison of Western and Eastern theories of mind-body, Poster session at *the 1st Convention of Asian Psychological Association*, Indonesia
Sugamura, G., Haruki, Y. & Koshikawa, F.（2007）, Building more solid bridges between Buddhism and Western psychology, *American Psychologist*, 62, 1080-1081
Sugamura, G. & Warren, S. E.（2006）, Conjoining paradigms: A dissolution-oriented approach to psychotherapy, in Kwee,M.G.T., Gergen, K.J. & Koshikawa, F., eds., *Horizons in Buddhist Psychology: Practice, Research & Theory*, Taos Institute, 379-397
Sugiura, Y., et al.（2012）, Development and validation of the Japanese version of the Five Facet Mindfulness Questionnaire, *Mindfulness*, 3, 85-94
スマナサーラ, A.（1997）『自分につよくなる―サティ瞑想法』国書刊行会
Suzuki, D.T.（1934）, *An Introduction to Zen Buddhism*, Grove Press（増原良彦訳（1991）『禅仏教入門』春秋社）

鈴木大拙（1964）『禅』（工藤澄子訳（1987）筑摩書房）
高瀬弘樹・山田朱美・芝原祥三（2002）「呼吸」春木豊編『身体心理学』川島書店, 53-68
Van Dam, N.T., Earleywine, M. & Borders, A. (2010), Measuring mindfulness?: An item response theory analysis of the Mindful Attention Awareness Scale, *Personality and Individual Differences*, 49, 805-810
Walach, H., et al. (2006), Measuring mindfulness: The Freiburg mindfulness inventory (FMI), *Personality and Individual Differences*, 40, 1543-1555
Wallace, B. A. & Shapiro, S. (2006), Mental balance and well-being: Building bridges between Buddhism and Western psychology, *American Psychologist*, 61, 690-701
山本佑実・菅村玄二（2014）「我が身をつねって人の『心の痛み』を知れ―自己の身体的苦痛の感受性と他者の心理的苦痛の推論との関連性」『日本心理学会第78回大会発表論文集』,263

マインドフルネスの導入経験
―治癒の現象学―

佐久間健一
Kenichi SAKUMA
さくまクリニック院長

はじめに

　本稿の目的は、治療的なマインドフルネスが主客の枠組みを超えて働く姿を映し出すことである。なぜならマインドフルネスは心理学的側面、脳科学的側面から科学的・客観的な理解が促進され、幅広い領域で導入され成果が得られているが、科学的に理解しつくせない側面があることは否定できず、その側面を無視することはできないと考えるからである。そのための立脚地として臨床精神病理学的立場をとる。精神病理学的立場にもいろいろあるが、とくに主客の枠組みを超えて現象を理解しようとする立場である。本論考は、筆者の臨床の中にマインドフルネスを導入した経験を表すものであるが、それはマインドフルネスの世界の中に精神病理学的世界を導入する経験であるとともに、精神病理学的世界の中にマインドフルネスの世界を導入する経験でもあった。これまで出会ったことのなかったそれぞれの世界にそれぞれの世界を導入することにより、精神病理学の世界に新たな理解の地平を開くとともに、マインドフルネスの世界にも新たな理解の地平を導入することができるだろう。そのような出会いと相互の世界の浸透を媒介してくれたのは第二世代の認知行動療法（CBT）であった。

　筆者は、クリニックにおける精神科、心療内科臨床において1対1の個人療法としてマインドフルネスを導入する試みを続けている。縁あって早稲田大学文学学術院の越川房子教授のグループセッションに参加できたこと、カバット-ジンの日本におけるワークショップに参加できたことが機縁となり、自らの臨床の中にマインドフルネスを導き入れることができた。

当院におけるマインドフルネスの実践

　当院では患者と1対1でのマインドフルネスを実施している。その内容はマインドフルネス認知療法（Segal et al. 2002）（MBCT）にできるだけ依拠するようにしている。対象患者は軽度から中等度の不安抑うつ状態としている。

当院で行っているマインドフルネス個人療法では、瞑想技法を20分ほどに短縮して1回1時間、8週連続で行っている。通常のMBCTは主治医による精神科治療と別立てで実施されることが多いと思われる。また、セッション終了後は一貫したフォローアップが難しいと考えられるが、当院では筆者自身が精神科的治療（薬物療法）、認知行動療法、マインドフルネスによる治療、その後の長期的フォローを一貫して行っている。そのことで長期経過における患者のさまざまな変化を観察することができる。8回のマインドフルネスのセッションが終了した後も、通常の精神科外来通院時に、診察の最初に必ず3分間呼吸空間法を実施してマインドフルネスへのモチベーションを維持するようにしている。

主客の枠組みから見た精神病理学

　主観と客観が対立している。このような考え方は、あらゆる経験の暗黙の前提となっており、日常的経験の中では自明と思われているが、主観と客観が分かれる以前のより基底的な経験からものを見ていこうとする立場がある。主客が対立した立場と、主客対立以前の立場を区分して明確化することにより、見通しのきかない現象をよりよく理解することが可能になるのではないかと考えられる。

　精神病理学の領域においては、徹底して主客の対立の中で現象をありのままに記述しようとしたヤスパースに端を発する記述現象学的立場がある（Jaspers 1913）。そこでは、（主観的）現象学とは患者の主観的体験を、患者の言葉による表現、対話を通じて、われわれの心の中にありありと描き出すことであった。その際、いかなる先入観、価値判断を交えずありのままに記述しようとする。そして患者が体験している精神現象を、精神的状態や性質として横断面的に理解することを静的「了解」、そして精神的なものから精神的なものが生じてくることを、感情移入などを通じて理解することを発生的「了解」と呼んでいる。このように古い精神医学では、了解できない異質な精神現象に突き当たるときに初めて病的な精神現象と認めたのである。一見異常に見える精神現象でも、静的、発生的に了解できるような現象、心

因反応や神経症的状態（今日では適応障害や不安障害）などは病的とみなされなかったのである。了解不能な精神現象に対して、精神的なものの外部で何らかの因果関係で理解できる場合の理解を「説明」と呼ぶ。たとえば、覚せい剤によって幻覚妄想が生じることは、覚せい剤が原因と説明される。そのような意味で何らかの外的原因、身体的原因が特定できるものを外因性の精神疾患といった。そのような特定の原因が認められない気分障害や統合失調症は、精神的なものが独自に変化、異質化しているという意味で内因性の精神疾患と呼ばれたのである。このようにしてヤスパースは、あらゆる異常な精神現象を類型化、分類することを推し進め、今日の精神科診断分類の基礎を築いたのである。

このようなヤスパースの記述現象学的立場に対して、ビンスワンガー（Binswanger 1947）やブランケンブルク（Blankenburg 1971）、テレンバッハ（Tellenbach 1983）などの現象学的人間学派は、フッサールやハイデガーの意図に沿いながら経験を主客対立以前の経験、生活世界的経験、間主観的世界に還元し、現存在としての人間の存在様式の変化を本質として把握しようとした。主客の枠組みの中では了解不能とされる精神現象に対して、現象学的還元という方法を通じて、通常は主題化されることのない根源的な意識的生の領域で生じていることを記述しようとしたのであった。しかし、この二つの立場は決して対立するものではなく、相補的である。

主客の枠組みから見たうつ病

先ほどうつ病の症状が「了解不能」と述べたので違和感を持たれた読者も多いかもしれない。憂うつな気持ちは共感ができるもので、うつ病はそれが長続きしてしまう「病気」と素朴に考えられている。そのように了解可能ならおそらくそれは適応障害か、従来診断でいう抑うつ神経症かもしれない。「了解不能」といえば、典型的には統合失調症の精神症状の不自然さや奇異さに見られるものであるが、「内因性」の気分障害の場合も目立たないながらも、統合失調症とは異なる了解不能さが認められるのである。

ここでのテーマを進めるために、まず主客の枠組み内でうつ病（躁うつ

病）を理解することに成功した古い学説を紹介しよう。下田光造の執着気質論である（下田 1950）。これはうつ状態が必ずしも精神的に辛い出来事がきっかけで発症するわけではなく、発症が発生的に了解しがたい場合があることもよく理解できるものであった。それはある特定の気質（体質的素因）と環境との相互作用、相互連関が悪循環に陥ることが避けられないような性格類型があるということである。その執着気質の特徴とは、生理的次元で気分や感情の転導性が不良なことが基礎にあり、「性格特徴としては、仕事に熱心、凝り性、徹底的、正直、几帳面、強い正義感や義務責任感、胡麻化しやズボラができない等」があり、典型的発病状況は、「或る期間の過労事情（誘因）によって睡眠障碍、疲労性亢進を初め各種の神経衰弱症候を発し」、通常なら「情緒興奮性減退、活動欲消失」から「休養状態に入る」のに、それができず、脳の機能変化が生じて、突然「発揚症候群または抑鬱症候群を発する」のだという。このように、心理的な了解と身体因的な説明とがうまく噛み合って、現代のうつ病論にいまだに影響し続ける古典理論となっている。ここで注意しておきたいのが、主客の枠内での理論であるため、心身二元論であり、主体と環境との区別も明瞭で、主体と環境との相互作用、反応関係で説明されていることである。

　このような臨床的事実を主客の枠を超えた次元で理解したのがテレンバッハである（Tellenbach 1983）。彼は上記とほぼ同様の病前性格をうつ病者に認め、「メランコリー親和型」と名付けた。その特徴は、性格や気質という対象化された次元ではなく主客成立以前の自己と世界との関係性の次元でとらえ、自ら構成している整然とした秩序への過度の密着、それに基づく対他的配慮の強さ、自らへの要求水準の高さととらえている。さらに、そのような次元でうつ病が生成する様相を描写し、うつ病が生成してくる領域を内因性の領域エンドンと名付けている。木村敏はテレンバッハの主著『メランコリー』の訳者あとがき（木村訳 1985）において、テレンバッハの説を要約してエンドンとは「個人の内なるものと外なる自然との間の不可分性・相即性である。エンドンとは単に『外』から区別された『内』ではない。エンドンとは、この相対的な内と外との共通の根源」としてアリストテレスの「自然ピュシス」だといい、「心〈主体〉や身体〈客体〉の区別以前にあるもの

でありながらも、心的・身体的な現象として姿を現し、心からも身体からも影響を受けて変化する」と述べる。つまり、対象化された自然とは異なり、主客の枠を超えた次元の根源的生動性というべき生きられた自然である。

うつ病とはこのような主客成立以前の次元における病者の存在様式の「矛盾」が何らかのきっかけによってもはや乗り越えられない状況となり、破綻した結果、エンドンの領域で矛盾が自己展開し、症状として現れてきたものと考えることができるのである。

近年、気分障害の臨床において双極性の問題が大きな課題となっている。内海（2008）は、双極性の病者の存在様式として同調性というあり方を指摘する。典型的にはクレッチマーの循環気質がそれに相当する。それはメランコリー親和型のさらに基底にあるより原初的な存在様式で、気分障害の存在体制の原型とも考えられている。われわれは世界の中で常に自己の存在を確立する課題を背負っているが、そのための原理として分裂性と同調性という対極的な原理が働いているという。分裂性とは「環界からの自立」「固体化・個別化」の原理であり、同調性は「環界と共振」する原理であり、これがどちらの方向でも極端化すると自己の確立は破綻する。同調性の破綻は双極性感情障害へ、分裂性の破綻は統合失調症へという方向である。しかし、われわれはなぜか「自然」に両極の中庸を取ることができ、つつがなく過ごせている。

どのようにしてそれが可能なのか。内海健の観点は主体と環境という二元性が残されている。木村敏はこのような意味での自己の個別化を主体と環境とが分かれる以前の根源的自発性としての「自然」から理解する。この無名の自発性としての「自然」の働きを、日本語の「自ら（みずから）」と「自ずから（おのずから）」という観点から次のように述べる。

「『自然』とは、このようにして、いわば『自そのまま』の意味であり、自が自としてのあるがままの姿にある、自が自としてそれ自身を示しているという意味である。そしてこの『自』とはなにかというと、それは『主体』から見て向う側に仮託していえば『おのずから』になり、こちら側に引き受けていえば『みずから』になるような——ということはそれ自体は強いていうならば『向う側』と『こちら側』とがまだ分離していない両者の『あいだ』

に生じているような、何か或る根源からの純粋に自然発生的な湧出とでもいうべきものである。純粋に自然発生的な湧出であるから、それはもちろん客体も必要としないし、主体も必要としない。ただ、それが『向う側』へ仮託されたり『こちら側』へ引き受けられたりするためには、この分化差別を自覚する意識のようなものが必要となってくる。…経験するという行為があって、そこではじめて『自』が『客体』の側と『主体』の側とに分離し、そこではじめて、この『自』がもともと『主体』と『客体』との『あいだ』にあったものなのだということに気づかれる」（木村 2008, pp31-32）

ここで「自」とは「自分自身を意味するよりも以前に、もともとは『発端』、『起源』、『基づき出でたる根源』」（木村 2008, p29）を意味している。

私がこの世界の中で自然に私自身であるのは、このような根源的「自然」の無名の活動性に基づいているのである。

主客の枠組みから見た第二世代、第三世代の CBT

さて、CBT の領域においては、従来の CBT が第二世代といわれ、マインドフルネスを取り入れた新世代の CBT が第三世代といわれている。第二世代が主客の枠組みの内部にとどまっているのに対して、第三世代のマインドフルネス・ストレス低減法（MBSR）、MBCT はこれから議論するように主客の枠を超えて働くものなのである。

第二世代の CBT では、心が動くときに、出来事、認知、気分、行動、身体と明瞭に区分して観察し、より適応的な認知、行動へ向かおうとしていることは、主客の枠の中にとどまっていることを意味している。このようなことをしなくてはならないのは、非適応的な心的状態に陥っているとき、主客が混乱し、知情意が混沌とした状態になっているからである。この状態を観察し、明瞭に知情意を区別することは、新たな統一を生み出すことであり、じつはすでに主客の枠組みを越えた次元へ方向付けられている。

MBSR や MBCT による徹底した観察モードによる脱中心化を通して出ていく場所はどこなのか。中心化することにより、エゴが成立し、主観と客観が分化するとすれば、主客の枠組みを超えた次元ということになろう。しか

し、MBSR、MBCT ともに、ヤスパース的にいえば、その作用機序が、徹底的に認知心理学的に「了解」され、脳科学的に「説明」されるようになってきて、主客の枠組みを超えた次元というものが登場する余地がなくなってしまった。このような状況というのは後述するように、山下、藤田らが指摘するような「仏教2.0」的な陥穽に陥り、マインドフルネスの真の活力を奪ってしまう危険性があるのではないだろうか。

うつ病の精神病理と CBT

　うつ病もしくは気分障害親和的な個体の存在体制には上述したような歪みがある。しかし、そのことによってかえって適応をよくしている面もあり、その限りでは表面化してくることはない。しかし、何らかの適応上の問題が生じると、自らの偏った生存方略をさらに強化しようとすることからその矛盾を強めていってしまう。
　このことが患者の意識においてどのような形で現れるのであろうか。それが CBT における自動思考からスキーマにかけての否定的認知、認知の歪みである。
　執着気質者やメランコリー親和型者においては「べき思考」として現れることが多い。「べき思考」はもろ刃の剣である。この認知が気分と行動との好循環の中で機能していれば非常に有益だが、いったん適応が崩れて非適応的認知と化したときには徹底した自己非難へとつながる。
　また、同調性の強い患者は日頃から「人の依頼を断ってはいけない」という認知が強く、断ると罪悪感をすぐに感じるので断れない。このことが対人交流を円滑にするメリットも大きいが、自分のキャパシティを超えても断ることができない状況にまでなり、一方的に罪悪感に苛まれることになる。
　この範囲は「了解」可能である。この悪循環からどうしても抜けられなくなると反すう思考状態となり、エンドンの変動へ一歩進んでしまった状態と考えられよう。反すう状態では反応性（心因性）のものか内因性の気分変調か区別が困難となる。その意味で反すう思考は発病への臨界点と考えられ、テレンバッハのいうところの前メランコリー状況、つまりインクルデンツ

(秩序への閉じ込め)、レマネンツ（時間的負い目）の限界点で生じる意識状態と考えられる。これを超えると本格的な発病となるであろう。

主客の枠組みから見た仏教2.0と仏教3.0

　マインドフルネスは原始仏教における瞑想技法を取り入れたものである。医療に初めてそれを導入したカバット-ジンは、「マインドフルネスは、特別の方法で注意を向けることを意味している。すなわち、意図的に、今この瞬間に、価値判断をすることなしに」（Kabat-Zinn 1994 日本語訳, p4）と定義している。大乗仏教の伝統のもとに育ち、瞑想に対して無心、無我というイメージが強いわれわれ日本人にとってはこの定義に若干の違和感を覚えるのではないだろうか。

　若き日にアメリカで布教活動を行っていた曹洞宗の禅僧である藤田一照、山下良道の両師は、アメリカ社会にマインドフルネスが浸透していく様相を目の当たりにしつつ、同じような違和感を感じていたという。その後帰国した山下師は、オウムサリン事件をきっかけに、日本の仏教の限界を感じてビルマの仏教界に身を投じ、本格的に原始仏教を修め、帰国した。しかし、原始仏教の限界にも直面し、新たな仏教のあり方を模索している。そこで提出したのが「アップデートする仏教」「仏教3.0」である（藤田・山下 2013：山下 2014）。

　そこでは現在の日本の形骸化した仏教を仏教1.0、近年日本へ流入してきた原始仏教を中心としたマインドフルネスを仏教2.0、そしてあるべき本来的な仏教を仏教3.0と規定し、仏教3.0へアップデートする必要があると説く。

　仏教1.0では仏教の真理についての理論はあるが、そこへ至る実践が伴っていない。仏教2.0では実践の仕方は明確だが理論が伴っていない。仏教3.0ではその両方を目指すとしている。2.0から3.0へのアップデートは原始仏教から大乗仏教への転換に比肩しうるものである。実際本来の仏教は主客の枠を超えたところでの真理を把握していたので仏陀そのものは3.0なのだという。ところが、原始仏教の方において主客の枠に閉じたところにいつの間に

か形骸化しまった可能性がある。2.0と3.0を分かつものは主客の枠組みを超えないか、超えるかなのだという。

現在世界の大きな動きとなっているマインドフルネスを牽引してきたティク・ナット・ハン師は仏教2.0にとどまらず、すでに仏教3.0の境位にあるものだという。ハン師のマインドフルネスには大乗仏教的なものが浸透しており、主客の枠組みを超えた次元からでしか理解できないという（山下 2015）。

カバット-ジンの実践もまた仏教2.0、原始仏教にとどまるものではない。2012年のカバット-ジンのワークショップに参加した際、筆者は自分の瞑想体験を会場でシェアさせていただいた。当時、怒りを禁じ得ない出来事があり、どうしても瞑想中にその怒りが湧いてきて困っていた。そこで、その怒りをただ映すだけの鏡のような冷めた心を作ることができるのかというような他愛もない質問をしてしまったのである。それに対してカバット-ジンは、中国禅宗の六祖慧能が師の後継者となるための詩作のテストで、ライバル神秀を退けた話を延々としながら、何か特定の意識状態のようなもの、「塵ひとつない鏡のような心」を想定して瞑想をすることはマインドフルネスではない、ただそれをやりなさいという話をされ、「只管打坐」をしきりに強調された。「空を空ずる」というようなきわめて大乗仏教的な話であった。そのときの筆者の姿勢は「することモード」で瞑想をしようとするものであった。仏教2.0が陥りやすい陥穽である。このような事態を山下師はシンキング・マインドが瞑想しようとする自己矛盾がかえって苦しみを生むと説明している（藤田・山下 2013, p257）。

意識の非志向的次元

カバット-ジンの瞑想システムが目指しているものは何であろうか。そのシステムで特徴的なことは、意識を選択的に対象に集中化させることに続いて、あらゆることに対して意識を広げていく側面が常に組み合わされていることである。座る瞑想の最終段階にある「無選択の気づき」がその究極の目標なのである。カバット-ジンはそれを対象化された主客の別れた次元で言

図1 気づきの構造

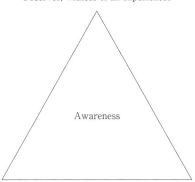

Alidina (2010)

語化して「全体性」(Kabat-Zinn 1990：春木訳 2007, pp271-294) と述べているがこれはもはや、主客の枠を超えた意識の広がりに到達した次元であり、実はマインドフルネスの定義に反して、定義づけることも言語化することもできないのである。

　英国のマインドフルネス・ティーチャーの一人であるS.Alidinaは、マインドフルネスによる自己探求を通じて到達する真の自己について議論している (Alidina 2010, pp29-31)。彼は気づきを図1のように構造化している。広義の「気づき (awareness)」は狭く焦点化された「注意 (attention)」と広く拡張された「注意 (attention)」とすべての体験をただ観察 (observe) する、目撃 (witness) するだけの狭義の「気づき (awareness)」によって構成されるとしている。そして、注意の焦点化と拡張を通じて、狭義の「気づき」が瞬間瞬間目覚めている状態が「無選択の気づき」に相当し、カバット-ジンの「全体性」としての真の自己ということができるだろう。

　この純粋な「気づき」、「見るもの」とはどのようなものか。彼は「見られたもの」は「見るもの」ではないという観点から、「私は身体ではない」、「私は思考ではない」、「私は感情ではない」と対象性を否定して辿り着くところに見出している。すなわち、observerとwitnessはもはや言語化でき

ないものとして言語化されているのである。

　井筒俊彦は、このような道元の心身脱落した自己に相当する意識の次元を「自我なしの自我」、「意識の非志向的次元」と述べる。「その次元では、『主体』は、『客体』に対する『主体』として活動する代わりに、何かを『志向する』ことのない純粋な〈覚知〉pure awareness として活動しているのである」と述べる（Izutsu 1982の日本語訳, pp101-102）。そして、この次元の意識は「あらゆる意味での『心のない mindless』状態の代わりに、それは『心の充実 mindfulness』であり、意識の極度の先鋭化なのである。…『心の充実』とは、『主体』と『客体』との対立そのものが意味を失うような全面的に異なる次元にあるものなのである」と述べた。マインドフルネスについての言及が1970年前後だったことは注目に値する。また、最近、自ら瞑想を実践している哲学者の永井均（2013, p341）も瞑想とは「志向性の遮断」であると述べている。

　このように見てくると、マインドフルネスにおいて到達するこの次元は、精神病理学的世界の中で主客の枠を超えてありのままに見ていこうとする立場に比べてその超え方は桁外れに大きい。精神病理学的世界においては、現象学が「意識の志向性」「志向的体験」に基づいているため、主客の枠を超えた次元も対象化された傾向を免れない。しかも、現象の奥に本質的な実在があるという西洋哲学の根本的な考えが染み込んでいるため、患者の存在様式を本質として客体化しようとする。このことは仏教的な無自性・空（あらゆるものには本質がない）・縁起（あらゆるものはあらゆるものとの関係においてある）と対極をなしている。しかし、木村敏は「意識の非志向的次元」に肉薄するアプローチを長年行っている。

　ここで一つ興味深いことがある。精神病理学者としてのヤスパースは主客の枠組みを超えなかった。人間存在の無限性を対象化し本質としてとらえることを拒否したのだと思われる。ところが実存哲学者としてのヤスパースは、「意識の非志向的次元」に相当する、いかなる意味の対象性も許さない「包括者」という根源的実在を認める。

　「人間は主観＝客観の分裂を超えて、主客の完全な合一へ到達することができる、そしてそこではあらゆる対象性も自我も消滅するというのでありま

す。そのとき本来の存在が開かれ、そして目覚めたとき、それはもっとも深い、汲みつくすことのできない意味の意識を残すのであります」(Jaspers 1953：草薙訳 2005, pp38-54)

　ヤスパースは仏教に強い関心を示し、「仏陀」と「龍樹」について論じている（Jaspers 1957：日本語訳 1960）。「理論以前の諸根源がもつれ合い貫き合っていること」が開示されてくる「包括者」の性格が縁起の思想に通じていることを認めている。

語りえぬものを語る対話

　われわれは「意識の非志向的次元」を語ることはできない。ウィトゲンシュタインは「語りえぬものについては、沈黙せねばならない」と述べた（Wittgenstein 1933）。しかし、人類はそれを語り続けてきた。それを語ろうとするとどのようなことが起こるのであろうか。
　この「意識の非志向的次元」の立場に徹底的に立ったとき、私は、身体は、他者は、自然は、世界はどのような姿を見せるのか。

　「私は、私ならずして（私なくして）、私である」、「身体は『私』すなわち『私ならざる私』の具体」（山下 2014）
　「自然が『我なし』の具体」、「絶対の他である『汝』は自己の『自己ならざる』ところのリアリティー」（上田 2000）
　「個人あって経験あるにあらず、経験あって個人あるのである」、「物が我を動かしたのでもよし、我が物を動かしたのでもよい。雪舟が自然を描いたのでもよし、自然が雪舟を通して自己を描いたものでもよい」（西田 2010）
　「世界が自覚する時、われわれの自己が自覚する。われわれの自己が自覚する時、世界が自覚する。われわれの自覚的自己の一々は世界の配景的一中心である」（西田 1989）

　断片的、羅列的にこのような言葉を取り上げた。言葉が言葉の世界から「意識の非志向的次元」へ出たとき、言葉を失い沈黙せざるを得ないが、こ

れらの言葉はそこから再び言葉が言葉の世界に出てきたときに発せられた新たな自覚の言葉である。これらの言葉には沈黙＝無が浸透している。それが極端化した場合は「禅問答」のような一見無意味な言説にもなるであろうが、それは決して対象的世界に自ら現れることのない「意識の非志向的次元」を告げ知らせるものなのである。

　MBSR、MBCTではどうしても語りえないものを語りあう対話を避けて通ることはできない。「瞑想中に考えをうまく観察することができません」という患者の発言に対して、われわれは果たしてそれに応えうるのか。答えようとすればするほど矛盾に陥るだろう。語りうる限界を感じながら語り合っているという自覚が重要である。語りうるものを語り合う、主客の枠内の中で意味が通じる対話を「することモードの対話」、語りえぬものについて語り合う、主客の枠組みを超えた対話を「あることモードの対話」と呼ぼう。「あることモードの対話」も「することモードの対話」と同じ言葉を用いてなされる。しかし、それらを額面どおり「することモード」的にとらえると自己矛盾に陥るだけかもしれない。しかし、その矛盾が「することモード」から「あることモード」への突破口となる。

未知なるものとしてのマインドフルネスとの出会い

　ここで、マインドフルネス個人療法を実施した患者の治療過程を紹介したい。筆者と患者という治療共同体が、マインドフルネスという未知なるものと出会い、そのなかでマインドフルネスがどのように展開して、筆者と患者にいかなる変容をもたらすのかという観点から叙述する。

　症例はA氏、30代男性である。われわれの治療体験を紹介することはご本人から了承を得ているが、病歴などはプライバシー保護のために本論の趣旨に影響のない範囲で改変している。
　A氏は若くして大手メーカーの管理職となった。生真面目、几帳面、勤勉な性格でどんなことにも常に努力を惜しまず、一流の大学を出てエンジニアとして就職、コツコツと実直な仕事をして順調に昇進してきた。それまでは

与えられた仕事を完璧にこなすことによって実績を作り、その能力の高さを買われて若くして管理職に抜擢されたのである。ところが管理職になると、部下の仕事を統括したり、未知な難問を処理しなくてはならないなど責任が重くなった。だんだん些細な問題に対しても、「どうしたらいいのだろう」「解決できないかもしれない」と誰にも相談できず、一人でくよくよ悩むようになり、次第に抑うつ気分が増強、集中できない、考えられない状態となった。ついには出社できなくなって、B精神科病院を受診した。薬物療法、数カ月の休職、自宅療養を経て職場復帰したが、些細なことで不安になりやすい傾向が続いた。そして、再発を経験して、不安になりやすい自分を何とかしたいという理由で、CBTを希望して当院を初診した。
　初診時軽度の不安・抑うつ状態であった。うつ病の認知療法・認知行動療法マニュアル（平成21年度厚生労働省こころの健康科学研究事業「精神療法の実施方法と有効性に関する研究」（厚生労働省ホームページ））に基づく16回シリーズのCBTを筆者が実施した。A氏はCBTの基本的な考え方をよく理解し、熱心にホームワークに取り組んだ。次第に自分の「べき思考」的な自動思考が、不安や焦りを駆り立てていることに気づき、距離をとって観察できるようになった。さらに「完全主義」的スキーマが「破局視」的自動思考の根源にあることに深く洞察できるようになり、認知や行動が適応的に変化し、気分の安定、生活上の適応も確実に向上していった。
　A氏はCBTのスキルをそのときどきに適切に使い、とくに不安な出来事が起きると、「まず誰かに相談してみよう」「できることから少しずつやろう」など認知の修正を行い、その場を切り抜けるようになっていた。しかし、何かあると不安を反射的に感じてしまうことにだんだん不安が強くなっていった。「どうしてこんなに不安になるのだろう」「自分は本当に治っているのか」「いつになったら治るのだろうか」「もう治らないのではないか」などの否定的な認知の反すうが止まらなくなった。仕事はこなしているものの、このこだわりが強く苦痛が続くため、マインドフルネスの導入を強く勧めた。A氏は最初否定的だったがしぶしぶ応じて開始することとなった。
　A氏は8回のマインドフルネス・シリーズを熱心にこなした。8回の間はあまり大きな変化は見られなかった。「何だかよくわからない、本当にこれ

で治るのか」と「治るかどうか」ということに強いこだわりを持ったままであった。シリーズが終わった後も、毎日マインドフルネスの練習を継続した。そして、半年くらい経った頃から、「何だかよくわからないけど、少し違う気がする、不安になることはなるが、あまり引きずらなくなってきた、でも本当に治ってきたのか」などと述べ始めた。「不安を感じなくなるようになりたい」「治りたい」「治ったことを確かめたい」という認知へのこだわりが見え隠れして、筆者はA氏のこのような執着に対して受け入れがたい違和感をどうしても感じていた。その後もA氏はこのようなことを述べていたが、1年ほど経った頃に、同じことを晴れやかな表情で述べ始めた。筆者はそれに対して、A氏をなぜか全面的に受容できた気分になり、自分の受容性が高まったような気が一瞬した。A氏の変わらない執着と葛藤を自分が受容できるような心境に変化したような気がしたのである。しかし、はっと気づいた。本当はA氏のほうに何か根本的な変容が生じていた。A氏はそれまで「治る」という「目的」に執着していたが、どうもそれを手放し、「何だかわからないもの」を受け入れ、それを目指すようになっていったのである。「することモード」から「あることモード」への大きな変換・受容と考えられる。A氏は「求道者」へと変容した。仕事は相変わらず、多忙でイレギュラーな案件が勃発しその都度対応しなければならないが、「不安になるのは仕方ないですね」と受容することができるようになっていった。

　最近では、「何だかわからないけど、明らかに違う、1年前の行動記録と比べても違うことがわかる」というが、治っていることを確かめようという気持ちはない。A氏のいう「何だかわからない」ということに関して、筆者は何となく「自然」「自ら」「自ずから」ということに関連した何かが起こっているような漠然とした印象を持つようになっていた。そして、ある日A氏は思いがけないことを言い出したのである。

　「最近季節の変動が大きいですよね。病気になってからというもの、こんなときにどんな服を着ていいのかわからなくて、考え込んで、結局、単調に同じ服を着続けていた。でも、今は自然に、今日はこの服がいいなとスッと決まって着てくるようになったんです」

　季節・気候という外側の「自然」と相即的に、外からでも内からでもな

く、「自ずから」⇄「自ら」服を着ることが成り立つ。主客の枠組みを超えた「自然」のあるがままの姿・働きの如実な現れである。この思いがけないA氏の発言が筆者に深い気づきをもたらし、この論考を書くきっかけを作ってくれたのである。

その後の通院ではこの「自然」がテーマになるようになった。

「今は、ちょっと不安になっても、一呼吸おいて考えることができる。すると自然に考えが浮かんでくる」

そのような一呼吸＝瞬間＝自然＝「あるがまま」があるようである。

「ひょっとすると前はこんな風に普通にできていたのかもしれない、前の感覚が戻ってきた感じがする」

A氏と筆者、お互いにマインドフルネスを実践するもの同士としての対話を続けている。決して訳のわからない対話になるようなことはない。それは認知行動療法という土台が作った主客の明確な枠組みと統一が媒介になっている。しかし、それを超えて働くものを受け入れる土俵をマインドフルネスを通じて気づき合い、築き合ってきた。マインドフルネスのほうから言えば、語りえぬものとしてわれわれと出会い、それは二人の対話を通じて、「何だかわからないもの」（A氏）、「思いがけないもの」（筆者）として姿を現し、そして二人の間の「自然」＝「あるがまま」としてマインドフルネスは自己実現したといっていい。対話の言葉の一節一節が、主客の枠を越えてマインドフルネスの自発自展となり、マインドフルネスは決して自ら現れることなく、「A氏」と「筆者」と「自然」がただあるだけなのである。それはA氏の「自覚」、筆者の「自覚」であると同時にマインドフルネスの「自覚」でもある。

おわりに

語り得ぬものを語る、語り合う、これこそ言葉の本来的な機能なのだ。このことを通じて、真に私になり、真に汝になる。語り得ぬものから言葉を送られる、語り得ぬものへ言葉を送る、決して語りつくせない、成就することのない語り合いのなかで、語り得ぬものが、ますます語り得ぬままに自らを

表現してくる。汝から送り届けられる語り得ぬものとしての言葉を受け取るとき、それは私が絶対の他者としての汝を認めることであり、そのことによって私が私になる。そして、汝は絶対の他者としての私を認めること、そのことによって汝が汝になるのだ。ここに精神療法としてのマインドフルネスの大きな可能性がある。

文献

Alidina, S.（2010）, *Mindfulness For Dummies*, John Wiley & Sons

Binswanger, L.（1947）, *Ausgewählte Vorträge und Aufsätze. Band I: Zur Phänomenologischen Anthropologie*, Francke Verlag（荻野恒一ほか訳（1967）『現象学的人間学―講演と論文』みすず書房）

Blankenburg, W.（1971）, *Der Verlust der natürlichen Selbstverständlichkeit: Ein Beitrag zur Psychopathologie symptomarmer Schizophrenien*, Ferdinand Enke Verlag（木村敏ほか訳（1978）『自明性の喪失―分裂病の現象学』みすず書房）

藤田一照・山下良道（2013）『アップデートする仏教』幻冬舎

Izutsu, T.（1982）, *Toward a philosophy of Zen Buddhism*, Prajña Press（野平宗弘訳（2014）『禅仏教の哲学に向けて』ぷねうま舎）

Jaspers, K.（1913）, *Allgemeine Psychopathologie: Ein Leitfaden für Studierende, Ärzte und Psychologen*, J. Springer（西丸四方訳（1971）『精神病理学原論』みすず書房）

Jaspers, K.（1953）, *Einführung in die Philosophie*, Artemis Verlag（草薙正夫訳（2005）『哲学入門』新潮社）

Jaspers, K.（1957）, Buddha und Nagarjuna in *Die Grossen Philosophen*, Piper（峰島旭雄訳（1960）『佛陀と龍樹』理想社）

Kabat-Zinn, J.（1990）, *Full Catastrophe Living: Using the Wisdom of Your Body and Mind to Face Stress, Pain, and Illness*, Delta Trade Paperbacks（春木豊訳（2007）『マインドフルネスストレス低減法』北大路書房）

Kabat-Zinn, J.（1994）, *Wherever You Go, There You Are : Mindfulness Meditation in Everyday Life*, Hyperion（田中麻里訳・松丸さとみ（2012）『マインドフルネスを始めたいあなたへ』星和書店）

木村敏（2008）『自分ということ』筑摩書房

永井均（2013）『哲学の賑やかな呟き』ぷねうま舎

西田幾多郎（上田閑照編）（1989）「自覚について」ほか 4 篇『西田幾多郎哲学論集Ⅲ』岩波書店

西田幾多郎（2012）『善の研究』岩波書店

Segal, Z.V., Williams, J.M.G., Teasdale, J.D.（2002）, *Mindfulness-based Cognitive Therapy for Depression: A New Approach to Preventing Relapse*, Guilford Press（越川房子訳（2007）『マインドフルネス認知療法―うつを予防する新しいアプローチ』北大路書房）

下田光造（1950）「躁鬱病に就いて」『米子医学雑誌』2(1), 1-2

Tellenbach, H.（1983）, *Melancholie: Problemgeschichte, Endogenität, Typologie, Pathogenese, Klinik*（4.erw.Au.）, Springer-Verlag（木村敏訳（1985）『メランコリー 改訂増補版』

みすず書房）
上田閑照（2000）『私とは何か』岩波書店
内海健（2008）『うつ病の心理―失われた悲しみの場に』誠信書房
Wittgenstein, L.（1933）, *Tractatus Logico-Philosophicus*（2nd impres.）（野矢茂樹訳（2003）『論理哲学論考』岩波書店）
山下良道（2014）『青空としてのわたし』幻冬舎
山下良道（スダンマチャーラ比丘）（2015）「ティク・ナット・ハンのマインドフルネスと仏教3.0」『特集 ティク・ナット・ハンとマインドフルネス』Samgha Japan, 19, 179-209

厚生労働省ホームページ
http://www.mhlw.go.jp/bunya/shougaihoken/kokoro/dl/01.pdf

Ⅲ　マインドフルネスの実践

うつ病・不安症とマインドフルネス

貝谷久宣
Hisanobu KAIYA
医療法人和楽会パニック症研究センター代表

長谷川洋介
Yosuke HASEGAWA
東京マインドフルネスセンター

長谷川明日香
Asuka HASEGAWA
東京マインドフルネスセンター

小松智賀
Chika KOMATSU
医療法人和楽会心療内科・神経科赤坂クリニック

兼子唯
Yui KANEKO
医療法人和楽会心療内科・神経科赤坂クリニック／早稲田大学大学院人間科学研究科

巣山晴菜
Haruna SUYAMA
医療法人和楽会心療内科・神経科赤坂クリニック／早稲田大学大学院人間科学研究科

はじめに

 マインドフルネスを精神医学に初めて応用したのはもちろんカバットージンである。彼は、パニック症14人、全般性不安症8名合わせて22名の不安症の患者にマインドフルネス・ストレス低減法（MBSR）を実施した（Kabat-Zinn et al. 1992）。このなかの6名は大うつ病を合併していた。8週間の治療後、ハミルトンとベックの不安尺度でもうつ病尺度でも効果は明らかであった。その効果は3カ月後も軽快状態が続いていた。18名の被験者の3年後追跡では再燃者は1人もいなかった（Miller et al. 1995）。
 マインドフルネスが精神医学の中で開花するきっかけを作ったのはマインドフルネスと認知療法を統合したマインドフルネス認知療法（MBCT）の出現である。MBCTがうつ病の再発／再燃を予防するという初めての報告（Teasdale et al. 2000）がなされてから多くのうつ病研究が行われてきた。マインドフルネスのうつ病研究はほとんどがMBCTである。不安症の治療研究ではMBSRを採用するものとMBCTを用いるものが相半ばしているが、うつ病研究に比べ不安症研究はやや遅れている。マインドフルネスを基礎とした精神療法はそのほかにAcceptance and Commitment Therapy（ACT）や弁証法的行動療法がある。
 本稿では、うつ病に対するMBCT研究の継時的発展について述べ、その後不安症研究について述べる。不安症研究はまだ数が少ないので、各不安症についての最近の代表的な本格的研究について詳しく触れる。

うつ病に対するマインドフルネス治療

 マインドフルネスのうつ病への適応は何といってもマインドフルネス認知療法（MBCT）の導入であろう。オックスフォード大学のTeasdaleらがマインドフルネスと認知療法を統合した治療法を開発し、うつ病の再発／再燃予防効果を明らかにした（Teasdale et al. 2000）。
 まずその原著の内容を通覧しよう。対象はそれまで3カ月間寛解状態にあ

った再発性うつ病患者145名で、これらの患者の最終発症の時期とそれまでのエピソード回数を2要因とした階層化を行い、通常治療群（TAU; treatment as usual）と MBCT 追加群との2群のランダム化比較対照試験（RCT）を行った。60週間追跡した結果、3回以上エピソードの既往があった被験者（全体の77％）でのみ MBCT 群の再発／再燃率は37％で、通常治療群の66％に比し有意（$p<0.05$）に低かった。エピソード既往の多い群でのみ MBCT の再発／再燃予防効果が高かったことに関し、彼らは以下のごとく考察した。再発／再燃を繰り返す患者群では再発／再燃が自動的に起きやすくなっており、寛解間歇期がだんだん短くなっていく。すなわち、発症回数が増加するにつれて環境ストレスの影響が少なくてもオートマチックに再発／再燃するようになる。エピソード既往の多い患者では気分低下による抑うつ的思考パターンが自動的に賦活され、それが反すう思考となる。MBCT はこのプロセスを阻止すると推定された。2回以下のエピソード既往患者における通常治療群の再発／再燃率31％は3回以上のエピソード既往のある MBCT 群の再発／再燃率37％に近い。このことは、これらの再発／再燃は薬物治療が効果を発揮しない環境ストレス要因などで発症したと考えられる。対人関係スキルを教示しない MBCT は環境ストレス要因で再発／再燃したのではなく、上述のごとく非機能的・自動的認知により生じたうつ病を阻止すると考察された。このことはその後 Ma & Teasdale（2004）により確認された。彼らは、MBCT＋TAU 群と TAU 群を比較した。エピソード既往3回以上の患者群の再発／再燃減少率は40％、2回以下の患者群では30％であった。再発／再燃前にライフイベントのない群で MBCT の効果は高く、再発／再燃前のライフイベントはエピソードが2回以下の群に多かった。このエピソード既往の少ない群はさらに幼児期虐待が少なく、発症年齢が遅かった。このような特徴のあるうつ病群は MBCT 効果の少ない亜群である可能性が考察された。幼児虐待歴のあるうつ病に MBCT の効果が高いことがその後さらに追試されている（Williams et al. 2014）。

　以下に、うつ病におけるさまざまな側面に対するマインドフルネスの効果を検討していく。

(1) TAU に併用した MBCT の再発／再燃予防効果

　3回以上のエピソードがあったうつ病に限った、2011年までの RCT 研究のメタ解析（$n=593$）によれば、再発／再燃率は TAU 群と比べて43％減少していた（Piet & Hougaard 2011）。また、Chiesa & Serretti（2011）のメタ解析（$n=326$）では再発／再燃減少率は53.2％（オッズ比：0.30、効果サイズ $Z=3.80, p=0.0001$）であった。これらの研究の大部分は TAU が対照であり TAU では必要に応じて抗うつ薬は投与されていた。van Aalderen et al.（2015）によれば、治療開始時寛解していても症状があっても MBCT 施行1年後の再発／再燃率は同等であった。

(2) MBCT 単独の再発／再燃予防効果

　Segal et al.（2010）は、2回以上のエピソードがあったうつ病患者群でハミルトンうつ病尺度-21（HAMD-21）で7点以下を寛解とみなし、最低7カ月の寛解群から、症状の揺れ戻しのある群を不安定群（HAMD が8〜14）、それがない患者を安定群とした。抗うつ薬維持療法群28名、抗うつ薬中断＋MBCT 群26名、プラシボ群30名で18カ月追跡した。その結果、非寛解群でのみ MBCT 群と抗うつ薬維持療法群はプラシボ群と比し再発／再燃率が低く、完全寛解群では3群に再発／再燃率に有意差はなかった。この理由は明らかではないが、維持治療の差が出なかった寛解群は薬物療法よりも支持療法が効いた可能性を著者らは推定している。この研究結果が上述の van Aalderen et al.（2015）の結果と異なるのは対象患者の違いによるのかもしれない。最近の大型長期研究はベースラインの状態にかかわりなく MBCT は抗うつ薬と同程度の再発／再燃予防効果があることを示している。Kuyken et al.（2015）は、薬物を減薬していく状態または断薬した状態の MBCT 群と抗うつ薬の維持療法群を24カ月間追跡して比較検討した。この研究では1年半で2188名の患者から424名を選び、212名ずつをそれぞれの治療モードに置いた。追跡2年間で再発／再燃までの時間と副作用には MBCT 単独群と抗うつ薬維持療法群で差はなかった。テスト開始時の完全寛解と不完全寛解の交差効果もなかった（図1）。

図1　抗うつ薬維持療法とMBCTの再発予防比較研究

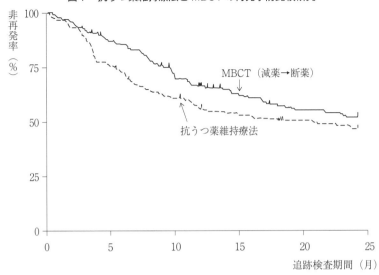

MBCTでは減薬からついには断薬し、24カ月追跡調査した
Kuyken et al. (2015)

(3)TAUに併用したMBCTの残遺症状を持つうつ病の自殺念慮に対する効果

Forkmann et al. (2014) は、130名の残遺症状を持つうつ病患者を対象として、TAU群を待機対照とし、MBCT＋TAU群の効果を検討した。MBCTにより自殺念慮は有意に減少した。気苦労の軽減が自殺念慮減少に関係する変数として浮かび上がった。

(4)MBCT単独の残遺症状に対する効果

Kingston et al. (2007) の研究では、診察順で19名の残遺症状のあるうつ病患者がMBCTかTAUに割り振られた。MBCT終了後と1カ月後にはうつ病症状はTAU群に比し有意に減少していた。

Batink et al. (2013) の研究は、残遺症状を持つうつ病（ハミルトンうつ病尺度-17（HAMD-17）が7点以上）130人で、MBCT群とTAU群を比較した。HAMDの変化はMBCT群では−3.2±4.7に対し、TAU群では−

0.5 ± 4.3 で、統計的有意（$p<0.001$）に MBCT 群は残遺症状に効果があった。そのほかにも MBCT 群は待機群と比して残遺症状に効果があったとする報告がある（Geschwind et al. 2012）。この効果は既往エピソード数に関係なかった。

(5) TAU に併用した MBCT の治療抵抗性うつ病に対する効果

Kenny & Williams（2006）は 3 回以上のエピソードがあり、1 年以上の経過の慢性うつ病で研究開始時活動期に症状のあった50名を治療抵抗性うつ病とした。そのうち74％は抗うつ薬を服用中で、68％が過去10年以内に認知行動療法（CBT）を受けた。この治療抵抗性うつ病に MBCT 治療を上乗せしたところ、ベックうつ病尺度（BDI）での変化は$24.3 \pm 9.8 \rightarrow 13.9 \pm 9.7$と有意（$p<0.0001$）に改善した。

最近、対照を設けた本格的な研究が Chiesa et al.（2015）によりなされた。8 週間の十分な抗うつ薬治療で寛解しなかったうつ病患者106名のうち50名が研究対象となり、26名が MBCT、24名が心理教育に割り付けられ、週1回のセッションを 8 週間受け、26週間追跡された。ドロップアウトが各群であり、ITT（治療意図の原理による解析）はそれぞれ23名、20名であった。MBCT は熟達者のスーパーバイズのもとに精神科医、精神療法家、および資格のある MBCT インストラクターにより行われた。心理教育には瞑想は含まれないが、MBCT に可能な限り類似したプログラムが 2 時間 8 セッションにわたって臨床心理士によって行われた。うつ病症状は HAMD でも BDI においても MBCT 群は心理教育群と比べ有意に改善した。不安症状は両群とも改善したが、有意差はなかった。Five Facet Mindfulness Questionnaire（FFMQ）では両群とも"反応しないこと"、"注意を向けながらの活動"、および"判断しないこと"の得点は経過とともに有意に増加していった。長期経過では"体験の観察"と"注意を向けながらの活動"が MBCT 群でのみ有意に改善した。生活の質は短期においても中期においても心理教育群に比べ MBCT 群では有意に改善の程度が高かった。これらの効果はマインドフルネスの reperceive 作用（気づき）に負うところが大きいと考察された。

⑹ TAUに併用したMBCTのうつ病活動期症状に対する効果

　MBCT＋TAUとTAUが、3回以上のエピソード既往があり自殺念慮を有する慢性うつ病において効果が比較された。結果は、MBCT群においてはうつ病症状軽減が明らかであったが、TAU単独群では軽快はなく、うつ病診断基準を満たす患者数は、MBCT群では有意に減少したが、TAU単独群ではその限りではなかった（Barnhofer et al. 2009）。

　van Aalderen et al.（2012）はMBCT＋TAU群のうつ病活動期の症状に対する効果をTAU群と比較した。前者ではうつ病症状の減少がより著明で、マインドフルネス・スキルが向上した。MBCTの効果は初発うつ病でも再発性でも変わらなかった。うつ病症状の改善は気苦労と反すう思考の減少と関連していた。

⑺ MBCT単独のうつ病活動期症状に対する効果

　Finucane & Mercer（2006）は13名の再発性うつ病に対し抗うつ薬治療なしでMBCTを行った。治療前後のBDIとベック不安尺度（BAI）の変化は、それぞれ35.7→17.8（p=0.001）、32.0→20.5（p=0.039）であった。うつ病症状と不安症状の回復率はそれぞれ72％および63％であった。

　Eisendrath et al.（2015）は8週間のMBCTとサートラリン単一療法の効果をマッチされたそれぞれ23名および20名のうつ病患者で比較研究した。HAMD-17の評価では両群に効果の有意差はなかったが、簡易抑うつ症状尺度（QIDS-SR16）ではMBCTの効果が有意に高かった（$p<0.0001$）。自己記入尺度で効果差が出たのは自己効力感がMBCTのほうが高いことを意味している。

⑻ うつ病治療におけるMBCTとCBTの比較

　現在症状のある非メランコリー性うつ病に対してのMBCTとCBTの効果は同等に認められ、半年後1年後の追跡調査でも同等に効果があった。しかし、CBTは4回以上過去にエピソードがあった群では3回以下の群よりも効果が勝った。MBCTではこのような差異は認めなかった（Manicavasgar et al. 2011）。

Omidi et al.（2013）の研究では、MBCT、CBT、およびTAUにそれぞれ30名の大うつ病患者が割り振られた。抗うつ薬治療を続けながらMBCTとCBTがうつ病の活動期症状への付加効果を検討すると、両者の効果に差はなかった。

⑼ うつ病研究のまとめ

うつ病治療におけるMBCTは再発／再燃予防効果がまず明らかにされた。この効果は既往エピソード数が多い患者群で高く、MBCT適応のうつ病亜群があることが推定された。その後の研究では、残遺症状に対する効果、幼児虐待歴を含む抗うつ薬治療抵抗性うつ病に対する効果、自殺念慮を含む残遺症状に対する効果、そして遂にはうつ病活動期症状に対する効果が次々と検証されてきた。MBCT研究の当初は慎重にTAUに上乗せしての検討であったが、MBCT単独効果が検討され、有望な結果が提出されつつある。MBCTはもはや付加的治療ではなく主治療になろうとしている（表1）。

MBCTのうつ病における特質は、①難治例に効果があること、②集団治

表1 うつ病に対するマインドフルネス認知療法研究の経緯

MBCTのみ		MBCT+TAU	
		2000	Teasdale et al. 再燃／再発予防
2006	Finucane et al. うつ症状（対照なし）	2006	Kenny & Williams 治療抵抗性うつ病
2007	Kingston et al. 残遺症状		
		2009	Barnhofer et al. うつ病症状
2010	Segal et al. 再燃／再発予防		
		2013	Omidi et al. うつ病症（MBCT=CBT）
		2014	Forkmann et al. 残遺症状（自殺念慮を含む）
2015	Eisendrath et al. うつ病症（Sertralineと同等の効果）		

療であることから医療経済的に有利なこと、③抗うつ薬療法よりも効果がより長く持続する可能性である。

不安症におけるマインドフルネス治療

(1)パニック症（PD）

Kim et al.（2013）は、3カ月間以上の薬物療法でBallengerの寛解のクライテリア（HAMDおよびハミルトン不安症尺度（HAMA）が7点以下になり、パニック発作はなく、恐怖性回避がないか軽度で生活機能障害のない状態）を充たさなく、残遺症状に変化なく臨床的には2カ月以上安定した状態を示し、それまでの薬物（選択的セロトニン再取り込み阻害薬（SSRI）、セロトニン・ノルアドレナリン再取り込み阻害薬（SNRI）、ベンゾジアゼピン系抗不安薬（BZD））が投与されたままのパニック症（PD）患者80名を対象として、彼らが開発したPDに特化した8週間のMBCTプログラムの効果を検証した。80名の患者のうち15名が感情障害と社交不安症（SAD）のため除外され、65名が対象となり、17名が中途でドロップアウトし、最終的には48名のデータが解析された。16名（24.6％）はⅡ軸診断がなされた。内訳は強迫性6名、演技性3名、回避性3名、自己愛性2名、および依存性人格障害2名であった。MBCTに効果があった（パニック症重症度評価表（PDSS）得点が40％以上減少）人（28人）と反応しなかった人（20名）の不安感受性尺度の得点減少率はそれぞれ87.74％と50.00％であった（$p<0.003$）。MBCT治療1年後の寛解率は75％であった。寛解群はそうでない患者群と比べ、MBCT終了時に不安感受性尺度得点とPDSS得点の減少が著明で、治療前のHAMDが低かった。併存人格障害の影響はなかったが、MBCTを終了しない人には併存人格障害者と精神障害の家族歴の頻度が高かった。著者らは、PDにおけるMBCTの治療効果は、思考、感覚、および身体感覚をあるがままの状態に経験する訓練をしたことにより、不安への耐性が高まったためと考えた。

PDのマインドフルネス療法はこの論文を除いて注目すべき論文は見当たらない。

(2) 全般不安症（GAD）

　Evans et al.（2008）は対照のない小規模の研究で GAD に対しての MBCT の有効性を初めて報告した。その後最近になり RCT 研究が提出された。

　Hoge et al.（2013）はストレスマネジメント教育を対照として RCT で MBSR の GAD への効果を検討した。両治療法とも週に 1 セッション 2 時間を 8 週間実施し、ホームワークと週末に 1 日のリトリートを課した。HAMA、全般印象評価尺度－重症度、改善度（CGI-S、CGI-I）、BAI、トリーア社会的ストレステストで症状を評価した。いずれの群においても HAMA 得点は有意に低減し、群間の差は見られなかった。しかし、MBSR 群では、CGI-S、CGI-I、BAI 得点の変化量がストレスマネジメント教育群と比較して大きかった。HAMA を用いて効果サイズを算出した結果、MBSR 群の効果（Cohen's d）は1.06であり、他の心理社会的治療の研究で示されている効果（0.73～1.37）と同等であった。HAMA 以外のすべての指標で MBSR 群は対照群より大きな症状改善がみられた。MBSR 群ではスピーチやパフォーマンスに際する状態不安や苦痛度は大きく軽減した。HAMA で差がみられなかった理由としては、HAMA の尺度項目では身体症状に重きがおかれているため、心理症状の変化に敏感でなかった可能性が指摘されている。GAD に対して MBSR は不安症状の低減だけではなく、ストレス課題に対する対処能力も向上させた。

(3) 社交不安症（SAD）

　Jazaieri et al.（2012）は、SAD に対する MBSR の効果を検討した RCT を実施した。MBSR には31名、対照群のエアロビックエクササイズプログラム（AE）には25名の患者が割り当てられた。MBSR 群は 1 回2.5時間の集団クラスを週 1 回のペースで 8 回、1 日のリトリート、および日々のホームワークが課された。参加者は正式な瞑想、形式張らないマインドフルネスの実践、およびハタ・ヨーガの訓練を行い、毎日練習記録をつけた。指導者の MBSR 指導経験は平均15.7年であった。AE 群は MBSR の訓練に対応させるため、ジムにて 8 週間のエアロビックエクササイズの集団クラスを受講

し、週に少なくとも2回の個人セッションと、1回のグループセッションを受けた。結果的にはMBCTもAEも同等に社交不安症症状を軽減し、Kentucky Inventory of Mindfulness Skillsによるマインドフルネス度が上昇し、Sheehan Disability Scaleによる生活の質の上昇があった。彼らはAEがMBCTと相当の効果があったことの理由として、AEでも社交不安症が不安時に経験する身体感覚（心拍数増加、呼吸促迫、発汗など）が出現し、集団治療による他人への暴露がなされるためであると推定した。

この研究でGoldin et al.（2012）は、自己言及ネットワーク（図2）の行動的・神経的反応の変化を機能性脳画像検査で検討した。ベースラインと介入後に行動指標を測定する自己言及課題（self-referential encoding task）を実施し、その間の脳神経活動をfMRIで測定した。自己言及課題は、セルフスキーマに関する情報処理を測定する課題であるとされている。刺激語は、社会的特徴を表す否定的・肯定的形容詞各25語で構成された。自己言及課題

図2　自己言及ネットワーク

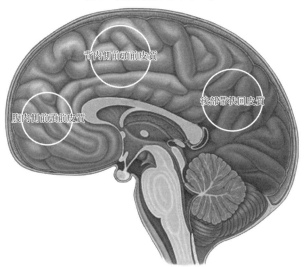

社交不安症では自己性格描写タスクに対して自己言及ネットワークは亢進する。社交不安症症状の重症化に並行し、腹内側前頭前皮質の活性が低下する
Goldin et al.（2012）

図3 自己言及課題における肯定的自己言及量と否定的自己言及量の変化

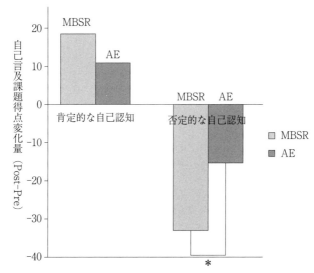

MBSR：マインドフルネス・ストレス低減法群
AE：エアロビックエクササイズ群

では、参加者は画面に提示された形容詞が自己に当てはまるかどうかを判断し、コントロール条件では、提示された形容詞が大文字か小文字かの判断をするよう求められた。4タイプの試行（2条件×2感情）が5ブロック実施された。自己言及課題ではMBSRはAEと比較して否定的な自己認知を減少させ、肯定的な自己認知については両群ともに増加した（図3）。脳画像研究においては、MBSRはAEよりも否定的条件中の後部帯状回皮質（PCC）の反応を増加させた。肯定語条件においては有意な変化は認められなかった。また、MBSR群においては否定的・肯定的自己認知の変化は社交不安症状重症度の減少と関連したが、AE群ではそのような関連は認められなかった。加えて、否定的条件中のMBSR群の背内側前頭前皮質（dmPFC）の活動量増加は、社交不安症状の減少、およびマインドフルネス度の増加と関連していた。神経時間的ダイナミクスに関する分析により、MBSRで否定的条件に対するdmPFCおよびPCCの反応タイミングにも変化が現れることが示された。MBSR群はdmPFC、PCCともに、否定的条

件中の15秒間のうち中盤（6〜9秒）における活動量が増加したのに対し、AE群においては序盤（0〜6秒）の活動が低下した。これらの結果から、MBSRは認知的制御および注意制御の神経ネットワークを促進することで習慣化された不適切な自己認知を減少させることが示唆された。この知見は、自己関連システムと認知－注意制御システムの関連を強調するものであり、MBSRがSAD患者のより適切な自己関連プロセスを促進する可能性を示すものである。

　その他のSADのマインドフルネス治療を概観する。Koszycki et al.（2007）は8週間のMBSRと12週間の集団CBTの効果を比較した。その結果後者のほうがSAD症状の重症度でも障害度でもその軽減の程度が上回った。しかし、抑うつと生活の質の改善は同等であった。Piet et al.（2010）は8週間のMBSRと12週間の集団CBTをそれぞれ8名ずつのSAD患者に行った。前者の効果量は0.78で、後者は1.15で統計学的有意差はなかったが集団CBTがやや勝った。6カ月後の効果量は増大し、それぞれ1.42および1.62であった。別の研究では、MBCTに課題集中訓練が併用され、治療直後も追跡時も症状は軽減していた（Bögels et al. 2006）。SADに対するACT治療が2報ある。Dalrymple & Herbert（2007）の研究は症状と障害の軽減と生活の質の向上が見られたが、Ossman et al.（2006）の研究は追跡時のみ生活の質の向上が見られた。両報告とも対照のない研究であった。

⑷その他の不安症と心的外傷後ストレス障害（PTSD）に対する効果

　強迫症（強迫性障害）に対するMBCTでは12名の患者中8名に症状の軽減があったとする小規模の研究が報告されている（Hertenstein et al. 2012）。現在、同じグループが本格的な研究のプロトコールを提案している（Külz et al. 2014）。

　PTSDに対するMBSRのRCTが最近報告された（Polusny et al. 2015）。それによると、PTSDを持つ退役軍人116名のうち58名がMBSRに、残りの58名が生活上の問題点を話し合うグループ治療に振り分けられた。MBSRでは9週間で1回2.5時間の8セッションと1日のリトリートが課せられ、後者では毎週1回1.5時間のグループセッションが9週間行われた。PTSD

チェックリストの変化は、MBSR 群では63.6→55.7、対照群では58.8→55.8で、群差 d=4.95、p=0.002であった。治療終了2カ月後では、MBSR 群では63.6→54.4、対照群では58.8→56.0で、群差 d=6.44、$p<0.001$とさらに効果が出ていた。自己申告症状の改善率の群差はさらに著明で、治療終了直後では48.9％ vs 28.1％、2カ月後53.3％ vs 47.3％であった。総合的評価として PTSD における MBSR の効果は限定的とされた。

(5)不安症における MBSR と CBT の比較と適応

　不安症の集団療法において CBT はうつ症状のないものから軽症までのうつ症状のある者、治療後も不安感受性の高い者の治療において MBSR に勝るが、反対に MBSR は中等度以上のうつ症状を伴う者、不安感受性が平均的な者を対象とする場合 CBT に勝る。MBSR に比べ、CBT の効果は治療前重症度により影響されやすい（Arch et al. 2013a）。不安症全般の治験において MBSR は気苦労と併発障害の症状を減らすのに有効であり、一方、CBT は不安性覚醒の軽減に有効である（Arch et al. 2013b）。

おわりに

　不安とうつに関するマインドフルネス治療を概観した。マインドフルネス治療の神経科学的作用機序が考察されている。Meta-Awareness（Self-Awareness）－自己認識、Self-Regulation－自己の行動を効果的に修正する、および Self-Transcendence－自我を超越し向社会的な他者との関係の増加の3要素がマインドフルネス治療メカニズムとしてあげられた（Vago et al. 2012）。これに関連する神経心理学的事項として、意思と動機、注意集中、情動制御、記憶の消去と再統合、向社会性、愛着しない、脱中心化があげられている。臨床的レベルでの考察もされている。マインドフルネスがどのような認知・情動調節を通して不安症やうつ病の症状を軽減するのか、187名の不安症とうつ病の患者に心理検査を行って多変量媒介分析がなされた。その結果、マインドフルネスは気苦労を減らすことにより不安症を軽快させる一方、うつ病では反すう思考を減少させ、再評価を深めることに

より効果を呈することが導き出された（Desrosiers et al. 2013）。

　最近のメタ解析によるとMBCT治療はMBSR治療よりも効果量が大きい（Z：3.23 vs 1.39）。それ故、うつ病のマインドフルネス治療はほとんどMBCTであるので、不安症におけるよりもうつ病のマインドフルネス治療の効果率がやや高い（Z：2.24 vs 1.69）（Strauss et al. 2014）。最近、うつ病に対する慈悲の瞑想の効果が注目され始めている。これは陰性感情を低下させ、陽性感情を高めることにより抑うつ気分を軽減していくものと考えられている（Hofmann et al. 2015）。MBCTがMBSRに認知再構成を組み込み、確固とした位置を占め始めているように、MBSRに慈悲の瞑想という情動調整に大きな作用をもたらすファクターを付加することにより新しい治療法が開けてくる可能性を秘めている。将来的には、慈悲の瞑想をマインドフルネス治療に取り入れることによりうつ病だけでなく不安症も治療効果が飛躍的に上昇する可能性がある。慈悲は大乗仏教の六波羅蜜修行のなかでも最も主要な徳目である。このような分野からも日本独自のマインドフルネス治療の展開が開けていく可能性が考えられる。

文献

Arch, J. J., Ayers, C. R.（2013a）, Which treatment worked better for whom? Moderators of group cognitive behavioral therapy versus adapted mindfulness based stress reduction for anxiety disorders, *Behav Res Ther*, 51（8）, 434-442. doi: 10.1016/j.brat.2013.04.004. Epub 2013 May 2

Arch, J. J., Ayers, C. R., Baker, A., Almklov, E., Dean, D. J., Craske, M. G.,（2013b）, Randomized clinical trial of adapted mindfulness-based stress reduction versus group cognitive behavioral therapy for heterogeneous anxiety disorders, *Behav Res Ther*, 51（4-5）, 185-196. doi: 10.1016/j.brat.2013.01.003. Epub 2013 Jan 25

Barnhofer, T., Crane, C., Hargus, E., Amarasinghe, M., Winder, R., Williams, J. M.（2009）, Mindfulness-based cognitive therapy as a treatment for chronic depression: A preliminary study, *Behav Res Ther*, 47（5）, 366-373. doi: 10.1016/j.brat.2009.01.019. Epub 2009 Feb 5

Batink, T., Peeters, F., Geschwind, N., van Os, J., Wichers, M.（2013）, How does MBCT for depression work? Studying cognitive and affective mediation pathways, *PLoS ONE*, 8（8）, e72778. doi: 10.1371/journal.pone.0072778. eCollection 2013

Bögels, S., Sijbers, G., & Voncken, M.（2006）, Mindfulness and task concentration training for social phobia: A pilot study, *Journal of Cognitive Psychotherapy*, 20, 33-44

Chiesa, A., Castagner, V., Andrisano, C., Serretti, A., Mandelli, L., Porcelli, S., Giommi, F.

(2015), Mindfulness-based cognitive therapy vs. psycho-education for patients with major depression who did not achieve remission following antidepressant treatment, *Psychiatry Res*, 226(2-3), 474-483. doi: 10.1016/j.psychres.2015.02.003. Epub 2015 Feb 18

Chiesa, A., Serretti, A. (2011), Mindfulness based cognitive therapy for psychiatric disorders: A systematic review and meta-analysis, *Psychiatry Res*, 187(3), 441-453. doi: 10.1016/j.psychres.2010.08.011. Epub 2010 Sep 16

Dalrymple, K. L., Herbert J. D. (2007), Acceptance and commitment therapy for generalized social anxiety disorder: A pilot study, *Behav Modif*, 31(5), 543-568

Desrosiers, A., Vine, V., Klemanski, D. H., Nolen-Hoeksema, S. (2013), Mindfulness and emotion regulation in depression and anxiety: Common and distinct mechanisms of action, *Depress Anxiety*, 30(7), 654-661. doi: 10.1002/da.22124. Epub 2013 Apr 16

Eisendrath, S. J., Gillung, E., Delucchi, K., Mathalon, D. H., Yang, T. T., Satre, D. D., Rosser, R., Sipe, W. E., Wolkowitz, O. M. (2015), A preliminary study: Efficacy of mindfulness-based cognitive therapy versus sertraline as first-line treatments for major depressive disorder, *Mindfulness*, 6(3), 475-482

Evans, S., Ferrando, S., Findler, M., Stowell, C., Smart, C., Haglin, D. (2008), Mindfulness-based cognitive therapy for generalized anxiety disorder, *J Anxiety Disord*, 22(4), 716-721, Epub 2007 Jul 22

Finucane, A., Mercer, S. W. (2006), An exploratory mixed methods study of the acceptability and effectiveness of mindfulness-based cognitive therapy for patients with active depression and anxiety in primary care, *BMC Psychiatry*, 6(14), 1-14

Forkmann, T., Wichers, M., Geschwind, N., Peeters, F., van Os, J., Mainz, V., Collip, D. (2014), Effects of mindfulness-based cognitive therapy on self-reported suicidal ideation: Results from a randomised controlled trial in patients with residual depressive symptoms, *Compr Psychiatry*, 55(8), 1883-1890. doi: 10.1016/j.comppsych.2014.08.043. Epub 2014 Aug 15

Geschwind, N., Peeters, F., Huibers, M., van Os, J., Wichers, M. (2012), Efficacy of mindfulness-based cognitive therapy in relation to prior history of depression: Randomised controlled trial, *Br J Psychiatry*, 201 (4), 320-325. doi: 10.1192/bjp. bp. 111.104851. Epub 2012 Aug 9

Goldin, P., Ziv, M., Jazaieri, H., Gross, J. J. (2012), Randomized controlled trial of mindfulness-based stress reduction versus aerobic exercise: Effects on the self-referential brain network in social anxiety disorder, *Frontiers in Human Neuroscience*, 6, 295

Hertenstein, E., Rose, N., Voderholzer, U., Heidenreich, T., Nissen, C., Thiel, N., Herbst, N., Külz, A. K. (2012), Mindfulness-based cognitive therapy in obsessive-compulsive disorder: A qualitative study on patients' experiences, *BMC Psychiatry*, 12, 185. doi: 10.1186/1471-244X-12-185

Hofmann, S. G., Petrocchi, N., Steinberg, J., Lin, M., Arimitsu, K., Kind, S., Mendes, A., Stangier, U. (2015), Loving-kindness meditation to target affect in mood disorders: A proof-of-concept study, *Evid Based Complement Alternat Med*, 2015, 269126. doi: 10.1155/2015/269126. Epub 2015 Jun 1

Hoge, E. A., Bui, E., Marques, L., Metcalf, C. A., Morris, L. K., Robinaugh, D. J., Worthington, J. J., Pollack, M. H., Simon, N. M. (2013), Randomized controlled trial of mindfulness meditation for generalized anxiety disorder: Effects on anxiety and stress reactivity, *J Clin Psychiatry*, 74(8), 786-792. doi: 10.4088/JCP.12m08083

Jazaieri, H., Goldin, P. R., Werner, K., Ziv, M., Gross, J. J. (2012), A randomized trial of MBSR versus aerobic exercise for social anxiety disorder, *J Clin Psychol*, 68(7), 715-731. doi: 10.1002/jclp.21863. Epub 2012 May 23

Kabat-Zinn, J., Massion, A. O., Kristeller, J., Peterson, L. G., Fletcher, K. E., Pbert, L., Lenderking, W. R., Santorelli, S. F. (1992), Effectiveness of a meditation-based stress reduction program in the treatment of anxiety disorders, *Am J Psychiatry*, 149(7), 936-943

Kenny, M. A., Williams, J. M. (2006), Treatment-resistant depressed patients show a good response to mindfulness-based cognitive therapy, *Behav Res Ther*, 45(3), 617-625, Epub 2006 Jun 23

Kim, B., Cho, S. J., Lee, K. S., Lee, J. Y., Choe, A. Y., Lee, J. E., Choi, T. K., Lee, S. H. (2013), Factors associated with treatment outcomes in mindfulness-based cognitive therapy for panic disorder, *Yonsei Med J*, 54(6), 1454-1462. doi: 10.3349/ymj.2013.54.6.1454

Kingston, T., Dooley, B., Bates, A., Lawlor, E., Malone, K. (2007), Mindfulness-based cognitive therapy for residual depressive symptoms, *Psychol Psychother*, 80 (Pt 2), 193-203

Koszycki, D., Benger, M., Shlik, J., Bradwejn, J. (2007), Randomized trial of a meditation-based stress reduction program and cognitive behavior therapy in generalized social anxiety disorder, *Behav Res Ther*, 45(10), 2518-2526

Külz, A. K., Landmann, S., Cludius, B., Hottenrott, B., Rose, N., Heidenreich, T., Hertenstein, E., Voderholzer, U., Moritz, S. (2014), Mindfulness-based cognitive therapy in obsessive-compulsive disorder: Protocol of a randomized controlled trial, *BMC Psychiatry*, 14, 314. doi: 10.1186/s12888-014-0314-8

Kuyken, W., Hayes, R., Barrett, B., Byng, R., Dalgleish, T., Kessler, D., Lewis, G., Watkins, E., Brejcha, C., Cardy, J., Causley, A., Cowderoy, S., Evans, A., Gradinger, F., Kaur, S., Lanham, P., Morant, N., Richards, J., Shah, P., Sutton, H., Vicary, R., Weaver, A., Wilks, J., Williams, M., Taylor, R. S., Byford, S. (2015), Effectiveness and cost-effectiveness of mindfulness-based cognitive therapy compared with maintenance antidepressant treatment in the prevention of depressive relapse or recurrence (PREVENT): A randomised controlled trial, *The Lancet*, 386(9988), 63-73. doi: 10.1016/S0140-6736(14)62222-4

Ma, S. H., Teasdale, J. D. (2004), Mindfulness-based cognitive therapy for depression: Replication and exploration of differential relapse prevention effects, *J Consult Clin Psychol*, 72(1), 31-40

Manicavasgar, V., Parker, G., Perich, T. (2011), Mindfulness-based cognitive therapy vs cognitive behaviour therapy as a treatment for non-melancholic depression, *J Affect Disord*, 130(1-2), 138-144. doi: 10.1016/j.jad.2010.09.027. Epub 2010 Nov 20

Miller, J. J., Fletcher, K., Kabat-Zinn, J. (1995), Three-year follow-up and clinical implications of a mindfulness meditation-based stress reduction intervention in the

treatment of anxiety disorders, *Gen Hosp Psychiatry*, 17(3), 192-200
Omidi, A., Mohammadkhani, P., Mohammadi, A., Zargar, F. (2013), Comparing mindfulness based cognitive therapy and traditional cognitive behavior therapy with treatments as usual on reduction of major depressive disorder symptoms, *Iran Red Crescent Med J*, 15(2), 142-146. doi: 10.5812/ircmj.8018. Epub 2013 Feb 5
Ossman, W., Wilson, K., Storaasli, R., & McNeill, J. (2006), A preliminary investigation of the use of acceptance and commitment therapy in group treatment for social phobia, *International Journal of Psychology and Psychological Therapy*, 6(3), 397-416
Piet, J., Hougaard, E., Hecksher, M. S., Rosenberg, N. K. (2010), A randomized pilot study of mindfulness-based cognitive therapy and group cognitive-behavioral therapy for young adults with social phobia, *Scand J Psychol*, 51(5), 403-410
Piet, J., Hougaard, E. (2011), The effect of mindfulness-based cognitive therapy for prevention of relapse in recurrent major depressive disorder: A systematic review and meta-analysis, *Clin Psychol Rev*, 31(6), 1032-1040. doi: 10.1016/j.cpr.2011.05.002. Epub 2011 May 15
Polusny, M. A., Erbes, C. R., Thuras, P., Moran, A., Lamberty, G. J., Collins, R. C., Rodman, J. L., Lim, K. O. (2015), Mindfulness-based stress reduction for posttraumatic stress disorder among veterans: A randomized clinical trial, *JAMA*, 314(5), 456-465. doi: 10.1001/jama.2015.8361
Segal, Z. V., Bieling, P., Young, T., MacQueen, G., Cooke, R., Martin, L., Bloch, R., Levitan, R. D. (2010), Antidepressant monotherapy vs sequential pharmacotherapy and mindfulness-based cognitive therapy, or placebo, for relapse prophylaxis in recurrent depression, *Arch Gen Psychiatry*, 67(12), 1256-1264. doi: 10.1001/archgenpsychiatry.2010.168
Strauss, C., Cavanagh, K., Oliver, A., Pettman, D.(2014), Mindfulness-based interventions for people diagnosed with a current episode of an anxiety or depressive disorder: A meta-analysis of randomised controlled trials, *PLoS ONE*, 9(4), e96110. doi: 10.1371/journal.pone.0096110. eCollection 2014
Teasdale, J. D., Segal, Z. V., Williams, J. M., Ridgeway, V. A., Soulsby, J. M., Lau, M. A. (2000), Prevention of relapse/recurrence in major depression by mindfulness-based cognitive therapy, *J Consult Clin Psychol*, 68(4), 615-623
Vago, D. R., Silbersweig, D. A. (2012), Self-awareness, self-regulation, and self-transcendence (S-ART): A framework for understanding the neurobiological mechanisms of mindfulness, *Front Hum Neurosci*, 6, 296. doi: 10.3389/fnhum.2012.00296. eCollection 2012
van Aalderen, J. R., Donders, A. R., Giommi, F., Spinhoven, P., Barendregt, H. P., Speckens, A. E. (2012), The efficacy of mindfulness-based cognitive therapy in recurrent depressed patients with and without a current depressive episode: A randomized controlled trial, *Psychol Med*, 42(5), 989-1001. doi: 10.1017/S0033291711002054. Epub 2011 Oct 3
van Aalderen, J. R., Donders, A. R., Peffer, K., Speckens, A. E. (2015), Long-term outcome of mindfulness-based cognitive therapy in recurrently depressed patients with and without a depressive episode at baseline, *Depress Anxiety*, 32(8), 563-569. doi: 10.1002/da.22369. Epub 2015 Apr 13

Williams, J. M., Crane, C., Barnhofer, T., Brennan, K., Duggan, D. S., Fennell, M. J., Hackmann, A., Krusche, A., Muse, K., Von Rohr, I. R., Shah, D., Crane, R. S., Eames, C., Jones, M., Radford, S., Silverton, S., Sun, Y., Weatherley-Jones, E., Whitaker, C. J., Russell, D., Russell, I. T. (2014), Mindfulness-based cognitive therapy for preventing relapse in recurrent depression: A randomized dismantling trial, *J Consult Clin Psychol*, 82(2), 275-286. doi: 10.1037/a0035036. Epub 2013 Dec 2

うつ病に対する慈悲の瞑想の効果

有光興記
Kohki ARIMITSU
駒澤大学文学部教授

慈悲の瞑想とは

　近年、さまざまな精神症状に対するマインドフルネス瞑想の効果が明らかにされ、全世界に普及しつつある。マインドフルネス瞑想は、仏陀の教えに忠実な初期仏教の寺院で実践されているが、その他にも多くの種類の瞑想法が存在する。そのなかでも、心身の健康増進だけでなく、精神疾患の治療に効果がある瞑想法として、慈悲の瞑想（loving-kindness meditation）が注目されている（Hofmann et al. 2011）。

　仏教では、こころを平静に保つ方法として四無量心（しむりょうしん）について説いているが、それを実践するのが慈悲の瞑想である。四無量心とは、他者の不幸な事態を幸福に置き換えようとする慈（loving-kindness）、他者に困難や不満足なことがあったとき問題を解決したり、取り除こうとする悲（compassion）、他者の幸せを喜び、長く続くことを願う喜（empathic joy）、他者の幸福、不幸を平静な気持ちで見守る捨（equanimity）という慈悲喜捨のことをいう。慈悲の瞑想の実践では、他者の幸せを願う4つのフレーズを繰り返すことで引き起こされる慈しみの感情を経験し、他者と自分の共通性に気づくことで、社会的つながりの感覚を高めることができる。4つのフレーズは、安全、幸福、健康、平静という4つのカテゴリーからなり、以下はその1例である。

　あなた（私）が安全でありますように
　あなた（私）が幸せでありますように
　あなた（私）が健康でありますように
　あなた（私）が心安らかに暮らせますように

　このフレーズを、「自分自身」「恩人」「私の親しい人」「中性の人」「嫌いな人」「グループ」「生きとし生けるもの」と対象を変えながら、頭の中で繰り返し唱える。ただたんにフレーズを頭の中で機械的に繰り返すのではなく、フレーズによって変化する身体感覚、感情、思考を認識し、受容し、よく調べ、自分自身と同一視しないことが重要とされる。このポイントはマイ

ンドフルネス瞑想と共通しており、通常は慈悲の瞑想とマインドフルネス瞑想の実践はセットで行われる。

　慈悲の瞑想では、他者にしてもらったことや、他者の良いところを思い出したり、自分が幸せを願うように、他者も幸せを願っていることに注意を向ける教示がある。それは、普段は意識しない他者の美点や幸せへの願い、苦難や悩みに注意を向けることで、自分と同じように他者も幸せを願っていて苦痛や悲しみを経験することを洞察し、他者とつながっている感覚を培うためである。自他を分け隔てなく慈しむことで自己受容ができ、他者に関心が向かうことで他者と良好な関係が築けるようになり、肯定的感情の経験が増加すると考えられている。

慈悲の瞑想の効果とその生物学的基礎

　慈悲の瞑想を 7 週間行うと、肯定的感情、社会的つながりの感覚が高まり、自尊心や主観的幸福感が高まる（Kok et al. 2013）。さらに、同じ研究で頻繁に他者とのつながりを経験した人ほど、迷走神経（vagus nerve）の緊張の上昇度も高いことが明らかにされている。迷走神経は、思いやりの神経とも呼ばれ、誰かの良心を感じたときや、感動したときに緊張が高まり、主観的には胸が温かく広がっていくような感覚を生じさせ、恐怖や不安を低減させる働きがある。したがって、慈悲の瞑想の効果は脳神経レベルでの裏付けがあるといえる。

　慈悲の瞑想が脳神経活動に与える影響については、さらに fMRI を用いた研究でも明らかにされている。6 時間の慈悲の瞑想のトレーニング後に思いやりを喚起するビデオ視聴をすると、愛情に関わる部位として知られる右内側前頭眼窩皮質（rmOFC）を活性化しやすくなることが明らかにされている（Klimecki et al. 2012）。また、慈悲の瞑想を 1 日 2 時間以上かつ 5 年以上行った熟練者は、1 週間行っただけの初心者よりも、他者の幸せな顔を見たときに左前帯状回皮質（lACC）が活性化されやすく、初心者で活性化されない右下前頭回（rIFG）、右楔前部（rPrecuneus）が活性化されるという知見もある（Lee et al. 2012）。左前帯状回皮質は感情喚起、下前頭回は感情

制御、楔前部はエピソード記憶と自己処理に関わっている脳の部位である。それぞれの機能から解釈すると、慈悲の瞑想の実践を積むことで、他者の幸せから肯定的感情を経験し、自分の記憶と照らし合わせながら共有できるようになることを示唆する結果といえる。一方、他者の悲しい顔を見たときには、熟練者は初心者に比べて左中前頭回（lMFG）、左尾状核（lCaudate）が活性化されやすく、さらにその2箇所が活性化された程度と否定的感情の強さは負の相関を示した。尾状核は感情喚起、中前頭回は認知機能や感情制御に関わっており、熟練者において両方が活性化されることは瞑想の訓練によって否定的感情を経験しても制御できるようになることを示唆している。

　慈悲の瞑想の効果は、DNAの末端構造であるテロメア（telomere）にも及ぶことが知られている。慈悲の瞑想を4年以上毎日か、3日間のリトリート（瞑想センターでの集中トレーニング）を1度以上経験したことのある人は、瞑想の経験がない人よりも、テロメアがより長いことが明らかにされている（Hoge et al. 2013）。テロメアが短くなることは、細胞の老化と関わっているとされており、ホッジらの結果は慈悲の瞑想が長生きに関係する可能性を示唆している。ただし、この効果は女性のみで、男性では認められていない。

　このように、慈悲の瞑想を行うことで、他者への肯定的感情が喚起され、否定的感情を低減させられることが脳科学の側面から明確にされており、細胞の老化を防ぐ作用もあることを示唆する知見も存在する。そのため、慈悲の瞑想は気分障害や不安症など、さまざまな精神疾患の改善にも効果が見込まれている（Hofmann et al. 2011）。

慈悲の瞑想の精神症状への効果

　慈悲の瞑想は、さまざまな精神疾患の治療に応用されている。慈悲の瞑想は、コンパッション・トレーニングというプログラムの中心として活用されたり、マインドフルネス・ストレス低減法（Mindfulness-Based Stress Reduction；MBSR）の一部に組み込まれることもある。慈悲の瞑想のみを実施した治療効果については、統合失調症（Johnson et al. 2011）、心的外傷後

ストレス障害（Kearney et al. 2013）、うつ病（Hofmann et al. 2015）について報告されている。ジョンソンらは、6週間の慈悲の瞑想を統合失調症の外来患者に適用し、肯定的感情とコントロール感、主観的幸福感が増大し、統合失調症の症状が改善することを示している。いずれの指標も効果量（Cohen's d）が0.80以上あり、統制条件はないものの、慈悲の瞑想に大きな効果があることを示している。カーニィは、PTSDの診断基準を満たす退役軍人を対象に12週の慈悲の瞑想を実施し、セルフ・コンパッション、マインドフルネスが向上し、PTSD症状が大きく改善したことを報告している（$d>0.80$）。ホフマンらは、カーニィとほぼ同様のプロトコルをアメリカとドイツの持続性抑うつ障害患者（Persistent Depressive Disorder）に適用した。10名の持続性抑うつ障害の診断基準を満たすアメリカ人を対象に行われた結果を示したのが、表1である。12週のプログラムの結果、喜びや愛を含む肯定的感情が増大し、否定的感情が大きく減少した（$d>0.80$）。とくに反すうについては、認知的介入を行わなかったが大きく減少し（$d=1.52$）、それに伴う形でうつ症状も大幅に減じられた（$d=3.33$）。ドイツでは9週のプログラムが実施されたが、アメリカと同様に肯定的感情を増大させ、否

表1　アメリカのうつ病患者に対する慈悲の瞑想の効果

	治療前		治療後				
	M	SD	M	SD	t	p	Cohen's d
肯定的感情	22.40	9.28	35.90	7.22	-4.53	.001	1.63
否定的感情	30.90	6.38	18.10	6.52	4.51	.001	1.98
うつ症状	21.70	6.90	3.80	3.22	9.22	.000	3.33
肯定的感情尺度							
喜び	20.50	8.58	28.90	5.86	-4.73	.001	1.14
満足	14.80	6.99	23.20	6.92	-3.61	.003	1.21
愛	21.40	3.66	26.80	3.33	-3.52	.003	1.55
誇り	18.70	5.19	26.00	6.73	-3.63	.003	1.22
楽しみ	18.00	4.74	22.20	5.65	-2.33	.022	0.81
畏敬	23.20	8.11	32.20	6.85	-3.19	.006	1.20
思いやり	25.00	5.64	29.40	5.52	-2.15	.030	0.79
反すう	64.20	13.13	44.30	13.12	4.02	.002	1.52

Hofmann et al.（2015）より作成

定的感情とうつ症状を減少させた（$d>0.80$）。以上の結果は、慈悲の瞑想がさまざまな精神疾患の症状の低減に貢献しうることを示している。とくに、抑うつ症状については、アメリカで3.33という効果量が認められており、非常に大きな効果が期待できる。

うつ病への慈悲の瞑想のプロトコル

　慈悲の瞑想を仏教寺院で行う場合は、自分自身に対する慈悲の瞑想から生きとし生けるものまで拡張していくことが多く、回数制限はない。フレドリクソンの研究グループでは、マインドフルネス瞑想と恩人、愛する人、自分自身に対する慈悲の瞑想からなる6週から7週のプログラムを実施し、肯定的感情の増大に効果があることを示している（Johnson et al. 2011；Kok et al. 2013）。一方、カーニィやホフマンらのプログラムは、フレドリクソンのプログラムに加えて、中性的な人、嫌いな人から生きとし生けるものまで拡張していく、仏教実践でよく行われる流れにならったものである。表2は、ホフマンらによって行われたプログラムのセッションごとの流れを表したものである。

　セッション1とセッション2では、マインドフルネス・ストレス低減法（Williams et al. 2007）で使われる教示やエクササイズを中心に、マインドフルネスの原理を説明し、実践する。セッション1では、最初にレーズン・エ

表2　慈悲の瞑想の12週プログラム（Hofmann et al. 2015より作成）

セッション1：マインドフルネスの原理の教示
セッション2：マインドフルネス瞑想の実践（座る瞑想、呼吸の瞑想）
セッション3：慈悲の瞑想の教示——感謝を感じている恩のある人への慈悲の瞑想
セッション4：愛する人、好きな人（母親や親しい友人など）への慈悲の瞑想
セッション5：自己への慈悲の瞑想（困難を感じた患者は後のセッションで実施）
セッション6-7：中性的な人への慈悲の瞑想
セッション8-9：嫌いな人への慈悲の瞑想
セッション10：グループへの慈悲の瞑想
セッション11：生きとし生けるものへの慈悲の瞑想
セッション12：生きとし生けるものへの慈悲の瞑想とまとめ

クササイズを行い、自動操縦モードとビギナーズ・モードについて説明する。次に、呼吸に伴う身体感覚、思考、感情に焦点を向ける呼吸のマインドフルネス瞑想を行い、それを毎日行うのをホームワークとする。セッション2では、3分間呼吸空間法を行った後、自動操縦モードとビギナーズ・モードの違いを再確認し、日常生活でどのようにマインドフルネスを応用するかについて説明する。ホームワークでは、次回に実施する慈悲の瞑想に向けて、思いやりを受けた経験を記録してもらう。

　セッション3から、慈悲の瞑想の実践を開始する。最初に、愛の感覚の1つである慈悲をターゲットにすること、愛の感覚を感じるのはわれわれが生まれながらにしてもっているスキルであるがこれまでの生育歴などで感じにくくなっていることを説明する。そして、愛にはいろいろな定義があるが、このプログラムでは「してくれた分だけ分け与える」といった条件付きの愛を取り上げるのではなく、「何もしてくれなくても、友人を思いやる」といった無条件の愛を培っていくことを伝える。私たちは、否定的な経験をすると、何度も繰り返し考えて制御しようとしたり、良いところだけを見て忘れようとする傾向にあるが、このプログラムでは良い出来事もイヤな出来事でも温かく、優しい気持ちで受け入れ、他者に慈しみの気持ちをもつようになるのを目指す。実際に否定的な出来事や嫌いな他者を受け入れるのは難しく、日によってできたりできなかったりを繰り返す。しかし、慈悲の瞑想を毎日数分でも行っていくことで、感情を平静に保てるようになることを、事例を交えて解説する。

　このプログラムでは、最初の慈悲の瞑想の対象を助けてもらったことのある恩人としている。自分自身でなく恩人から開始するのは、とくに練習を重ねなくても優しい、温かい気持ちになれる人物をイメージすることが最も簡単に瞑想の効果を実感しやすく、練習への動機づけが高まるためである。恩人といっても、少し感謝や尊敬の気持ちがわく程度でもよく、人なら誰でもよく、ドアを開けてもらって「ありがとう」といっただけの人でもよい。そのセッションで幸せを願う人を1人選んだ後、冒頭の「慈悲の瞑想とは」で述べた安全、幸福、健康、平静の4つのカテゴリーから、1つずつフレーズを選ぶか、考えるように教示する。

慈悲の瞑想の教示の概略は以下のようなものである。まず、呼吸の瞑想から開始し、自然と笑みが浮かぶような恩人をイメージし、その人の良いところを2、3思い出して、その人の幸せを願う。単にフレーズを機械的に繰り返すのは意味がなく、フレーズ1つ1つが他者の幸福の祈りであることを意識し、そこからわき起こってきたすべての感情に気づき、受け入れることが重要である。恩人の望みが叶ったときをイメージし、そのときの笑顔や身体のポーズを想像することも、その手助けになる。愛や慈しみを感じなければならないと考え、強制的に肯定的感情を作り出すのでなく、ただオープンに過ぎ去っていく感情に気づくようにすればよい。瞑想中に何の愛情も感じられないことがあるし、集中できないとか退屈に感じることもあるが、それは間違ったやり方をしているからでなく、自然なことで、むしろそうした感情や思考に気づけたことを祝福して、ただ過ぎ去るのを観察すればよい。根気よく、好奇心をもって、今現在の感覚、感情、思考を観察して、自然に温かく、優しい感情を感じるようにする。

このような教示のもとで1度瞑想を行って、ディスカッションをする。セッション3では、その回で対象となる人物について慈悲の瞑想を行ってくることがホームワークとなる。これは、日常生活において繰り返し慈悲の瞑想を行うことで、肯定的感情を経験する頻度を増していくためである。

セッション4は、慈悲の瞑想の対象を愛する人、好きな人に拡張する。ただし、人物を選ぶときに、恋愛感情を抱いている人は選ばないように教示する。恋愛感情を抱いている人を対象に瞑想を行うと、獲得したい、失いたくない、こうあるべきという執着心から不安や怒りなどの否定的な感情を同時に経験しやすい。そのため、人物の選択の前に、瞑想の妨げとなる欲望と執着について説明し、恋愛感情を抱いている人を対象外とすることを教示する。欲望と執着については、以下のように説明する。

人は、幸福を追い求めるとき、何かを獲得しようと懸命に努力する。幸福の在り方として、人と競って名声や金銭を得て自尊心を高めるという社会的通念があり、それを実現するために脇目もふらずに努力する人たちがいる。他者に認められたり、物質的に豊かになることは幸福感を高めるが、それは一時的なものでしかない。社会的名声や物質は、手に入れた次の瞬間から失

う不安や恐怖がわき起こり、再び絶え間ない努力を要求してくる。とりわけアメリカでは、悲しみや苦しみは悪いものとして表現せず、社会的に成功して幸福を表現することが、優れた人物として認められる傾向にある。ここでの実践は、慈しみの気持ちを他者に向けることによって得られる、感謝、尊敬、愛情など社会的な結びつきによって得られる、より永続的な幸福を感じることを目標としている。

　セッション4では、親や友人も含めて、親しみを感じる人、好きな人を思い出して、彼らの良いところを思い出して、幸せを願う。ホームワークは、恩人に好きな人を加えて慈悲の瞑想を行うことで、これ以降のセッションでは新たな対象を加えていく形でホームワークを行っていくことになる。

　セッション5は、自分自身への慈悲の瞑想を行う。恩人や好きな人の幸せを願うことに抵抗を示す参加者は少ないが、自分自身の幸せを願うことに抵抗を示す人は多い。気分が落ち込みやすい人ほど、達成できないような高い目標をもって努力し、それを達成できてもできなくても悪かったところに目を向けて、自己批判をする傾向にある。自己批判傾向の高い人のなかには、自分が幸せになる価値のない、存在の意味がないように感じている人すらいる。抵抗を感じる参加者がいるのを前提に、セッションの最初に、人生を歩むのに自己批判する人とともに歩くのか、自分を理解してくれて優しい声をかけてくれる人とともに歩くのか、どちらがよいのかといった話題から入り、自分の欠点を受け入れ、良いところに目を向け優しい声をかけることのメリットを事例を交えつつ解説する。そして、恩人や好きな人と同じように自分にも優しい言葉をかけることで、自分も他者も苦痛や欠点を共通してもっていて、同じように幸せを願っていることが洞察できて、社会的結びつきが感じられ、落ち込みが低減される。

　セッション6と7では、中性的な人、すなわち道ですれ違う人といった肯定的感情も否定的感情も喚起しない人を対象に慈悲の瞑想を行う。この瞑想では、中性的な人の幸せを願うことで、普段はまったく考えたりしなかったその人の立場や幸せを願う気持ち、悩み苦しみを想像し、自分と他者の共通性について洞察する。さらに、セッション7では、屋外でそれぞれ歩く瞑想を行い、すれ違ったり、車を運転している中性的な人たちに向けて幸せを願

う。

　セッション8と9では、自分にとって難しい人、すなわち嫌いな人に対して慈悲の瞑想を行う。嫌いな人の幸せを願うことで、恩人や中性の人、自分自身と同様に、嫌いな人にも良くない面だけでなく、感謝できたり、尊敬できる美点があり、また幸せを願っていることに気づくことができる。たとえば、厳しく叱責する上司に対して許せないと思って、憤慨していたとする。「厳しすぎる」「何様のつもりだ」など、上司の悪いところに注目して怒っていたとしても、そのとき上司の幸せを願うと、上司も幸せになろうとして懸命に生きていること、自分に教訓を与えてくれたという良かったことに気づき、それをきっかけにして、少しの感謝の気持ちが感じられ、怒りが消えていくことがある。この瞑想の目的は、嫌いな人の良いところ、悪いところの両面に注意を向け、それが自分にも共通してあることに気づくことであり、好き、嫌いという感情が瞬間の現象にすぎないことに気づくことである。注意しなければならないのは、瞑想の目的が嫌いな人を許したり、行為を認めることでは決してないことである。このセッションのホームワークでは、日常生活で他者にイライラさせられたとき、害を与えられたときに慈悲の瞑想を行うことが追加される。

　セッション10では、異なるグループを対象に慈悲の瞑想を行う。男女や白人と黒人など、対照的な2つのグループを選び、それぞれに対して分け隔てなく幸福を願うのである。そうすることで、お互いに壁を作っている人たちも、同じく幸福を願い、同じような苦難や幸運を経験していることに気づく。そして、これまで敵対心を抱いていたグループに対してでさえ、お互いのつながりを感じ、心温かく見守る経験ができるようになる。このセッションで、慈悲の瞑想の目的が最終的には「私たち」「彼ら」という幻想を少しずつ取り払い、「私たち」というつながりを感じることであることを伝える。

　セッション11では、生きとし生けるものに慈悲の瞑想を拡張する。これまでのセッションで、少しずつ自分と他者に分け隔てなく慈しみの気持ちを向ける練習を行ってきたが、最後にすべての生きとし生けるものに対象を拡張する。教示では、部屋にいる人たち、ビルにいる人たちといった風に対象を広げ、町、市、州、国、世界中まで対象を広げていく。対象が広がるにつれ

てイメージしにくくなるが、自分を中心にいろいろな人が肩を組みあって笑顔で幸せを願っているといった光景でもよいので、自分自身から善意が世界中の生きとし生けるものに放射されていくのをイメージしていく。この瞑想を繰り返すと、生きとし生けるものと自分が愛のあるつながりをもてていることが洞察できるようになる。最後のセッション12では、これまでのセッションを振り返ると同時に、これから瞑想を続ける方法として関係機関を紹介し、ぶりかえしへの対応についてディスカッションする。

　慈悲の瞑想は、他者に心を開いて意識を向け関心をもち、自分と他者がつながっていることに気づくことで、幸せを感じられることを学ぶ練習といえるだろう。本章で紹介した12週の慈悲の瞑想プログラムは、温かい、優しい気持ちを向ける対象を少しずつ拡張するステップを踏むことで、うつ病患者の肯定的感情を増大させ、症状を改善することに成功している。この瞑想方法は、心身に与えるポジティブな効果が脳科学的に実証されており、今後は感情制御の問題を抱えるさまざまな精神疾患への適応が望まれる。

文献

Hoge, E.A., Chen, M.M., Orr, E., Metcalf, C.A., Fischer, L.E., Pollack, M.H., DeVivo, I., Simon, N.M.（2013）. Loving-Kindness Meditation practice associated with longer telomeres in women, *Brain, Behavior, and Immunity*, 32, 159-163

Hofmann, S.G., Grossman, P. & Hinton, D.E.（2011）. Loving-kindness and compassion meditation: Potential for psychological interventions, *Clinical Psychology Review*, 31, 1126-1132

Hofmann, S.G., Petrocchi, N., Steinberg, J., Lin, M., Arimitsu, K., Kind, S., Mendes, A. & Stangier, U.（2015）. Loving-kindness meditation to target affect in mood disorders: A proof-of-concept study, *Evidence-Based Complementary and Alternative Medicine*. doi: 10.1155/2015/269126

Johnson, D.P., Penn, D.L. Fredrickson, B.L., Kring, A.M., Meyer, P.S., Catalino, L.I. & Brantley, M.（2011）. A pilot study of loving-kindness meditation for the negative symptoms of schizophrenia, *Schizophrenia Research*, 129, 137-140

Kearney, D.J., Malte, C.A., McManus, C., Martinez, M.E., Felleman, B. & Simpson, T.L.（2013）. Loving-kindness meditation for post-traumatic stress disorder: A pilot study, *Journal of Traumatic Stress*, 26, 426-434

Klimecki, O.M., Leiberg, S., Lamm, C. & Singer, T.（2012）. Functional neural plasticity and associated changes in positive affect after compassion training, *Cerebral Cortex*, 1-10. doi: 10.1093/cercor/bhs142

Kok, B.E., Coffey, K.A., Cohn, M.A., Catalino, L.I., Vacharkulksemsuk,T., Algoe, S., Brantley,

M. & Fredrickson, B.L. (2013), How positive emotions build physical health: Perceived positive social connections account for the upward spiral between positive emotions and vagal tone, *Psychological Science*, 24, 1123-1132

Lee, T. M., Leung, M. K., Hou, W. K., Tang, J. C., Yin, J., So, K. F.,Lee, C. F. & Chan, C.C. (2012), Distinct neural activity associated with focused-attention meditation and loving-kindness meditation, *PLoS ONE*, 7(8): e40054. doi: 10.1371

Williams, M., Teasdale, J., Segal, Z. & Kabat-Zinn, J. (2007), *The Mindful Way through Depression: Freeing Yourself from Chronic Unhappiness*, Guilford Press （越川房子・黒澤麻美訳（2012）『うつのためのマインドフルネス実践』星和書店）

心身医学とマインドフルネス

榧野真美
Mami KAYANO
東京大学医学部附属病院心療内科外来担当副課長

人は病にかかったとき、どう反応するか

　人は、いつか死ぬことを理解しているが、それは今日明日のこととは思わず、自分の人生は、おおむね自分でコントロールできていると思っている。しかし、実際に、何らかの身体疾患に罹患すると、自分の健康、ひいては死と現実的に向き合わざるを得なくなる。自分の人生が、初めてコントロール不能に陥るかもしれないという不安や恐怖を払拭しようと、さまざまな情報を集めたり、セカンドオピニオンを求めて複数の医療機関を受診する人もいれば、症状を消そうと躍起になる人もいるであろう。しかし、これらの対処行動が、かえって不安や恐怖を増悪させたり、症状に対する敏感さを高めることも少なくない。

　人は、生きていく過程で、経験に伴い、個人に特有なものの見方を身につけるようになる。その人のもつ、さまざまな状況に対する評価や判断の仕方が感情を引き起こすが、イライラ、怒り、不安、悲しみ、嫌悪などの不快な感情が生じると、交感神経が有意となり、さまざまな身体反応が引き起こされる。それに対し、さらに不快な思考、感情が生じるという、苦しみの連鎖が続くことになる。とくに、辛い身体症状や治療の困難さのなかに身を置く患者たちがこのような状況に陥るのは不思議なことではない。実際、多くの身体疾患患者が、日々さまざまなストレッサーに直面し、心身両面にわたる苦痛から、生活の質（Quality of life; QOL）を低下させていることが報告されている（Carlson 2012）。

心身医学とは

　心身医学とは、身体面だけではなく、心理・社会面も含めて全人的に患者の治療にあたる分野であり、「心身症」を主な対象としている。これは、身体疾患のなかで、その発症や経過に心理社会的な因子が密接に関与するものである。神経症やうつ病など他の精神障害に伴う身体症状は除外される（APA 1994）。近年、この心身医学の領域でマインドフルネスが非常に大き

な役割を果たす可能性が指摘されている。

　自らの心の動きをよく観察し、その瞬間瞬間に自分の感覚、思考、感情に気づくエクササイズを繰り返すことにより、上記のようなマイナスの連鎖を断ち切り、日々健やかに生きていくことを目指すのがマインドフルネスである。マインドフルネスの観点からは、「問題を解決するには、何もしないことだ」という構えが、身体疾患患者が自らの状況を受容し、苦しみから解放されるための重要な鍵となる。身体症状は不快なものであるが、「生まれては去っていくもの」として、自らの体験を価値判断しない態度を身につけると、その苦しみの受け止め方は大きく変わると考えられている。本稿では、この心身医学領域におけるマインドフルネスの可能性について紹介する。

マインドフルネスとは

　マインドフルネスとは、仏教教義に根差したヴィパッサナー瞑想に由来する。元来、「開放的でとらわれのないこころの状態」を意味し、「今、この瞬間の体験に意図的に意識を向け、評価をせずに、とらわれのない状態で、ただ観ること」と定義づけられている（Kabat-Zinn 1990）。

　その基本は、「気づき」と「呼吸」の繰り返しである。まずは、深呼吸をし、周囲の様子に注意を向け、同時に自然と浮かび上がる考えや感情に気づく。その後、呼吸に注意を戻す。この繰り返しにより、自己の内外で刻々と変化する現状をありのままに見つめるという、オープンな状態が形成される。欠かさず練習することで上達するが、身体疾患を持つ患者にとって負担となる可能性もあるため、患者の動機づけを確認しながら実践していくことが必要である（大谷 2014）。

　マインドフルネスは、20世紀後半になり、欧米諸国に伝播し、Kabat-Zinnにより体系化され、さまざまな精神疾患や身体疾患に臨床応用されるようになった（Kabat-Zinn 1990）。さらには、予防医学、教育、福祉、犯罪更生などの幅広い分野で活用されている。

マインドフルネスの心理治療への応用

　近年、マインドフルネスを用いたアプローチは、「第三世代の行動療法」「新世代の認知療法」と呼ばれる形で発展してきた。

　最初は、マインドフルネス・ストレス低減法（Mindfulness-Based Stress Reduction; MBSR）である。MBSR は、Kabat-Zinn が確立したもので、慢性の痛みと共存することを目的として、「今ここ」の気づきの促進、自分自身を取り巻く現実と感情の受容、心身のストレス反応やその他の障害への対処（セルフマネジメント）を目指している。グループ形式で行う計 8 週間のプログラムで、各セッションのなかで、ボディスキャン、呼吸法、静座瞑想、ヨガポーズなどのマインドフルネスの技法を学ぶ（Kabat-Zinn 1990）。

　MBSR をもとに、Segal や Teasdale らにより開発されたのが、マインドフルネス認知療法である。マインドフルネスの技法に加えて、心理教育や日記など、認知行動療法的テクニックを併用する。ネガティブな思考や感情、身体的感覚などを、初期の段階で覚知し、否定的な考えや行動を繰り返さないようにすることで、うつ病の再発予防を目指したものである（大谷 2014）。

　Hayes et al.（2006）により開発された、アクセプタンス・コミットメントセラピー（Acceptance and commitment therapy; ACT）は、トラブルや苦悩、ネガティブな感情を解決、管理、対処することを放棄して、ただ観察・受容し（アクセプタンス）、問題を抱えたままでも、人生で本当に実現したいことを発見・強化し、行動していくこと（コミットメント）を目指している。

　Linnehan が開発した、弁証法的行動療法（dialectical behavior therapy; DBT）は、観察力や気づきを育て、対人関係、情動制御、苦痛耐性などのスキルを高めることで、衝動性や自傷行為、情動制御不全などを低減することを目指している（大谷 2014）。

　Wells により開発されたメタ認知療法は、メタ認知、すなわち、「認知の偏りや逸脱を引き起こしたり、自分の認知活動を認知する働き」を修正する

手段としてマインドフルネスを用いる。detached mindfulness という考え方を用いて、心的葛藤が積極的に解決されていくことを目指している（大谷2014）。

心身医学領域におけるマインドフルネスの効果

　これまでに、先行研究では、さまざまな身体疾患患者に対して、マインドフルネスが、心身両面にわたり大きなメリットをもたらすという報告がなされてきた。それらは、いずれも、心身症として、診療の場で出会い得る疾患である。そのいくつかを、以下に紹介する。

(1)疼痛
　前述したとおり、MBSR はこの領域で発展してきた（Carlson 2012）。多くの先行研究で、MBSR は、慢性疼痛患者の痛みだけではなく、痛みの受容、うつ、将来への展望、セルフエフィカシーなどにも効果を示し、患者のQOL が向上したこと、痛みの程度が 6 カ月後には介入前に戻ったとしても、改善した精神症状や、マインドフルネスの練習へのアドヒアランスは維持されたことが報告されている（Cusens et al. 2010）。これらは、ACT でも同様の効果が報告されている（Vowles et al. 2008）。
　慢性疼痛の患者は、痛みというネガティブな体験や、それに伴う不安や恐怖を、抑圧や回避といった方法でコントロールしようとする傾向がある。しかし、持続的な恐怖や回避行動は、痛みに対する過敏性を高め、心身にわたる著明な障害を引き起こすことになる。疼痛患者においては、痛みに伴う思考、感情の変化を、認知的な評価や抑圧・回避することなく、積極的に気づくというマインドフルネス的な介入により、身体的・心理社会的な機能を改善できるとされており（Kabat-Zinn 1990）、腰痛、線維筋痛症、リウマチ性関節炎、片頭痛などでも、その効果が報告されている（Carlson 2012）。

(2)循環器疾患
　先行研究では、心不全患者において、MBSR による、抑うつ、不安、心

不全症状の改善、トレッドミルでの心肺機能の向上などが報告されている（Curiati et al. 2005: Sullivan et al. 2009）。これらの背景には、血中ノルエピネフリンの低下など、心臓交感神経活動亢進の抑制が示唆されただけでなく、呼吸訓練により、自律神経系が副交感神経優位になったこと、換気血流不均等の改善とともに呼吸困難感が改善し、運動耐容能が向上したことなどが指摘されている。また、不安や抑うつが改善し、コーピングスキルが向上することは、QOL の向上や死亡率の低下につながることも示されている（Sullivan et al. 2009）。

　虚血性心疾患患者では、MBSR により、不安やうつ、ストレスの自覚が改善し、血圧や BMI が低下したこと（Parswani et al. 2013）、ACT により、食行動や運動、喫煙行動などが改善し、医療へのアドヒアランスが高められたことが報告されており（Carlson 2012）、これらが虚血性心疾患による死亡を減じる可能性が指摘されている。

　また、高血圧症患者では、マインドフルネス瞑想や MBSR により、収縮期、拡張期血圧がともに低下したことが報告されている（Hughes et al. 2010）。こちらも、心不全患者同様に、副交感神経優位になっただけでなく、患者のストレスが低減され、食事やアルコール摂取、運動習慣などのライフスタイルを自ら観察してコントロールしやすくなったことが、血圧低下に寄与したと考えられている（Manikonda et al. 2008）。

(3)呼吸器疾患

　Pbert et al.（2012）は、気管支喘息患者に MBSR を施行したところ、肺機能検査上の改善は認められなかったものの、施行前と施行 1 年後では、喘息症状が有意に改善しており、レスキューの使用量や知覚されるストレスも有意に減少し、QOL が向上したことを報告している。気管支喘息の治療においては、症状のコントロールはもちろんのこと、疾患に患者が適応していくことも重要な要素といわれている。以前より、喘息発作により受けるストレスが高いと、QOL が下がり、薬物療法のアドヒアランスや喘息のコントロールも悪化すること、客観的指標に合致しない過剰な呼吸困難感が増悪することなどが報告されているが（Carlson 2012）、Pbert et al.は、MBSR によ

り、思考、感情、感覚を、別個のものとして正確に識別し、症状に対する評価の変化や反応性の低減などを介して、コーピング能力が向上したことが症状の改善に寄与した可能性を述べている。

　また、近年、慢性閉塞性肺疾患患者に対しても、マインドフルネス的な介入が試みられており（Mularski et al. 2009）、呼吸器疾患におけるひろがりを見せている。

(4)消化器疾患

　本領域では、過敏性腸症候群に対するマインドフルネスによる介入の報告が複数なされている。過敏性腸症候群では、不快な腹部症状や便通などに悩まされ、気分障害や不安障害を合併することが稀ではない。不安が疼痛閾値を低下させることで、腹部症状の自覚も増幅されるという、ネガティブな連鎖が生まれている。また、腹部症状が気になりやすい社会的状況を避けることが続き、社会的な孤立から抑うつ状態を発症することもある。Ljótsson et al.は、過敏性腸症候群患者にMBSRを施行したところ、消化器症状とともに、消化器症状に特化した不安やQOLが改善し、医療コストの削減につながったことを報告している（Ljótsson et al. 2010: Kearney et al. 2011）。マインドフルネス訓練の目的の一つは、不快な身体感覚、感情、思考などの体験を回避しないようにすることであるが、過敏性腸症候群患者における効果の要因として、腸の症状に起因する不安に対して無反応になったこと、腹部の不快な感覚に対して破滅的な解釈をしなくなったこと、内的感覚に感情的に反応せず、あらためて注意の焦点を当てなおすようになったことなどもあげられている（Ljótsson 2010）。

　またJedel et al.は、非活動性潰瘍性大腸炎の患者にMBCTを施行したところ、重症度には寄与しなかったものの、ストレス反応性が高い患者の割合が減少したことを報告しており（Carlson 2012）、今後、効果が期待される。

(5)糖尿病

　2型糖尿病患者に対してMBSRを施行したところ、ライフスタイルや体重の変化が認められなかったにもかかわらず、HbA1Cや血圧が有意に低下

し、さらに、うつや不安などの心理面も改善したことが報告されている（Rosenzweig et al. 2007）。ストレス状況下では、コルチゾール、ノルエピネフリン、βエンドルフィン、グルカゴン、成長ホルモンなどを介して、血糖値の上昇やインスリン抵抗性が引き起こされるが、マインドフルネスにより、ストレスに対する心理的反応性が緩和され、生理的な反応が低減されたことで、血糖コントロールが改善したと考えられている（Cusens et al. 2010）。

一方、Gregg et al.（2007）は、ACTにより、セルフマネジメント行動が促進され、ライフスタイルが変化し、治療へのアドヒアランスが向上し、HbA1Cが有意に低下したことを報告している。糖尿病に関するネガティブな思考や感情をもつことで、うつを高頻度に合併すること、治療のアドヒアランスが低下すること、QOLを低下させることが報告されており、患者が糖尿病を「受容」することが、HbA1Cを改善させる重要な要因であると唱えられているが、この「受容」のプロセスに、マインドフルネスが寄与したことが考えられる。

(6)肥満

肥満患者は、空腹感、満腹感、味覚などの内的なシグナルを適切に知覚・反応する能力に乏しく、ストレス負荷時に、感情的な高ぶりと空腹信号を識別できなくなること、ネガティブな感情下では、回避的・衝動的な対処行動として過食に走りやすいことなどが指摘されている（Carlson 2012）。多くの先行研究で、肥満患者では、マインドフルネス瞑想やMBSRにより、内的な状態への気づきが高まったことで、空腹や満腹の自然なサインを適切に識別、反応できるようになり、食行動に対するコントロール感が向上し、体重が有意に低下したこと、同時に、過食、抑うつ、ストレスの知覚、身体症状いずれも改善したことが報告されている（Carlson 2012）。

また、以前から、コルチゾールの過剰は、内臓脂肪の蓄積に影響を及ぼすことや、コルチゾールの低下が体重減少に寄与することが指摘されているが、肥満患者において、MBSRにより、起床時コルチゾール反応が低下し、体重減少が認められたことも報告されている（Daubenmier et al. 2011）。

(7) 悪性疾患

　多くの先行研究で、MBSR により、癌患者の不安、うつ、怒り、混乱などの精神症状および循環器系・呼吸器系、消化器系の各症状、疲労感などの自覚症状が改善したことが報告されている（Hoffman et al. 2012: Lengacher et al. 2009）。また、生活の質（Quality of Life; QOL）や、生活全般の幸福感が有意に改善したこと（Hayes et al. 2006）、これらの効果は、MBSR 介入終了後、長期間維持されたことなども報告されている（Hoffman et al. 2012）。

　効果の要因としては、リラクセーション効果で睡眠の質が向上し、精神的身体的ストレスが低減されたこと、自分の思考や感情への気づきが高まり、これらから距離を取って観察できるようになったこと、セルフケア行動が向上したこと、疾患にとらわれずに人生を送れるようになったことなどがあげられている（Cusens et al. 2010）。生理学的な変化としては、T 細胞による IL-4 の産生増加や、IFN-γ の低下、Th1/Th2 のバランスの改善など、うつ病の回復期と同様の免疫機能の変化が報告されている（Lengacher et al. 2009）。さらに、癌患者においては、コルチゾール値と生存期間の間に有意な負の相関が報告されているが、マインドフルネス介入後にコルチゾール値が低下したことも報告されている（Cusens et al. 2010）。また、治療中の患者は、抗癌剤治療による心筋障害、心臓疾患のリスクが高いが、先行研究では、乳癌、前立腺癌の患者に MBSR を施行したところ、収縮期血圧が有意に低下したことが報告されている（Lengacher et al. 2009）。以上から、マインドフルネスは、癌患者の生存期間の延長にも寄与する可能性が指摘されている。

(8) HIV 感染者

　複数の先行研究で、MBSR により、HIV 患者のネガティブな思考傾向が低減し、衝動的な行動が減じられ、セルフケアが向上したこと（Carlson 2012: Robinson et al. 2003）、抗レトロウイルス薬の副作用（消化器症状、神経痛、皮膚症状など）が、MBSR 非介入群よりも軽度であったことが報告されている（Carlson 2012）。

　生理的な変化としては、MBSR により、CD-4 リンパ球や NK 細胞の数が

増加したことが報告されている。また、一般的に、コルチゾールの増加がNK細胞の低下を引き起こすといわれているが、マインドフルネスによりコルチゾールが低下したことを多くの先行研究が報告している。これらの変化が、HIV患者の免疫機能向上に寄与している可能性が指摘されている（Robinson et al. 2003）。

⑼ 移植患者

　移植患者は、移植された臓器の機能が良好であっても、免疫抑制剤の副作用や、新たな合併症などの健康上の問題に苦しめられるため、不安や抑うつ、不眠などの症状を呈する頻度が高いといわれている。とくに、さまざまな免疫抑制剤に含まれるコルチコステロイドは不安やうつを悪化させる。また、移植患者に頻発するニューロパチーや骨粗鬆症は、睡眠障害を引き起こす。一方、うつ、不安、睡眠障害は治療コンプライアンスの悪さや死亡率に関与する。移植患者の場合は、薬物療法が非常に複雑であるため、患者のQOLを改善するための手法としては、非薬物療法が好ましく、その一つとして、マインドフルネスを用いたアプローチがあげられている。

　これまでに心臓、腎臓、肺、肝臓、膵臓のレシピエントにMBSRが施行されているが、睡眠の質が向上し、不安や抑うつ気分が改善したこと、QOLが向上し、その効果は、施行1年後も維持されたことが報告されている（Carlson 2012）。マインドフルネスによる不安やうつ、睡眠のコントロールが、将来的な患者の良好な予後にも寄与することが期待されている。

⑽ 皮膚疾患

　皮膚は、ストレスや、心理的な影響を受けやすい器官であることが知られている。皮膚疾患のなかでも、とくに、乾癬では、ストレスは重大な増悪因子と考えられている。自律神経は皮膚のターンオーバーのコントロールや、免疫系にも関与しているが、この自律神経がストレスにより乱れることで、皮膚のコントロールが悪化し、乾癬症状が増悪する。搔痒感など自覚症状の増悪により、さらにストレスが高まるという悪循環も生まれやすい。これまでに、乾癬患者で、MBSRやMBCTにより、乾癬症状およびQOLの改善

が報告されている（Carlson 2012）。

(11)その他

てんかん、多発性硬化症、hot flush、パーキンソン病、Prada-Willi 症候群、慢性疲労症候群、切迫性尿失禁、前庭機能障害など、多岐にわたる疾患で、マインドフルネスの身体面、心理面への効果が報告されている（Carlson 2012）。

マインドフルネスは身体疾患にどのように効果を及ぼしているのか？

(1)認知面の変化

通常の認知療法では、ネガティブな認知を同定して修正することが試みられる。しかし、マインドフルネスでは、ネガティブな認知を直接変化させたり、無理に抑えようとせず、そこから距離をおくことを目標としている。前述したように、身体症状を覚知した際、それにネガティブな評価をすると、回避的な対処行動や、症状を消失させるためのあらゆる努力をしがちになるが、それがかえって身体症状に対して注意が向きやすくなる傾向を生む結果となる。マインドフルネスにより、さまざまな内的・外的感覚や、そこから生じる認知を操作しようとせず、ありのままに受容できるようになることで、破局的な認知が低減し、症状を「何とかしようとしない」というスタンスが構築されることが推察される。

(2)情動面の変化

多くの先行研究で、マインドフルネスにより、抑うつ症状や不安症状、イライラ感、睡眠などの改善が認められている。この背景には、リラクセーションによるストレス知覚の低減だけでなく、自らの気持ちの変化への気づきが高まり、現実をありのままに受け止められるようになることで、ネガティブな認知と感情の悪循環が断ち切られ、情動をそのままにやり過ごすことができるようになることが考えられる。マインドフルネスを通して心理面の改善が得られることで、患者が自分の人生をコントロールしうるものととら

え、感情に振り回されず、適切なコーピング行動を取るようになる可能性も指摘されている（Carlson 2012）。

(3)行動面の変化

　人は、強いストレス状況下では、習慣化された行動様式のなかに閉じこもることによって、安定感や安心感を求めようとする。一方、新しい行動様式をとろうとする場合に、強い不安と抵抗が伴うために、積極性を喪失しがちである。マインドフルネスによる気づきの高まりと受容により、認知、情動面が変化し、症状の改善に自分から取り組もうとする行動が促進される。日常生活に呼吸訓練などが取り込まれること自体が行動変容と呼べるが、多くの先行研究では、それにとどまらず、食事、運動、服薬などのセルフケア行動が改善し、身体疾患のコントロールが良好になったことが報告されている。

(4)生理学的な機序

　ストレス刺激により、交感神経優位の防御反応が生じるが、その際、心拍数上昇、血圧上昇、消化器の運動や血流の低下、血糖上昇などが引き起こされる。また、視床下部－下垂体－副腎系の活動が亢進し、コルチゾールの分泌がなされ、これが免疫力の低下や血糖上昇などを引き起こす。マインドフルネスの実践により、ノルエピネフリンや交感神経活動が抑制されること、コルチゾール値が低下することが報告されており、さまざまなストレス反応が、患者のコントロール下に入りやすくなる可能性が指摘されている（Carlson 2012: Curiati et al. 2005: Sullivan et al. 2009: Lengacher et al. 2009）。さらに、近年では、さまざまな脳機能画像研究により、マインドフルネスによる前部帯状回皮質、前頭前野、側頭頭頂接合部などの変化が報告されている（大谷 2014）。これらは、注意、情動調整、身体感覚、自己体験などと関連する領域であり、マインドフルネスの効果が、科学的に証明されつつある。

おわりに

　これまで述べてきたように、マインドフルネスは、身体疾患患者の身体・精神の両面にわたり、幅広い利益をもたらす可能性が高い。また、身体疾患患者において、薬物療法は、高価であること、相互作用の問題など非常に複雑な調整を要すること、危険な副作用を呈する可能性もあることから、近年では、非薬物療法として、患者のセルフマネジメントの重要性が指摘されている。そのひとつの方法として、マインドフルネスは、効果的な手法と考えられる。

　マインドフルネスを用いた介入による悪影響の報告はなく、時間や場所を問わずに試行可能であるため、その受容性や治療完遂率も高い。セッション終了後も、実践は継続され、効果も長期的に保たれることが報告されている（Carlson 2012）。さらに、マインドフルネスを用いた介入により、身体疾患外来の受診患者数が大幅に減少したことも報告されており（大谷 2014）、マインドフルネスは医療コストの削減にも寄与する可能性がある。また、ビデオカンファレンスの有効性も報告されており（大谷 2014）、医療へのアクセスが不良な地域でも、マインドフルネスのプログラムを広めていくことが可能である。慢性疾患のみならず、プライマリケアの場でも注目されつつあるアプローチである。

　マインドフルネスが身体疾患そのものの改善をもたらすか否かについては、一貫した結果が得られていない。しかし、マインドフルネスの実践により、個々の身体症状および心理的な苦痛を適切に対処できるようになる、すなわち、コーピングのスキルが向上し、全体的な幸福や QOL がもたらされたという報告は多い。とくに、心身医学の場では、心理社会的要因が身体疾患の経過を大きく左右し得る。さまざまなストレス要因やそれに対する認知や感情をマネジメントする力を向上させ、よりよい治療のゴールに向かうための一助として、マインドフルネスが今後も幅広く活用されていくことを期待したい。

文献

American Psychiatric Association (APA) (1994), *Diagnostic and Statistical Manual of Mental Disorders*, 4th ed., American Psychiatric Press

Carlson, L.E. (2012), Mindfulness-based interventions for physical conditions: A narrative review evaluating levels of evidence, *ISRN Psychiatry*

Curiati, J.A., Bocchi, E., Freire, J.O., et al. (2005), Meditation reduces sympathetic activation and improves the quality of life in elderly patients with optimally treated heart failure: A prospective randomized study, *Journal of Alternative and Complementary Medicine*, 11, 465-472

Cusens, B., Duggan, G.B., Thorne, K., et al. (2010), Evaluation of the breathworks mindfulness-based pain management programme: Effects on well-being and multiple measures of mindfulness, *Clinical Psychology and Psychotherapy*, 17, 63-78

Daubenmier, J., Kristeller, J., Hecht, F.M., et al. (2011), Mindfulness intervention for stress eating to reduce cortisol and abdominal fat among overweight and obese women: An exploratory randomized controlled study, *Journal of Obesity*, 13

Gregg, J.A., Callaghan, G.M., Hayes, S.C., et al. (2007), Improving diabetes self-management through acceptance, mindfulness, and values: A randomized controlled trial, *Journal of Consulting and Clinical Psychology*, 75, 336-343

Hayes, S.C., Luoma, J.B., Bond, F.W., et al. (2006), Acceptance and commitment therapy: Model, processes and outcomes, *Behaviour Research and Therapy*, 44, 1-25

Hoffman, C.J., Ersser, S.J., Hopkinson, J.B., et al. (2012), Effectiveness of mindfulness-based stress reduction in mood, breast-and endocrine-related quality of life, and well-being in stage 0 to III breast cancer: A randomized, controlled trial, *Journal of Clinical Oncology*, 30, 1335-1342

Hughes, J.W., Fresco, D.M., van Dulmen, C. et al. (2010), Mindfulness-based stress reduction for prehypertension, *Psychosomatic Medicine*, 71, 23

Kabat-Zinn, J. (1990), *Full Catastrophe Living: Using the Wisdom of Your Body and Mind to Face Stress, Pain and Illness*, Delacourt

Kearney, D.J., McDermott, K., Martinez, M., et al. (2011), Association of participation in a mindfulness programme with bowel symptoms, gastrointestinal symptom-specific anxiety and quality of life, *Alimentary Pharmacology and Therapeutic*s, 34, 363-373

Lengacher, C.A., Johnson-Mallard, V., Post-White, J., et al. (2009), Randomized controlled trial of mindfulness-based stress reduction (MBSR) for survivors of breast cancer, *Psycho-Oncology*, 18, 1261-1272

Ljótsson, B., Andréewitch, S., Hedman, E., et al. (2010), Exposure and mindfulness based therapy for irritable bowel syndrome-an open pilot study, *J Behav Ther Exp Psychiatry*, 41, 185-190

Manikonda, J.P., Störk, S., Tögel, S., et al. (2008), Contemplative meditation reduces ambulatory blood pressure and stress-induced hypertension: A randomized pilot trial, *Journal of Human Hypertension*, 22, 138-140

Mularski, R.A., Munjas, B.A., Lorenz, K.A. (2009), Randomized controlled trial of mindfulness-based therapy for dyspnea in chronic obstructive lung disease, *J Altern*

Complement Med, 15, 1083-1090

大谷彰（2014）『マインドフルネス入門講義』金剛出版

Parswani, M.J., Sharma, M.P., Iyengar, S., et al. (2013), Mindfulness-based stress reduction program in coronary heart disease:a randomized control trial, *Int J Yoga*, 6, 111-117

Pbert, L., Madison, J.M., Druker, S., et al. (2012), Effect of mindfulness training on asthma quality of life and lung function: A randomised controlled trial, *Thorax*, 67, 769-776

Robinson, F. P., Mathews, H. L., Witek-Janusek, L. (2003), Psycho-endocrine-immune response to mindfulness-based stress reduction in individuals infected with the human immunodeficiency virus: A quasiexperimental study, *Journal of Alternative and Complementary Medicine*, 9, 683-694

Rosenzweig, S., Reibel, D. K., Greeson, J. M., et al. (2007), Mindfulness-based stress reduction is associated with improved glycemic control in type 2 diabetes mellitus: A pilot study, *Alternative Therapies in Health and Medicine*, 13, 36-38

Sullivan, M.J., Wood, L., Terry, J., et al. (2009), The support, education, and research in chronic heart failure study (SEARCH): A mindfulness-based psychoeducational intervention improves depression and clinical symptoms in patients with chronic heart failure, *American Heart Journal*, 157, 84-90

Vowles, K.E., McCracken, L.M. (2008), Acceptance and values-based action in chronic pain: A study of treatment effectiveness and process, *Journal of Consulting and Clinical Psychology*, 76, 397-407

慢性疼痛とマインドフルネス

安野広三
Kozo ANNO
九州大学病院心療内科助教

慢性疼痛とは

(1) 慢性疼痛の疫学

　慢性の痛みは身体・精神的苦痛や身体的・社会的・職業的機能の障害をきたし、患者のQOLを広く損なう。慢性疼痛のなかには筋骨格系の障害、神経系の障害、内臓疾患に由来するもの、あるいは器質的には明らかな原因を特定できないものなどさまざまな病態が含まれる。近年のわが国における大規模な国民の実態調査では慢性疼痛の保有率は国民の13.4％にのぼると報告され、社会的・経済的観点からも重大な問題であると考えられている。また、同調査では慢性疼痛を保有している人のうち約70％が医療機関を受診しているが、満足のいく痛みの緩和が得られたのは22.4％にすぎなかったと報告している（服部ほか 2004）。このように医療の現場全般において、通常の医学的な投薬、処置・手術、理学療法などによっても十分な痛みの改善が得られず、治療に難渋する多くの慢性疼痛患者への対応が課題となっている。

(2) 痛みの定義

　「慢性疼痛」について論じるときに、まずは「痛みとは何か」ということを確認しておく必要がある。痛みは国際疼痛学会では「痛みは組織の実質的あるいは潜在的な傷害に結びつくか、このような傷害を表す言葉を使って述べられる不快な感覚・情動体験である」と定義されている。これは、痛みが感覚のみならず、不快な情動も含む、感覚と感情の複合的な体験であるということを表している。このことは生物学的観点からも裏づけられる。末梢の侵害受容情報は脊髄、視床と上行し、皮質の体性感覚野にいたり痛みの識別的評価を行う外側系と、島皮質、帯状回、扁桃体を含む広範な領域に投射し痛みの情動的評価を行う内側系に大きくわかれている。痛みに感覚系と情動系の異なる経路があるという認識は、慢性疼痛を考えるときにきわめて重要である（細井 2008）。

⑶ **痛みの生物学的モデルから生物心理社会的モデルへの変化**

　このような痛みのとらえ方が、基礎医学系、臨床医学系、心理学系の研究者で大きなコンセンサスが得られるようになり、痛みの研究が大きく進歩した。現在、慢性疼痛は生物心理社会的因子の多因子が絡み合う複雑な病態と考えられるようになっている（Turk & Okifuji 2002）。痛みに影響している要因が顕在的な身体的損傷の程度のみでなく、抑うつや不安、恐れ、怒りなど感情的要因、痛みに対する信念や破局的な考え方などの認知的要因、対処行動、活動量のペース配分などの行動的要因、周囲の人の対応の仕方、社会的援助・保障の状況など社会的要因にまで及ぶことが示されている。また、近年、人間社会のなかで感じる、疎外感、孤独感、喪失感、不条理感などのいわゆる「心の痛み」と比喩されるような、より人間らしい複雑な感情も身体的痛みに影響することが示唆されている（Lieberman & Eisenberger 2009）。

慢性疼痛の心理社会的介入

⑴認知行動療法の応用

　このような痛みに対する考え方の変遷のなか、1980年代より医学的な身体的治療に十分反応しない慢性疼痛の治療において、痛みに影響を与えている心理社会的要因を変容させることを目的に認知行動療法が応用されるようになり、大きな成果をあげてきた（Turk et al. 1983）。痛みに対する否定的な考え方や信念を認知再構成によって、適応的なものに修正したり、痛みの対処技術やストレスマネジメントの技法を身につけたり、目標設定しそれに取り組んだり、運動やリラクセーション訓練に取り組んだりすることが、重要な治療的な要素と考えられ、それを援助するように構成されている。海外では慢性疼痛に対して医師・理学療法士・看護師・リハビリテーション・臨床心理士などが連携して包括的に治療にあたる学際的な治療プログラムも広く行われるようになっているが、そのなかには認知行動療法の要素がほぼ必ず含まれており、学際的な治療の中心的な役割を果たしている（Scascighini et al. 2008）。

(2)従来の認知行動療法の問題点

　慢性疼痛の治療として認知行動療法の有効性が示され、その適用が普及していくとともに、その効果や長期予後に関する報告も増えていった。しかし、それらの知見が蓄積されていくにしたがって、次第にその効果は当初考えられたほど高いものとはいえず、とくに長期的な予後についてはその効果は限定的であるということが指摘されるようになってきた（Eccleston et al. 2009）。また、認知行動療法による効果機序の検討において、アウトカムの改善を媒介する要因として考えられていた否定的認知・信念の修正や痛みへの対処技術の向上・維持などが、必ずしも痛みやその耐性、気分や行動面での改善を説明せず、それどころか、ときにはそれらの取り組みが、かえってアウトカムの悪化につながるという研究結果も報告されるようになった。そのため、慢性疼痛に対する認知行動療法の効果機序に関する理論的背景の妥当性にも疑問が投げかけられるようになってきた（McCracken & Vowles 2014）。

変化・コントロールから受容ベースのアプローチへ

(1)慢性疼痛への新しいアプローチ

　認知行動療法を含む多くの慢性疼痛の治療的介入が痛みやそれに伴う思考や気分、機能障害をコントロールするという目標を含んでいる。しかし、それらをコントロールするという方略は、それが達成され長期的に生活の機能が改善する場合はよいが、すぐには変化が得られない状況ではかえって問題を引き起こすことがしばしばある。たとえば、痛みのコントロールがうまくいかないにもかかわらず受診や処置などによるコントロールの試みに多くの時間と労力を犠牲にしていたり、鎮痛のための薬剤や処置の副作用に苦しめられたり、答えの出ない原因探しに悩み続けたり、痛みを取り除く努力のために健康、交友関係、家族関係、仕事など他の人生の重要な領域を犠牲にしてしまうことなどがあり、かえって問題を引き起こす可能性があることも指摘されている（McCracken et al. 2004）。

　近年、慢性疼痛への適応において、慢性疼痛のアクセプタンス（受容）と

いう概念の重要性が唱えられるようになった。慢性疼痛のアクセプタンスとは、痛みやそれに伴う心理的苦痛に対する有効でない回避とコントロールの試みを減らし、そのかわりに痛みはあっても価値ある行動に関与し、個人的な目標を探求することに焦点をあてることという認知行動的特徴とされている（McCracken 1998）。痛みやそれらに伴う心理的苦痛などの体験に対して、その存在自体を問題視しそれの変容を目指すことを前提とせずに、それらが存在していることを受け入れ、それ自体を変えるのではなく、それらに対してどう反応するかということを変えていくという立場に立つ新しい治療モデルとしてマインドフルネス／アクセプタンスに基づくアプローチが注目されるようになってきた。慢性疼痛に対するそのようなアプローチとして構造化されたプログラムである Mindfulness-Based Stress Reduction（MBSR）と Acceptance and Commitment Therapy（ACT）が適用され始めた。

(2) Mindfulness-Based Stress Reduction；MBSR

　MBSR は、マインドフルネス瞑想の実践を中心に構成された集団プログラムで、慢性疾患とくに慢性疼痛の患者のストレス低減を目的に1970年代に医療領域で臨床応用され始めた。標準的なプログラムは、週1回2時間のセッションと、1日45分程度の瞑想を中心とした日々のホームワークからなり、これを8週間行う。とくに日々のマインドフルネス瞑想の実践が重視される。全身の身体感覚に順次マインドフルな気づきを向けていくボディスキャン、呼吸などの感覚に注意を向けながら、同時に思考などにさまよいだす心の体験にも非判断的に気づきを向ける坐瞑想、動きを伴う体の感覚にマインドフルな気づきを向けながら行うヨガや五感に丁寧に注意を向け日常活動を行う訓練などから構成されている。マインドフルネス瞑想を通じて、「非判断的な気づきによって特徴づけられる注意の向け方」、「内的、外的体験をあるがまま受容する態度」「衝動的ではない、注意深い気づきを伴った行為」などが育まれていく。

　ボディスキャンや坐瞑想のワークでは、自ら積極的に痛みの感覚に対する暴露を行いながら、なおかつその体験に対して破局的な認知・情動的反応、即時的な行動を起こさないという在り様が繰り返し訓練される。それを通じ

て、痛みに対する恐怖などの感情的苦痛や破局的思考、非適応的な行動反応が減少し、痛みに対するアクセプタンスが促進される。また、瞑想のなかで移りゆく思考や記憶、感情をマインドフルな気づきのなかで観察することを続けることで、思考や記憶、感情を現実とは区別して、単なる心の出来事としてとらえるという在り様（脱中心化）も発展する。それにより、痛みに反応して起こるネガティブな解釈や予想、不安や恐怖などを客観的に距離を置いてとらえられるようになり、それらからくるネガティブな影響を減少させることにつながる。また、注意の制御力を高めることを通じて痛みへのとらわれを軽減し、「今ここ」の有意義な日常生活へ注意を集中することを促進する。

(3) Acceptance and Commitment Therapy；ACT

ACT は臨床行動分析を基盤として開発された第三世代と評される認知行動療法の一つであり、MBSR とはその発展してきた経緯は異なるが、マインドフルネスの要素や痛みのアクセプタンスの発展を目指すという側面では、その基本コンセプトにおいて同様の要素を含んでいると考えられる。ACT は人生において避けられない不快な感覚、思考、記憶、感情などに対して、効果的でないコントロールや回避の方略を手放し、むしろそれらを防御することなしにそのまま体験するという在り方を発展させることを援助する。そのために必要な要素としてマインドフルネスとアクセプタンスのプロセスの発展が重視されている。ACT では定型的な瞑想のワークを行うことを必須としていないが、さまざまなエクササイズやメタファーを用いて、それらの発展を援助していく。また、ACT では個々の「人生の価値」を明確化し、そのために必要な行動にコミットしていくというプロセスも重視されている。

　慢性疼痛のような当面は避けることのできない痛みの感覚やそれに必然的に随伴するつらい思考や感情をコントロール・回避しようとする努力は、かえってそれらに関連する苦悩を拡大させる。さらに、そのようなコントロールと回避のための格闘に日常の労力と時間を消費し続けることで日々の生活は痛みに支配され、有意義でいきいきとした生活から遠ざかってしまう。痛

みやそれに伴う心理的苦痛をありのまま体験することで、それらとの格闘から派生する苦悩の拡大から自由になることができる。そして痛みとの格闘に日々の労力を使うのではなく、痛みがあっても、自分の人生の価値に沿った活動に取り組み続けることに全力を尽くし、価値のある日々を送られるようにすること目指す。

⑷慢性疼痛への MBSR ／ ACT のエビデンス

慢性疼痛に対する MBSR および ACT などのマインドフルネス／アクセプタンスに基づく介入の最近のシステマティックレビューでは、慢性疼痛の介入効果を測定するアウトカムである、痛みの強度、抑うつ・不安症状、身体的機能障害、生活の質において軽度～中等度のエフェクトサイズの改善が認められることが示された（McCracken & Vowles 2014）。

個々の研究の結果をみると、痛みの強度や抑うつにおいては効果のエビデンスは一定しない傾向があったが、痛みに対するアクセプタンス、生活のなかでのストレス、生活の質などの改善は多くの研究で示された。これらのアプローチの基本コンセプトからして、避けられない痛みやネガティブな気分などの不快な体験に対し、それそのものを変化させることを目的としておらず、それらを受け入れて、それらとの格闘を手放し、そのかわりに価値ある毎日を送ることに集中するという行動面や生活の質の変化を重視しているということを考えると、妥当な結果といえるかもしれない。

最近の研究では、マインドフルネス／アクセプタンスに基づく介入の効果は従来の認知行動療法と比較しても、より大きな効果を示し、その効果もより長期間維持されるという結果がいくつか報告されているが、対照群が頭痛、腰痛などの筋骨格系の疼痛、線維筋痛症、リウマチ疾患など多様であり一定ではないこと、サンプルサイズが比較的小さいこと、他の介入による対象群が厳格に設定されているものが少ないことなどの弱点があり、結論的なことを示すにはまだいたっていない。今後の質の高い研究の蓄積が待たれる。しかし、これまでのところ、少なくとも従来の認知行動療法と同等の効果があることが示唆されている。

現在、慢性疼痛のスタンダードな心理社会的介入は、これまでの膨大なエ

ビデンスから従来の認知行動療法が主流であるが、それに対して反応が得られない患者群に対して、マインドフルネス／アクセプタンスに基づくアプローチは従来の認知行動療法の代替となる介入としての可能性をもっている。従来の認知行動療法と比較して、より効果的に作用する患者群の特性についての検討も今後の重要な課題である。この点についての検討はまだあまりされていないが、ある関節リウマチ患者を対象とした研究では、再発性のうつ病を有する患者群では、マインドフルネス／アクセプタンスに基づく介入が、従来の認知行動療法と比較してより効果的に作用したという結果であった（Zautra et al. 2008）。その理論的背景より、マインドフルネス／アクセプタンスに基づく介入は、痛みや心理的苦痛など避けがたい嫌悪的な体験を回避する傾向がより強い特性をもつ患者群に効果的に作用する可能性が考えられている。この特性をもつ群はさまざまな心理行動的問題を抱えやすい群といえるかもしれない。

(5) 慢性疼痛におけるマインドフルネス／アクセプタンスに基づく介入の効果機序についての実証的研究

　マインドフルネス／アクセプタンスに基づく慢性疼痛に対する介入の効果を示す研究は多数ある一方で、その改善のメカニズムが心理学的に説明されている仮説と一致するのかという実証的研究はまだ少ないが、最近少しずつその知見が蓄積され始めている。

　慢性疼痛患者群へのこれらの介入により、マインドフルネスの特性、慢性疼痛のアクセプタンスが促進されるが、それらの増加は、より大きな不安・抑うつの軽減、より大きな身体機能の改善と相関し、その関係は痛みの強さとは独立していたということが報告されている（Veehof et al. 2011）。また、慢性疼痛のアクセプタンスはより低い痛み強度、より高い身体的機能、よりよい就労状況、より低い痛みに関連する恐怖／回避、より低い抑うつや不安、より高い生活満足度などを予測するということが示されている（McCracken et al. 2005）。

　慢性の痛みに影響する因子として、痛みに対する破局的な認知・情動的反応（破局化）の重要性が指摘されている。破局化は、痛みのことを繰り返し

考える「反すう」、痛みを自分にとってより大きな脅威としてとらえる「拡大視」、痛みに対して自分は無力であるという「無力感」などが中心的な要素とされている。これまでの研究で痛みの破局化は、より強い痛み強度、より高度の機能障害や抑うつや不安との関連が示されている。また、破局化が強いほど、救急受診や治療的要求などの疼痛行動が増え、治療関係の悪化や治療介入に対する反応性も悪くなることも示唆されている。

　マインドフルネス瞑想の実践により、痛みに対する破局化が減少することがこれまで示されている。これは痛みの評価・解釈をより望ましいものに変えるという認知再構成によるものではなく、評価・解釈そのものをしないという在り様によってもたらされると考えられている。

　これを支持する脳機能の研究として、長期の瞑想経験者と未経験者に対して痛み刺激を与えたときの反応の違いを検討したものがある。それによると、マインドフルな態度をとったとき、両者で痛み強度の自覚に差はないが、瞑想実践者で痛みの不快感・予期不安がより低下した。脳の反応においては、瞑想実践者では未経験者に比して、痛み知覚に関連する領域である感覚野や後部島皮質はより強く反応し、逆に認知に関連する領域である前頭前野の反応は減少していた。これは、認知再構成、気ぞらし、プラセボ効果などの認知領域の活性化により痛みの知覚領域の活性を緩和させるトップダウン制御の反応とは異なっており、疼痛感覚にむしろ注意集中し、その体験への非判断的・受容的態度をとることで予期や不快などの反応を減少させていることを反映していると推察される（Gard et al. 2012）。

　慢性の痛みと心理社会的要因との関係を考えるとき、痛みそのものや、痛みに関連する認知・情動・行動的な問題が、心理的苦痛、機能障害、生活の質に影響を与えるだけではないことを考慮する必要がある。痛みとは独立してある心理社会的要因が痛みや機能障害へ悪影響をおよぼすという方向性を考慮することも重要なのである。たとえば、もともとある心理的苦痛を生みやすい認知・行動特性、ストレス耐性の低さ、家庭や学校・職場などの対人関係上のストレス、社会的孤立、虐待歴や事故・犯罪被害などの心的外傷の存在、うつ病や不安障害などの精神疾患の併存などさまざまな要因が、痛みや機能障害へ悪影響を与えていることが示唆されている。マインドフルネス

／アクセプタンスに基づくアプローチは、痛みの問題とは別に独立してある心理社会的問題を改善させることを通じて、痛みに関連するアウトカムへ作用している可能性も考えられる。この作用の方向性に関しては実証的な研究はまだほとんどないが、臨床場面ではそれを実感することも多い。

実際の臨床的経験からの考察

(1)慢性疼痛重症例に認められる認知行動特性

　慢性疼痛患者に対するマインドフルネスの有用性は臨床的にも実感するところではあるが、症例によっては、とくに重症例ではその適用に難しさを感じることも少なくない。重症の慢性疼痛患者のなかには痛みの緩和を求めて、数十件におよぶ医療機関や民間の治療院などを渡り歩き、通常考えられる治療をすべて受けてきたが効果がなかったという患者も稀ではない。そのような難治性で高度の痛みや生活機能障害を伴う慢性疼痛の代表的な例として、原因不明の全身痛を主訴とする線維筋痛症などがある。このような重症例にマインドフルネスに基づくアプローチを用いようとする際、それを難しくするいくつかの特徴的な特性にしばしば遭遇する。それらのいくつかについて述べてみたい。

　まずはじめに、線維筋痛症患者など慢性疼痛の難治例によく認められる認知行動特性として徹底性、強迫性、完璧主義、目的志向・問題解決への執着する傾向がある（村上ほか 2014）。曖昧さ、不完全・不確定なことに耐えられず、結論や解決を保留したり、しばらく流れに身を任せたりということが非常に苦手である。仕事や家事などに対しても疲れを押して徹底的に行う傾向がある。このような傾向が非常に強い人々が"原因を特定することができない、すぐに解決しない慢性の痛み"を有した場合、「なぜよくならないのか？」、「何かもっといい方法があるのでは？」、「努力が足りないのでは？」と徹底的に追求し始める。しかし、それら問題は即時的に解決しないので、さらなる解決への追求を続けることになる。その悪循環のなかで、焦り、苛立ち、落ち込み、破局的思考などを募らせ、心身ともに緊張・疲弊し、それらが痛みへ悪影響をおよぼし続ける。また、解決の努力として過剰なリハビ

リや服薬、処置に走り、かえって身体的状況を悪化させたり、ドクターショップを繰り返し、医療との関係を悪化させたりしていることも少なくない。いわゆる「問題解決の努力が、問題を生み出している」状態となり、抜け出せないパラドックスに陥ってしまう。

このような例には、マインドフルネスで育まれる「物事に対してあわてて反応しない在り様」が問題解決の努力を保留するために非常に重要になってくる。しかし、マインドフルネス導入初期に困難な時期が訪れる。まず、瞑想中に「この取り組みは何の意味があるのか？」、「痛みとどう関係するのか？」など、意味づけや正解、結果の予想について突き詰め始めることが非常に多い。それをすればするほど、心はさまよい、焦点を当てている呼吸や身体感覚に注意が戻らなくなる。それを訓練の「失敗」と即座に意味づけし、今度は「なぜうまくいかないのか？」「この取り組みは自分に本当にふさわしいのか？」「こんなことで痛みがよくなるのか？」などの答えを探し始め、焦り、苛立ち、瞑想の取り組みに対する嫌悪感を募らせていく。その結果、「これは自分には合わない」と早々に結論づけ、瞑想の取り組みを中断してしまうことも少なくない。こういう例に、「考えていることを気づいた時点で、考え続けるのをやめ、そのまま放っておく」ように促すと、「強い不全感のようなものを感じて耐えられない」、「そんな曖昧なことをしたら後で大変なことになる」、「いい加減な人間になってしまう」という趣旨の背後にある信念や思い込みを語られることも少なくない。このような例にマインドフルネス瞑想の継続を促すのはかなりの配慮と粘り強さが必要である。しかし、何とか継続することができれば、やがて「問題解決や答え探しをいったん保留しておく」ということが次第にできるようになり、それまでの悪循環から抜け出し、心身の疲弊が緩和されていく。

(2)失感情症・失体感症傾向への対応

次にあげられる特徴として、治療抵抗性で重症の慢性疼痛患者は、自身の内的体験、とくに感情や身体感覚に注意が向かず、それを観察・描写することに困難さを抱えていることが少なくない。心身医学の領域では失感情症・失体感症と呼ばれている特性で、苦痛を伴う記憶や感情、それに伴う身体感

覚を体験することを回避するために、それらを「抑圧」する心理機制が働いている状態である。このような特性をもつ背景には過酷な生活史のなかで、さまざまな苦境を自身のつらい内的体験を抑圧することで乗り切って生きたという背景があることが多い。

これまでの研究では、失感情症は慢性疼痛や精神医学的な問題の増悪に関連していることが示唆されている（Shibata et al. 2014）。患者が本来抱えている怒りや罪悪感、劣等感、悲しみ、孤独感などつらい感情が意識化されないため、それを引き起こしている状況を解消するための対処行動を起こすことができず、長期的にその感情に苦しめられることになる。しかし、自身はそれらの感情を意識化できないため、何が苦しいのかが理解できず、痛みなどの身体症状の増悪という形でのみ自覚されることも多い。このようなプロセスが治療抵抗性の慢性疼痛の経過に関与していることは臨床的にはしばしば経験される。

このような患者にマインドフルネス瞑想を実施すると、当初は「今体験している身体感覚、思考、感情に意図的に気づく」ということがどういうことなのかを理解してもらうことが難しいことが多い。しかし、気づくということを体験的に理解し始めると、それとともに徐々に抑圧していた苦痛を伴う記憶や感情、思考、身体感覚の存在にも気づき始める。それらには、虐待やいじめ、犯罪被害などの外傷的な記憶、未解決な家族間の葛藤、現在進行中の対人関係や生活上の問題などに関するつらい感情やイメージ、思考、身体感覚などさまざまなものがある。それらによりはっきり気づくようになると、非常に強い苦痛、混乱を引き起こし、強い拒絶感により瞑想の継続が困難になることがある。パニックなどのあまりに強い反応を起こす例や動機づけの低い例は、瞑想のワークの継続が難しくなるため、実践時間やメニューの調整はもとより、ときには休止も必要になる。この時期には、痛みや感情的苦痛はむしろ増悪することが多い。これらの時期を乗り越えるにはやはりマインドフルネスの取り組みで育まれる体験への気づきや脱中心化、アクセプタンスが重要になる。このような例では、マインドフルネスの取り組みは、心的外傷や人生の未処理の問題の解消、傷ついた自尊心の回復などが中心的なテーマになり、痛みの治療は副次的なものという様相を呈すことも多

い。

(3) 取り組み困難例へのオーダーメイドの対応

　治療抵抗性で高度の痛みや機能障害を呈する慢性疼痛患者は、ある意味、マインドフルな生き方と反対の生き方をしているように思えることが多い。その分、それらの患者にとってはマインドフルネスを体験的に理解することは難しい作業になる。ある意味、最もマインドフルネスを必要としている一群が、最もマインドフルネスの発展への取り組みが困難な一群といえるかもしれない。このような患者群においてはMBSRなどの構造化されたプログラムの範囲内では十分な対応が難しいかもしれない。そのエッセンスは残しながらも、個々の患者によって治療構造や時間や内容の調整などオーダーメイドの対応が必要になると思われる。

文献

Eccleston, C., Williams, A. C. & Morley, S. (2009), Psychological therapies for the management of chronic pain (excluding headache) in adults, *Cochrane Database of Systematic Reviews*

Gard, T., Hölzel, B.K., Sack, A.T., Hempel, H., Lazar, S.W., Vaitl, D., Ott, U. (2012), Pain attenuation through mindfulness is associated with decreased cognitive control and increased sensory processing in the brain, *Cerebral Cortex*, 22, 2692-2702

服部政治・竹島直純・木村信康・山本一嗣・水谷明男・野口隆之（2004）「日本における慢性疼痛を保有する患者に関する大規模調査」『ペインクリニック』25(11), 1541-1551

細井昌子（2008）「心因性慢性疼痛」『治療』（特集：慢性疼痛診療ガイド）90(7), 2063-2072

Lieberman, M.D. & Eisenberger, N. (2009), Pains and pleasures of social life, *Science* 323, 890-891

McCracken, L.M. (1998), Learning to live with the pain: Acceptance of pain predicts adjustment in persons with chronic pain, *Pain*, 74(1), 21-27

McCracken, L.M., Carson, J.W., Eccleston, C. & Keefe, F.J. (2004), Acceptance and change in the context of chronic pain, *Pain*, 109(1-2), 4-7

McCracken, L. M. & Vowles, K. E. (2014), Acceptance and commitment therapy and mindfulness for chronic pain, *American Psychologist*, 69(2), 178-187

McCracken, L.M., Vowles, K.E. & Eccleston, C. (2005), Acceptance-based treatment for persons with complex long standing chronic pain: A preliminary analysis of treatment outcome in comparison to a waiting phase, *Behaviour Research and Therapy*, 43, 1335-1346

村上正人・金外叔・松野俊夫・小池一喜・三浦勝浩・丸岡秀一郎・江花昭一（2014）「線

維筋痛症と精神疾患の comorbidity について」『心身医学』54(11), 1010-1019
Scascighini, L., Toma, V., Dober-Spielmann, S. & Sprott, H. (2008), Multidisciplinary treatment for chronic pain: A systematic review of interventions and outcomes, *Rheumatology*, 47(5), 670-678
Shibata, M., Ninomiya, T., Jensen, M.P., Anno, K., Yonemoto, K., Makino, S., Iwaki, R., Yamashiro, K., Yoshida, T., Imada, Y., Kubo, C., Kiyohara, Y., Sudo, N. & Hosoi, M. (2014), Alexithymia is associated with greater risk of chronic pain and negative affect and with lower life satisfaction in a general population: The Hisayama Study, *PLoS ONE*, 9(3), e90984
Turk, D.C., Meichenbaum, D. & Genest, M. (1983), *Pain and Behavioral Medicine: A Cognitive-Behavioral Perspective*, Guilford Press
Turk, D.C. & Okifuji, A. (2002), Psychological factors in chronic pain: Evolution and revolution, *Journal of Consulting and Clinical Psychology*, 70(3), 678-690
Veehof, M.M., Oskam, M.J., Schreurs, K.M.G. & Bohlmeijer, E.T. (2011), Acceptance-based interventions for the treatment of chronic pain: A systematic review and meta-analysis, *Pain*, 152(3), 533-542
Zautra, A.J., Davis, M.C., Reich, J.W., Nicassario, P., Tennen, H., Finan, P., Kratz, A., Parrish, B. & Irwin, M.R. (2008), Comparison of cognitive behavioral and mindfulness meditation interventions on adaptation to rheumatoid arthritis for patients with and without history of recurrent depression, *Journal of Consulting and Clinical Psychology*, 76(3), 408-421

感情調節が困難な患者へのマインドフルネス
―弁証法的行動療法に基づくグループ実践―

宮城 整
Tadashi MIYAGI
医療法人社団碧水会長谷川病院活動療法科科長

山崎さおり
Saori YAMAZAKI
医療法人社団碧水会長谷川病院活動療法科

はじめに

　人は怒り、恐れ、不安、罪悪感などの強い感情に圧倒されると、理性的に物事を考え理解することが困難になり、そのつらさに対処するための行動がうまく機能しないと、かえって辛い感情が増幅してしまうことがある。このような感情調節が困難な状態から抜け出るために、パーソナリティ障害、摂食障害、発達障害などの問題を抱える患者に対して、当院では弁証法的行動療法（Dialectical Behavior Therapy; DBT）を活用したスキルアップグループを行っている。そこでの参加者は、より効果的に自分の感情を調節し、対人関係を改善できるようになるために、マインドフルネスをはじめとしたさまざまなスキル練習に取り組んでいる。

　本稿では、DBT を活用して感情調節困難な患者への支援を行っているスキルアップグループの実践とこのプログラムにおけるマインドフルネス・スキル（Mindfulness Skills）についてのグループ参加者の反応について報告する。

弁証法的行動療法の概要

　DBT は、自殺行動、自傷行動の激しい患者のための包括的治療法として、リネハン（Marsha M. Linehan）により開発された認知行動療法である。境界性パーソナリティ障害（Borderline Personality Disorder; BPD）の治療効果に関する科学的エビデンスが報告されており、ほかにも摂食障害（Safer, Telch & Agras 2001）、薬物依存（Linehan, Dimeff, Reynolds, Comtois, Shaw-Welch, Heagerty et al. 2002）、高齢者のうつ（Lynch, Morse, Mendelson & Robins 2003）などでも効果が報告され、BPD のみならず感情調節不全に関連した幅広い疾患に対する治療法として応用されるようになってきている。

　DBT には、BPD に対する介入効果を高めるための特徴として、従来の認知行動療法のように変化を重視する一方で、これを犠牲にすることなく同時

に（ときには逆説的にもなる）出来事や状況をありのままに徹底的に受容することも重視していることがあげられる（大野 2005）。この相反する、「変化」と「受容」をひとつの治療システムに統合するために、「弁証法」が組み込まれている。弁証法的世界観は、DBT の理論を規定し、実践の基礎となるものである。

　また、DBT は生物社会理論に基づいており、Linehan（1993a）によれば、BPD は基本的に情動制御システムの障害であり、それは本人の生物学的傾向（感情的脆弱性）と社会的影響（非承認的な環境）の相互作用が繰り返されて生じると考える。そのため、DBT では、「承認」する戦略と、感情調節機能不全を回復していくためのスキル訓練などの「問題解決」戦略が中核となる。

　標準化されている DBT は、次の4つが組み込まれた包括的プログラムである。
①週1回2時間30分行われるスキルトレーニンググループ
②週1回の個人療法
③スキルの般化を促すための電話相談
④治療者のための週1回のコンサルテーションミーティング

スキルトレーニングと当院のスキルアップグループについて

　Linehan は DSM-Ⅳ の BPD の9つの診断基準を、情動の制御不全、対人関係の制御不全、行動の制御不全、認知的機能不全、自己の機能不全という5つの調節機能の不全として再編した。スキルトレーニンググループはそれらの改善に向けて感情調節スキル（Emotion Regulation Skills）、対人関係保持スキル（Interpersonal Effectiveness Skills）、苦悩耐性スキル（Distress Tolerance Skills）、マインドフルネス・スキルの4つのスキルを身につけるために構造化されたプログラムである。マインドフルネス・スキルはそれらのスキルのなかでもとくに重要なコア（中核的）スキルとして位置付けられている（表1）（遊佐 2010）。

　Linehan（1993b）によれば、標準版 DBT のスキルトレーニンググループ

表1 DSM-Ⅳ-TR 境界性パーソナリティ障害診断基準のLinehanによる再編とDBTスキル

(1) DSM-Ⅳ-TR	(2) Linehanによる再編	(3) DBTスキル
①見捨てられることを避けようとするなりふりかまわない努力 ②人に対して不安定で激しい対人関係様式 ③同一性障害：著名で持続的な不安定な自己像または自己感 ④自己を傷つける可能性のある衝動性 ⑤自殺の行動、そぶり、脅し、または自傷行為の繰り返し ⑥顕著な気分反応性による感情不安定性 ⑦慢性的な空虚感 ⑧不適切で激しい怒り、または怒りの制御の困難 ⑨一過性のストレス関連性の妄想様観念または重篤な解離性症状	①感情の調節機能不全 （抑うつ・不安・イライラ感に苦しむ、怒りと怒りの表出に問題を抱える：(1)の⑥と⑧） ②対人関係の調節機能不全 （対人関係が混沌としていて(1)の②、激しく問題点が多いが解消できず見捨てられないよう努力する：(1)の①） ③行動の調節機能不全 （自殺の脅し・自殺類似行動・自傷・衝動的行動：(1)の④と⑤） ④認知的調節機能不全 （離人症・解離・妄想などがストレスが高まると現われる：(1)の⑨） ⑤自己の機能不全 （自己感覚がない・空虚感など：(1)の③と⑦）	①感情調節のスキル ②対人関係のスキル ③つらさに耐えるスキル（危機対処スキル） ④マインドフルネス・スキル

遊佐（2010）より

は各8週間の感情調節スキル、対人関係保持スキル、苦悩耐性スキルのモジュールを毎週2時間半のプログラムとして実施する。8週間の前半2週間はマインドフルネス・スキルを扱う。さらに毎回初めの数分間はマインドフルネス・スキルの訓練を行っている。全体としては3つのモジュールをそれぞれ8週かけて行うので、1クール24週間（半年）かかるが、スキルの学習と般化をより促すために2クールの参加が勧められている（図1、表2）。

さて、標準版DBTを日本で実践することは、現在の医療経済制度の基では非常な困難を伴う。しかし筆者らは、日本での適用を検討し、実践するためにさまざまな工夫を施し、DBTのスキルトレーニングを基に「スキルアップグループ」を立ち上げた（遊佐・山崎・向坂・川口・伊藤 2007）。現在、入院グループ・外来グループ・入院と外来の混合グループの3グループを実施している。標準版DBTとの比較は表3のとおりである。

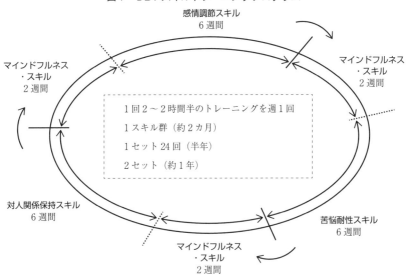

図1 DBTスキルトレーニングプログラム

表2 スキルアップグループセッションの流れ

①マインドフルネスワーク（呼吸、ボディスキャン、五感のワークなど）
②宿題報告（前回の課題について振り返る）
③新しいスキルの紹介
④宿題の確認
⑤感想・フィードバック用紙の記入

感情調節困難について

　スキルアップグループに参加している患者は、「自分でもこんなに怒ることではないとわかっていても止められず大切な人を責めてしまい、そんな自分が毎回嫌いになる」、「よくないとわかっていても自分を傷つける以外に楽になれる方法がわからない」、「自分は変なんだ、ダメだと思い、つらくなっ

表3 グループの構造——標準DBTとスキルアップグループ（外来・入院）の比較

	標準DBT	外来	入院
時間	2時間30分	2時間	1時間45分
期間	1クール24回 （1モジュール8回×3）	1クール24回 （1モジュール8回×3）	1クール15回 （1モジュール5回×3） ＊入院期間により参加回数は異なる
個人面接	週1回・1時間	診察・カウンセリングでフォロー[1]	診察・Nsでフォロー
電話	24時間	なし[1]	Nsが対応
治療チームミーティング	週1回・3時間	Gr前後[2]	Gr前後[2]

1) 必要な場合は、OTスタッフ、スキルアップグループスタッフが適宜相談に応じる
2) グループリーダーのみでの振り返り

てどうにかしたいと思うけど、どうしたらいいのかわからず、消えたくなってしまう」など、感情を調整したいがうまくいかないためにさまざまな辛さを訴える。

　患者がどのように感情調節で困難になってしまうのか、より理解を深めるため、以下に例を用いて説明する。この例は、特定のケースではなく、これまで臨床で出会ったさまざまなケースをもとに創作したものである。

《例：A子の場合（図2）》

　A子は日頃から、「主婦だから、母親だから、家事や育児を完璧にこなさなければならない」と強く思って生活していた。ある日、A子は予定の家事がこなせず、「私はダメな主婦だ」と、自己嫌悪や恥の感情を抱いてひどく落ち込んでいた。そんなとき、子どもが言われたとおりにおもちゃを片付けなかったことにより、A子は「子どももダメな私の言うことは聞かない」と、強い悲しみと怒りが込み上げ、咄嗟に子どもを叩いてしまった。その直後、後悔が押し寄せ、「やっぱりダメな最低な母親だ」という自分を責める考えが次々浮かび、悲しみ、恥、自己嫌悪の気持ちに圧倒されてしまった。

　その後、帰宅した夫に、優しい言葉をかけて救ってほしいと思ったのだが、うまく言い出せず、辛い気持ちを抱えたまま「誰も私をわかってくれ

感情調節が困難な患者へのマインドフルネス　241

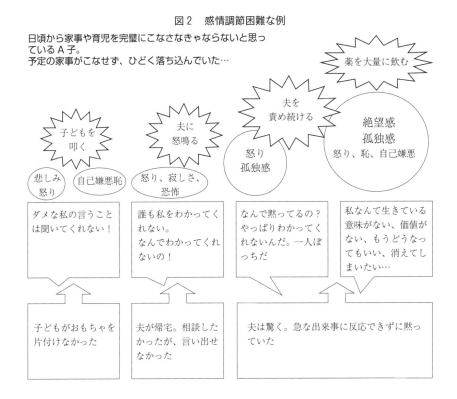

図2　感情調節困難な例

ない。私一人ではやっていけない」という思いで、寂しさや恐怖を抱き、「なぜわかってくれないの」と強い怒りも沸き起こり、夫を怒鳴りつけてしまった。何も知らない夫は驚き、急なことで反応できずにいると、A子の怒りや孤独感など辛い感情はますます強まり、夫を責め続け、自分のこともそれ以上に責め、「私なんて生きている意味がない、価値がない、もうどうなってもいい、消えてしまいたい」という思いに圧倒されてしまった。そして、その思いになす術もなく、衝動的に薬を大量に飲むという行動をとってしまう。

このように、感情調節が難しい患者は、その感情に圧倒され、自分の感情や思考、行動、他者の反応をあるがままに知覚することが困難になる場合が多い。また、「自分はダメな人間だ」「～すべきだ」などの価値判断的な考え

が強まったり、過去の辛い体験を想起したり、未来に不安を募らせたりして、より目の前の現実を見失ってしまい、効果的な対処ができなくなってしまう。そうして、感情調節がさらに困難になるという悪循環へとつながってしまうことが多く見られる。

マインドフルネス・スキルについて

　上記のように、患者は感情調節が困難な状態のときには、立ち止まって現実をあるがままに受け入れることが困難であり、問題解決に向けて動き出すことが難しい。Linehan は、マインドフルネス・スキルは「"今、ここで"に注目すること、善悪の判断を容易にしない態度をとること、できていること、できることに注目することなどを含むスタンス」を指すと述べ、DBT における重要な受容的介入法をより明確にするものと説明している（遊佐 2007）。スキルアップグループでは、「マインドフルな状態とは、今自分が何を考え、感じ、どんな行動をしているのか、周囲で何が起こっているかに意識を働かせている状態」と説明している。そして、その状態でいられると、ストレスフルな状況下でも、自分の感情や考えに圧倒されることなく、そうした感情や考えを持つ自分に気づき、それを受け入れたうえで、その状況でどうしたらよいのかを考えて対処できるようになると伝えている。
　以下に、DBT におけるマインドフルネス・スキルの習得方法を紹介する。

(1) 3つの心の状態

　DBT では、「感情的な心（emotion mind）」「理性的な心（reasonable mind）」「賢い心（wise mind）」の3つの主要な心の状態を提示している（Linehan 1993b）。「感情的な心」とは、精神的に興奮している状態、論理的思考が困難な状態であり、感情が思考や行動に大きく影響を与える状態である。「理性的な心」とは、理性的・論理的に考えることができ、問題解決に向けて冷静に取り組める状態である。「賢い心」とは、「感情的な心」がもたらす情緒的経験と「理性的な心」がもたらす論理的分析のバランスを図り、さらに直観的理解を加えた統合された心の状態である。自分の感情を抑え込

んだり切り離したりすることなく、感情と上手に付き合うために、意識して「賢い心」の状態になるように示されている。そして「賢い心」に達するための手段としてマインドフルネス・スキルが提示されている。

(2)「何をするか（What）」スキルと「どのようにするか（How）」スキル

　DBTでは、マインドフルネス・スキルを習得するために3つの「何をするか（What）」スキルと3つの「どのようにするか（How）」スキルを練習する（Linehan 1993b）。スキルアップグループでは下記のように説明や練習を加えている。

3つの「何をするか（What）」スキル

①観察する（observe）：あるがままに自分の体験に注目する。客観的に眺める。自分の感情や思考を客観的にとらえることが苦手な方が多いので、「そのとき、どんな気持ちでしたか？」「今、どんな感じがしますか？」など、グループで学びはじめの頃は注意の向け方、感情のとらえ方を一緒に探索するような感じで練習している。

②描写する：体験を描写することで、その体験を明確にする。たとえつらい感情でも「つらい」ということを明確にすることで「自分がつらいこと」が客観的に理解できる。また、たとえば「お母さんにバカにされたような気がする」と感じたこと自体が、バカにされたという事実ではないこと、つまり、自分の思考や感情と状況を確認して、事実と区別することを学ぶ。

③関与する：体験の真っただ中にいる自分を受け入れ、体験との関わりをしっかりと持つことで、自分の体験とそれに伴う思考や感情を認め、肯定する。感情調節が困難な方はとてもつらい感情反応をするため、体験や感情を回避することが多い。気づきを得るために注意を向け続けることを練習する。

3つの「どのようにするか（HOW）」スキル

①断定しない（価値判断しない）：自分の体験を「良い」「悪い」など評価しない。「これはきっとこういうものだ、彼はああいう人だ」と判断してしま

っていては、客観的に観察することができない。「こうあるべき」とか「私はダメな人間だ」などの価値判断が入ると、辛さが増し、感情調節が困難になる。良いとか、悪いとか、好き—嫌いなどの判断をしない、一度横に置いておいて、まずは観察してみることを繰り返し提示する。

②一つのことだけに集中する：自分が同時に2つ以上のことを体験していることに気づいたら、とにかく1つのことに意識の集中を戻す。注意がさまよってしまっては、自分を見失ったり、取り乱したり、イライラしてしまうことにもなる。一つずつということが効果を発揮することになると説明を加えている。

③効果的に：それぞれの状況で必要なことをする。腹立ちまぎれに自分が損をするようなことはしない。自分にとって効果的な方向に焦点を当てる、焦点を当ててマインドフルになるということ。実践場面で上手にマインドフルネス・スキルを活用するために重要である。そのときの自分の目的は何か、行動の目的を見失わずに、やけになったり意地になったりせずに、行動することを支えるためと説明を加えている。

　ここで、先に提示したA子の例を用いて、マインドフルネス・スキルの活用について考えてみよう。強い悲しみと怒りのために子どもを叩くという衝動的行動に至った場面で、A子がマインドフルに自分の感情や思考（自分へのダメ出し）に気づき、賢い心で行動を選択できていたら、「叩かない選択」ができたかもしれない。スキルアップグループの参加者の中には「呼吸法で自分を落ち着けたり」「（感情調節スキルで学ぶ）反対の行動で、子どもを抱きしめる」などの対処を行って、辛い感情をやわらげた患者らがいた。また、夫との場面でも、A子がマインドフルに自分の感情や思考に気づくことができていたら、自分に向けた非承認に気づき、そのような反応をしている自分を受容して承認することで「責めない選択」が可能となるかもしれない。

スキルアップグループ参加者の反応

　筆者らは、グループ参加者がどのようにマインドフルネス・スキルをとら

表4　スキルアップグループ参加者の反応

質問1　「あなたにとってマインドフルな状態とは」 意見 ・そのときどきの感情を体験、実感しつつも自分を客観視している状態 ・苦しんでいる自分の状態を、苦しみの渦から抜け出して客観視できているとき ・ちょっと恥ずかしかったり、人に言えない感情、見たくなかったところも向き合える、気づける、ほんの少し冷静なとき ・感情に振り回されずに心穏やかに日常生活を送れること ・平和でいられるとき
質問2　「マインドフルネス・スキルはどんなときに役立つか」 意見 ・イライラしている、感情が高ぶっている、落ち込んでいるとき、頭の中がモヤモヤしているときに、気づいて少し楽になれる ・自分の体調が悪いときに自身を見つめることで、今、自分に何が起きているのか、それに気づいて対処できたとき ・対人関係がもつれたとき、衝動行動等を起こしそうになったとき ・イライラして手をあげそうになる一歩手前で、その場から離れる瞬間の判断にとくに役立っている ・喧嘩したとき、相手を疑ったり、探ったり、嫉妬して、自分がなんでそんなにその感情に対してイラついているのか、わからなくなったときに役立つ ・怒った瞬間に「あ、今私キレる」と一瞬、一呼吸置けて、対処に身を移せることが増えた

えているのか、2つの質問を行い、回答を得た。主な意見は表4のとおりであった。

　ほとんどの参加者はグループに参加してしばらく（数週間から数カ月）はマインドフルネスの概念を理解することが難しく戸惑うが、回を重ねるごとに少しずつ理解して言葉で表現することが増えるように思われる。そして感情に圧倒されて自分自身の状態がわからなくなったような状況において、少し冷静になれることや、対処スキルを活用できたときに役立った感覚を持っているようである。

まとめ

　境界性パーソナリティ障害などで感情調節が困難な患者は、感情の傷つきやすさと非承認環境への陥りやすさにより、感情調節が機能不全になるという特徴を持っている。衝動行動はつらい感情を何とかしたいという対処でもあるが、その後には自分を責めたり、ダメ出しするなどの非承認の反応をしがちで、さらにつらい感情に自らが巻き込まれるなどの悪循環になりやす

い。

　スキルアップグループに参加する患者らも上記のような困難を抱えている。グループ参加者の多くはマインドフルネス・スキルを学ぶことで、客観的に自分を受け止めることがしやすくなり、解離したり、体験回避することなく感情を抱えられるようになる。さらに自分にダメ出ししてしまうときや衝動行動のスイッチが入りそうなとき、または衝動行動をしてしまったとしても、早めに気づき「その場を離れる」「自分の考え方のくせに気づき修正する」「対人関係スキルを用いて適切に伝える」などさまざまな対処スキルを活用して悪循環から抜け出しやすくなる。そして、自分を認めること（承認）や効果的な行動が増えることで、新たな人間関係を築けたり、仕事を始めたり、参加者自身が望む人生目標に近づいていく姿が見られる。

　このように衝動行動の軽減だけでなく、自尊心を高め、充実感を持てる人生を築くことはDBTの目標とするところであるが、そのためにはコアスキルとして位置づけられるマインドフルネス・スキルで自分自身を見つめ、受け入れることが必要不可欠となる。感情的傷つきやすさを持った患者が、少しずつ自信をつけ、自分が望む人生を歩むその道のりは、マインドフルネスに始まり、マインドフルネスとともに進んでいくかのように思われる。

　最後に、患者を理解し、弁証法的アプローチで変化と受容の道を患者とともに歩むために、治療者自身もマインドフルネスであることが重要だと実感している。そして治療者同士がマインドフルに関わり合い、承認し合うことで治療に適切な環境を提供できると考えている。

　本稿では、感情調節が困難な患者へのスキルアップグループにおけるマインドフルネス・スキルの実践について報告した。しかし、DBTやスキルトレーニングを行っている機関はまだ少ない。今後、多くの感情調節が困難な方々が、このようなプログラムを受けることが可能となるために、支援する機関が増えること、そして支援者のネットワークが広がり共同で研究が進むこと、さらに理論や技術を発展させてより充実したプログラムが作られることが望まれる。

文献

Linehan, M.M. (1993a). *Cognitive-Behavioral Treatment of Borderline Personality Disorder*, Guilford (大野裕監訳 (2007)『境界性パーソナリティ障害の弁証法的行動療法―DBT による BPD の治療』誠信書房)

Linehan, M.M. (1993b). *Skills Training Manual for Treating Borderline Personality Disorder*, Guilford (小野和哉監訳 (2007)『弁証法的行動療法実践マニュアル』金剛出版)

Linehan, M.M., Dimeff, L.A., Reynolds, S.K., Comtois, K. A., Welch, S.S., Heagerty, P., et al. (2002). Dialectical behavior therapy versus comprehensive validation therapy plus 12-step for the treatment of opioid dependent women meeting criteria for borderline personality disorder. *Drug and Alcohol Dependence*, 67(1), 13-26

Lynch, T.R., Morse, J.Q., Mendelson, T. & Robins, C.J. (2003). Dialectical behavior therapy for depressed older adults: A randomized pilot study. *American Journal of Geriatric Psychiatry*, 11(1), 33-45

大野裕総監修 (2005)『境界性パーソナリティ障害の治療―弁証法的アプローチ』JIP 日本心理療法研究所

Safer, D.L., Telch, C.F. & Agras, W.S. (2001). Dialectical behavior therapy for bulimia nervosa. *American Journal of Psychiatry*, 158(4), 632-634

遊佐安一郎 (2007)「ドクター・ユサの訪問記66―人格障害のための新しい治療アプローチ『弁証法的行動療法』(Dialectical Behavioral Therapy) 創始者 Marsha Linehan, Ph. D. を訪ねて」『こころのりんしょう à・la・carte』26(4), 642-648

遊佐安一郎 (2010)「パーソナリティ障害の心理教育―境界性パーソナリティのための弁証法的行動療法の心理教育的側面」『臨床精神医学』39(6), 801-808

遊佐安一郎・山崎さおり・向坂祐子・川口さとみ・伊藤則子 (2007)「弁証法的行動療法スキル訓練グループを日本の精神科入院治療に応用してみる」『こころのりんしょう à・la・carte』26(4), 621-629

矯正領域におけるマインドフルネスの現状と課題

吉村 仁
Jin YOSHIMURA
福岡県・市スクールカウンセラー

はじめに

　マインドフルネスの矯正領域における本格的な導入は、1975年にインドのジャイプル中央刑務所で行われたヴィパッサナー瞑想の10日間コースがその先駆といえよう。瞑想に馴染みが深いこの国ではその後も普及が進んだ。効果研究も行われ、たとえばKishore et al. (1996) は、刑務所内での10日間のヴィパッサナー瞑想コースによる、受刑者の犯罪傾向の減少、および主観的幸福感の増加への効果を実証した。

　インド以外の国でも、認知度が広がったマインドフルネスとしての導入が1990年代から徐々になされるようになり、たとえば米国ではSamuelson et al. (2007) の8週間のプログラムにより、受刑者の敵意の軽減、自尊感情の増加、不安の軽減が示されている。またさらには、徐々に少年院等でのマインドフルネスの導入が進められるようになり、Flinton (1998) が8週間プログラムにおける少年院在院者の不安の軽減、Locus of controlの増加を報告し、Himelstein et al. (2011) は被収容少年のストレス軽減、自制心の向上、衝動性の減少、薬物依存症者の薬物の危険性の自覚についての効果を示唆した。

　わが国においてはまず、2011年からある女子少年院で導入された（安河内 2012）。今後はさらなる拡充が見込まれ、そのために効果や留意点について精査されることが求められる。とくに、わが国の矯正教育の現場にかなう形でプログラム構成が洗練されていくことが要請されるといえよう。

わが国における導入の経緯

　わが国の矯正領域においてはいわゆる座禅が行われてきた経緯があり、その座禅もまた広義にはマインドフルネスの一分野に位置づけられる。ただし現在矯正施設において座禅として導入されている場合、マインドフルネスが強調されているかどうかは定かではない。また、仏教という一宗教の実践法であるゆえ、実践にあたっては在院者の同意が前提とされている。これに対

して、いま現在進行している一部の少年院におけるマインドフルネス導入の趣旨は、授業の枠のみならず日常生活への連続性や般化、在院少年の問題となる諸傾向に働きかけることを狙いとした、基本的な教育プログラムとして位置づけられており（鬼頭 2014）、宗教性を排したものである。マインドフルネスは集団に対していっせいに実施することが可能であり、さらには実践の意味や実践中に起こるさまざまな体験について、逐一ていねいに言語化して比喩的にこころに響くように語りかけることができるなど、教示をさまざまに柔軟に工夫することが可能である。

わが国の矯正領域において、「マインドフルネス」と明確に定義されて初めて導入されたのは2011年5月の福岡県の筑紫少女苑においてのことで、筆者は立ち上げ当初から2015年6月現在に至るまで当施設のマインドフルネス講師として関与している。筑紫少女苑による導入は、薬物に依存のある少年に対する認知行動療法を基盤としたリラプス・プリベンション（再使用防止指導）を施設職員がより効果的なものとするため検討していた際、Bowen et al.（2010）*Mindfulness-Based Relapse Prevention for Addictive Behaviors* を知るところとなり、職員がマインドフルネスを体験し、見識を深めるなかで、薬物に依存のある少年に限らず多くの少年に有効なのではないかとの認識が施設職員間で共有され、全少年を対象として実施される運びになったと聞き及んでいる。その後、他の数カ所の施設においてもマインドフルネスが試行的に導入されるようになり、2015年6月の少年院法改正からは、教育内容の充実としてより多くの少年院で導入されつつあるとのことである。

本稿は、これまで筆者が関わった複数の施設における実践をふまえ、筆者一個人の意見としてその現状と課題について述べることをあらかじめお断りしたい。また、これらは少年院におけるマインドフルネスのごく一部の紹介であり、他にも多くの少年院でさまざまな講師がその導入に協力し、それぞれの少年院の特色に応じたマインドフルネスの指導が展開されつつあることも併せてお断りする。

導入の準備

　筑紫少女苑においてはマインドフルネスの導入に先立ち、施設職員自身がマインドフルネス瞑想を体験する場を持ちたい、という施設側の要望から、筆者による研修を行った。内容は、3種類の瞑想（呼吸に注意を向ける瞑想、ボディスキャン、愛と慈しみの瞑想）およびそれらについての講義、質疑応答であった。以降も筆者が他の少年院においてマインドフルネスの導入への協力を依頼された際には、可能な限り職員研修を行うことを勧めている。これは、職員がマインドフルネスの考え方、体験、機序などについての基本的な理解を共有し、在院者に関与する際の疑問や葛藤を極力低減させ、そのことによって在院者が混乱することなく安心して実践に取り組めるようにすることなどを主な狙いとしたものである。外部講師がただ依託されたような状態で授業のみ引き受け、施設職員のプログラム理解や関与が乏しく、プログラムや少年の状態などについての共有が乏しいままで運営するような体制においてはプログラムが効を奏しにくいと感じており、マインドフルネスの専門家が外部講師として赴く際には、施設職員の信頼を得て関係性を構築し、職員のマインドフルネスに対する動機づけを高める努力や工夫をし、そのような関係性に基づいて実践したほうが望ましいと感じている。

　なお余談であるが、筑紫少女苑において最初の職員研修をした日は、おそらくわが国の矯正領域で初めてマインドフルネスが行われた日である。それは2011年3月16日のことであり、東日本大震災の発生からわずか5日後のことであった。その日全員で「愛と慈しみの瞑想」を行った際に、筆者を含む多くの職員が、こころに被災された方々のことが思い浮かんだ、と瞑想後に語り合ったことを鮮明に記憶している。

プログラムの構成

　2015年6月現在、筆者が筑紫少女苑においてマインドフルネスの指導者として関与している内容は、毎週1回の50分の授業である。この他、筑紫少女

苑で職員による指導、毎日行うワーク（筆者が CD 録音した10～15分の教示に従い、各自が居室でいっせいに行う）、「マインドフルネス観察日記」の記入等が行われている。毎日のワークは上に述べた3種類とし、「呼吸に注意を向ける瞑想」を3日間、「ボディスキャン」を3日間、「愛と慈しみの瞑想」を1日、合計1週間行い、これを毎週繰り返す、という形を取っている。マインドフルネスは「心の筋トレ」（越川 2010）と喩えられるように、日々の継続で効果が現れる性質の実践法であり、週に一度の授業はあくまでもワークを滞りなく行えるように補うための支えとしての位置づけとなるようこころがけている。

　授業（50分）の内容は「全体瞑想」、「質疑応答」、「講義」から構成している。まず開始とともにこころの安定のために「呼吸に注意を向ける瞑想」を行い、次に質疑応答、そして講義、最後に全体瞑想を行っている。質疑応答は、少年自身が記載する「マインドフルネス観察日記」のなかに記載された疑問、質問のうち、少年が授業で読んでもよいと同意したものについて答える形式を取っている。講義および全体瞑想の内容は適宜、その週に少年から提示された質問、あるいはその他で把握し得た少年の状態に関連が深いものを取り上げて行っている。

　さらに日常生活場面でなるべく「呼吸」、「からだの感覚」、「今行っていること」のいずれかに注意を向ける、すなわち「こころが『いま、ここ』にありマインドフルである時間を増やしていく」ことを、実践者の理解度に応じて伝えている。

プログラムのサポートおよび安全性の確保のための工夫

　日々の実践の教示のなかには誘導的に「こころがいろいろなことに引っ張られますが…」、「こころのそのような性質をよく理解して、そのたびに…」、「こころがさまよっては（呼吸へと）戻し…」などの文言を随所に挿入し、そのことにより迷うことなく実践に取り組みやすいよう配慮するとともに、こころの状態を常に現実感覚に結び付けて抑圧の解除などの自我境界の弛みを予防して無意識的な領域にさまよってしまうことが起こらないよう工夫し

ている。

　また、以下に述べる点は筑紫少女苑におけるマインドフルネスの指導の方針としてではなく、あくまで筆者個人の考え方によることを断っておく。

　プログラム構成にあたって主に参考にしたのはKabat-Zinn（1990）によるもの、およびゴエンカ式ヴィパッサナー瞑想であるが、この2つに共通する要素としてはまず、注意を向ける現象に対し言葉による「ラベリング」を行わないという点である。これらとは別に参考にしうる代表的なものとしてはマハーシ派のヴィパッサナー瞑想があげられるが、この流派の実践法においては言葉による「ラベリング」を行うことが多い。たとえばからだのどこかに痛みを感じた際に「痛み、痛み、痛み…」と念ずるように、生成消滅するすべての現象を言語化し、それをもって気づき（この実践法ではよく「サティを入れる」という）とする、というアプローチである。しかし筆者は、言葉もそもそもは「イメージ」の一つであり、そのような言葉とありのままの感覚との間にはさまざまな「間隙」があるゆえ、マインドフルネスの「ありのままの現象にただ気づく」という趣旨を維持するのが前の2つのアプローチに比してやや困難なのではないかと考えている。実際筆者自身が初めて手ほどきを受けたのはこのマハーシ派系統の実践法であったが、初学の筆者にとっては、そのときに言葉によるラベリングがどうしても号令のようになってしまったり、あるいは現実感覚とかい離したものとなってしまったりして、なかなか実践が困難であった。

　また、Kabat-Zinnとゴエンカ式両者のアプローチでそれぞれ異なる点はまず、前者がスキャンすなわち意識を向けてゆく身体の各部位をかなり大きく分割しているのに対し、後者においてはかなり細かく分割し、さらに非常に微細な感覚にまで丹念に注意を向けてゆく、という方法を取っている点である。また前者においては、一部「頭のてっぺんに鯨の噴水孔のような穴があいていて、そこから呼吸しているというイメージを作ってください」というように、イメージを使って行う内容も含まれており、この点において「純粋にただありのままの感覚のみに注意を向ける」という後者の方法とは異なる。筆者は、少年院在院者たちがこころにさまざまな無意識的困難を潜在する可能性を持つ対象者であるということを鑑み、心理的な安全性を担保する

ためにはイメージによる誘導的な要素は極力排除したほうがよいと考え、ゴエンカ式の純粋な感覚を観察する、という趣旨を重用し、ただし観察する対象となる身体の各部位はKabat-Zinnの分け方程度に大まかに分割する、という形で行っている。以上のような経験や知識に基づいて、少年院におけるボディスキャンの実践内容については、その難易度や危険性についてさまざまな配慮をして構成を試みている。

　なお現在、「マインドフルネス」の名を冠した書物などの情報源には他にもさまざまな瞑想法が紹介されているが、いずれの瞑想法がより安全もしくは危険か、そしてそれぞれに対してどのようなサポートが有用であるかなどについては、理論的または現象的なさまざまな角度からの吟味を重ねる必要があると思われる。

　さてしかしながら、日常生活のさまざまな場面において「からだの観察」を行う癖を育むことは実践者をさまざまに助けてくれる。たとえば怒りや不安、抑うつなどのネガティブな感情に巻き込まれそうになった、あるいは巻き込まれたときに、すぐさまその感情とともに生じた（大抵は身体のどこかの、熱や火照り、腹痛や頭痛などの痛み、こわばり、動悸など、どちらかといえば不快さを伴った感覚であることが多い）身体感覚に注意を向け、その感覚が生成・変化・消滅する様子を静かに観察し、それに伴ってこころの状態も自ずと変化するさまに気づく、といったマインドフルネスならではの対処法を伝えることにしている。このような対処法は、筆者が関わった多くの実践者にとって、年齢などの個人差を問わず容易でなじみやすいという手応えがあり、これから他で導入する際にはぜひ教示することを勧めたいやり方である。もしもボディスキャンを日々のワークの一つとして構成する場合には上記の対処法を、基本訓練であるボディスキャンの応用として、そうでない場合は上記のみを独立した日常での対処法として伝えるとよいのではないかと考えている。

　本来この技法は、呼吸または体の感覚、すなわち五感のうち触覚刺激のみを意識のよりどころとするのが主軸であるが、実践者の自我の強さの程度を鑑み、状況に応じて適宜視覚刺激を休憩的に取り入れて緩和させて情緒的な混乱に至らないよう工夫をし、自我境界の維持を担保して実践に取り組める

よう工夫を行っている。

プログラムの日常への般化のための工夫

　筑紫少女苑においては、施設に入院してから出院するまでの間、各在院者に対して施設職員によるマインドフルネスに関する働きかけが継続して行われている。少年が入院後まもなく担当職員によるオリエンテーションが行われ、マインドフルネスに対しての不安や疑問を軽減するようその目的や取り組み方について説明が行われている。さらに、瞑想に困難を感じている様子が観察された場合は、個別担任職員や寮担当職員によるアドバイスや、プログラムの担当職員による面接指導を行うなどしてフォローアップの体制づくりも行われている。また、週に１回の講師との授業で得た知識を日常生活の中で思い出し活かすことができるよう、廊下や居室の掲示板に講義の内容を視覚化したポスターを掲示する、などの働きかけや、職員が少年と個別面接をする際にも、少年の抱える問題に対してマインドフルネスをどのように役立てられるのかをていねいに説明することにより、少年の技法についての理解や動機づけを高め、安心して取り組めるように配慮がなされている。

　このような職員のマインドフルネスの理解に基づく日常的な関与はきわめて重要なものとなっている。たとえば、在院者が日常のある場面で怒りの感情の制御に苦慮している際に、職員が「今自分の（状況に応じて『こころの』、『からだの』など使い分ける）状態を観察してみてごらん」と助言し、怒り感情の沈静化の手助けをする、などのごとくである。また、職員自身も感情に巻き込まれることが低減するため、在院者の言動に対して感情的な反応をもって指導することから離れ、その結果指導が通りやすくなった、との体験も聞き及んでいる。

　また、職員がマインドフルネスについて疑問や葛藤を抱きながら在院者に関与すると、自身が不全感や抵抗感などを生じやすく、結果として在院者への指導が曖昧になったり二重拘束的なものとなったりし、在院者に対して心理的な不利益をもたらしかねない。そのような職員の葛藤を解消するためにも、できるかぎり職員自身もマインドフルネスを体験的に理解し、その理解

の共有のもとに日々在院者に関与するのが望ましいのではないかと考えている。

動機づけ

　前節「般化のための工夫」と関連するが、実践者の動機づけを担保するうえでも施設職員の関与がきわめて重要な役割を果たしている。マインドフルネスに求められるような継続的な実践においては、実践者自身が「自分が変わりたい」、「成長したい」、「問題を解決したい」といった強い動機づけを持っていることが望ましいであろう。しかしながら、たとえば矯正施設に在院する少年の心的背景は多種多様であり、全員がそのような意思を持っているわけではなく、一様にそのような動機づけを強めることは容易ではない。

　ここで初めて取り組む実践者にとっての理解を難しくするのが、マインドフルネス実践特有の「目的を定めずに行う」という考え方である。これは瞑想などの実践の最中に、「解脱」や「成長」、「苦からの解放」、「心身の療養」など何か特定の目的を念じたりすると、そのこと自体が実践の妨げとなるゆえ、あくまでも無心に淡々と行う、という趣旨なのであるが、その部分が拡大解釈され、マインドフルネス自体を始めるにあたっても何の動機づけも持たないでおくべき、という意味に受け取られやすい。

　筆者は導入を検討している他の複数の施設の職員から、実践者に何の目的も持たせずにただ取り組ませるというのは難しいがどうすればよいのか、という質問をたびたび受けた。実際のところは、そのようにはじめから何の目的も動機づけも持たずに行わなければならない、というわけではないだろう。実践者には、まずマインドフルネスによって生じやすい変化、すなわち怒り、衝動、渇望、不安などに巻き込まれなくなる、気持ちの落ち着きや集中力が上がることが多い、といったことについて説明する。そして、各個人においてはどのような変化が起こるかはわからないとはいえ、その少年が非行や犯罪をするきっかけとなった一人一人の持っている問題や、自分が取り組むべき、あるいは自分を失敗に巻き込みやすい課題やテーマがあり、マインドフルネスは続けることによってそのような傾向に少しずつ働きかけ距離

を置いて巻き込まれにくくなってゆくような技法である、と説明する。実践中は目的を定めず何も期待せず、無心にただ取り組んで、それからどうなるか見てみる、というくらいのこころがまえでやってみるのがよい、とアドバイスすることで、ほとんどの少年は取り組む姿勢になれるという実感がある。

　また授業の際に講師は、少年の日常生活で起こりそうな状況や、その際にこころの中で起こりそうな情動について取り上げることをこころがけている。たとえば「前に人からムカつくことをいわれたことを思い出して、『くそー！　なんて言い返そうか！』『どうやって仕返ししようか…』と考えてしまう」とか、「『あー！　あれ食べたい』『○○に遭いたい！』とか思う」などといった、マインドフルネスがそのターゲットとする「執着」と関連したこころの働きが少年の中で「あるある話」のように起こったと想定し、それを比喩的な語りとして講義のなかに織り交ぜることにより、少年が笑いながら話に興味を持ったり、ときにはいっせいに顔をあげて真剣なまなざしで興味深く聴き入ったりする、といった変化を観察することができる。

　以上、職員による個別のオリエンテーションや、日常でのマインドフルな対処の確認および共有、そして授業での講師による少年それぞれの葛藤や不安に関連付けた教示などさまざまな角度からの働きかけを、職員と講師とで連携して試みている。

質疑による理解の援助と個別配慮

　マインドフルネスにおいては、「平静な」、「あるがままの感覚への」、「無評価な」、「気づき」など、日常であまりなじみのない独特のアプローチを行うゆえ、先にも述べたように実践の方法や考え方についての誤解を生じやすい。ゆえに、在院者がマインドフルネスに取り組む際の疑問や誤解がないかどうかについて明確に把握をし、もしもそのようなことがあった場合には速やかに解消し、安心して取り組めるよう配慮を継続することが重要である。授業における質疑応答では、原則として瞑想のやり方についての質問のみ対象として回答することとしているが、なかにはたとえば瞑想実践中に遭遇す

る「とてもつらい記憶」や「傷つけられて許せない人」などの著しくネガティブな情動に対して「どうすればよいのか」といった、個人的な背景が示唆される著しくネガティブな情動や記憶に関する内容等の葛藤が観察されうる。

　このような質問が記されていた場合、まずは事前の職員との打ち合わせの際に、私的な内容に触れないよう配慮しながらその実践者の状況について共有することとしている。そのなかで、たとえば出院が近づいていてうまくやっていけるかどうかという不安の高まりや、進級や対人トラブルをめぐって日常で不安定になっていることと関連して、そのような質問が出ていたり、あるいはネガティブな情動や記憶にまつわるエピソードなどが関連していることがわかることによって、その背景にどんな不安や葛藤があるのか、その質問に表現された文章からはうかがいしれない、より詳細な状況を把握することができる。そして、その理解をふまえたうえで、個人が特定されないことに配慮し、一般論として、講義での回答に反映させている。そして、そのような共有に基づいて、講師の回答がどのくらい質問者に届いていそうか、実際に授業で回答している際の質問者の様子や表情を担当職員が観察することも行っている。また、工夫しても全体で共有できないほど私的な内容の質問に関しては、授業とは別の時間に「講師からの伝言」という形などを取り、担当職員から本人に直接個別に伝えてもらうなどしている。質問の中には、真剣に「立ち直りたい」と願う実践者が、そのために瞑想に真剣に取り組むうえで立ちはだかる壁に直面して悩み苦しむ「こころの叫び」が表現された内容のものも少なくはなく、それに応じていくためには、上記のような職員と講師の共通理解に基づいた関与が不可欠だと考える。

　また、質疑の際の講師の応答や、他の実践者の質問内容、体験内容も、実践者にとっては「快」、「不快」を誘発する刺激となりうる。不用意な形でマインドフルネスによる効果について伝達したり、講師や他の実践者のよい体験を知ることによって、実践者のこころに渇望を促進することとなり、マインドフルネス実践そのものの妨げとなりうるからである。この技法における「目標を定めない」（Kabat-Zinn 1990）という重要なこころがけを担保するためにも、できるかぎり、他の実践者の体験内容を知ることにより、他者と

の比較を誘発することなどがないよう配慮し、また講師自身がマインドフルであることをこころがけ、応答に望むようしている。

実践困難者の把握と個別対応

　森（2013）によれば、女子少年院在院者の多くが生育歴や保護環境、資質面で複雑で困難な課題を抱えており、また男子に比べて心身の状況が深刻であるとのことである。とくに女子少年院在院者のなかには肉親や異性などからの被虐ないしは被害歴を持つ者が少なくはなく、たとえば安藤（1993）が、瞑想によって起こりうる「抑圧の解除」の危険性について指摘しているように、普段は抑圧下にあるこのような経験についての記憶が瞑想実践によって意識の表層に浮かび上がり、心身に何らかの苦痛を感じる者も観察されうる（吉村 2014）。このような状態についての講師や職員の理解および配慮は必須であり、それらに基づいて在院者自身が「瞑想のどのような作用によって、自分に何が起こっており、どうなるのか」などを理解し、安心してマインドフルネスの実践を継続できるようにする、あるいは継続が困難と判断される場合には速やかに中止できる体制を確保すべきと考える。

　筆者が関わっている施設では、授業の前の担当職員との打ち合わせ時に、感想記入シート中の「瞑想中につらくなったこと」を問う欄に何らかの記入があったもの、また職員による面接や声掛けの中で何らかの困難さを感じていることが観察されたものなどについて取り上げ、心身に不具合が生じていないかどうかの吟味を行っている。そして配慮を要すると考えられる質問や疑問、不安などについては、たとえば瞑想中に生じているそのような苦痛が、実践に伴って自ずと生じうる性質のものであるならば、そのことをわかりやすく説明し、安心して続けることができると伝えている。しかしそのような苦痛が、重篤な被虐歴や被害経験と連動していると判断された場合は、筆者と担当職員との間で入念な協議を行い、それをふまえて担当職員がていねいな個別面接・関与を行うことによって、今後、その少年がどのように対応していくべきかについて教示するようにしている。

　これまで筆者は男女少年院でマインドフルネスの指導を行っているが、森

(2013) の指摘と一致するように、筆者が関与したなかでは女子に比べると男子においては問題事例の報告は少なく、このような配慮についてはとくに女子に対して入念に行う必要性を感じている。ただし男子に関しては逆に瞑想中に被害者の苦痛が思い起こされるなど、自身の加害性と直面する場面が生じる傾向が観察され、このような男女差について今後さらに吟味を重ね、対応法や技法を洗練させることが求められよう。

課題

　ここまで筆者が実践に関わってきたプログラムの詳細について記してきた。マインドフルネスを教える立場の講師としては、とくに心理職ならばその専門性という責務から、上記のような配慮は必要不可欠であると考えている。また、ここで主な実践の場として挙げた施設における職員の関与は非常に手厚いものである。しかしながら、すべての矯正施設において手厚い体制を整えるには相応の労力や負担が必要となる。繰り返しになるが、施設および職員の理解と協力を得ながら、マインドフルネスに基づいた関与をいかにして般化しうるかが今後の課題となろう。

　また、職員の理解もさることながら、より現実的な着眼点として、施設のスケジュールや仕組みとの整合性が無理のない形で確保でき、なおかつ最大限に効果があがるよう構成されたプログラムでなければならない。矯正施設では他にもさまざまな取り組みが日々行われており、そのような日々の取り組みの妨げとならないようにプログラムを工夫しなくてはならない。

　また、わが国におけるマインドフルネスが発展途上にあるということもあり、こうした施設の取り組みを支える講師となりうるマインドフルネスの専門家はまだまだ少ない。首都圏や大都市圏ではまだしも、地方の施設などでは、1～2週間に一度程度の授業に赴けるような講師を近隣に確保することは非常に難しいというのが現状である。

　筆者は、各地で定期的ないしは試行的にマインドフルネスの教育あるいはスーパーヴィジョンに携わってきた。この問題を考える手掛かりの一つとして、筆者が関わった北海道のある施設の例をあげて参考に供したい。

ここでは、おおよそ1年に2回の頻度で筆者が赴いて全在院者ならびに職員に対してマインドフルネスについての研修を行い、それ以外の日は筆者が作成したガイダンスに従って在院者が実践を継続している。マインドフルネスの担当となった職員は、自らの実践を通じながら技法についての理解を深めている。施設内の教育を司る立場の幹部職員のマインドフルネスに対する理解や熱意は非常に優れており、職員全体のマインドフルネスの理解や共有に大いに力を発揮した。講師は、主にその職員をフォローするという形で、遠隔地からスーパーバイザーとして関わってきた。具体的には、実践者から出された質問や、マインドフルネス特有の体験のうち見立てることが困難な実践者の心身の状態について、適宜担当職員からの連絡を受けて助言を行ってきた。このような実践の枠組みのなかで、在院少年の様子に肯定的な変化が観察され、全体として対人トラブルが減少したとの報告をいただいている。また筆者が少年たちへの授業をするために講師として現地にうかがった際、少年全員に対して「夕方の15分間の毎日の瞑想が自分の役に立っていると感じる人はいますか？」と尋ねたところ、多くの少年たちが挙手した。
　これは講師が遠隔地から関与し、比較的よい形でマインドフルネスが定着しつつある一つの実践例ではあるが、しかし施設においてこのような条件が整えられたうえでもなお、講師が密に関与できず、たとえば実践者のさまざまな体験を受け止められるだけの専門性が担保できない場合などにおいては、より実施しやすいものに実践枠組みを工夫することを検討しなくてはならない状況もありうる。講師が少ない現状においては、まずは施設主導で実施しやすい枠組みを構築することが求められる。
　ここまで主に筆者が関与してきた女子少年院での実践について述べてきたが、さらに男子少年院、刑務所などで実践していくにあたっては、さらにさまざまな課題に遭遇することが想定される。それゆえ、今後は男女差や年齢、自我水準、人格傾向などによる体験内容の異同などに検証を重ねながら、適応可能な対象者について点検を重ねてゆかなければなるまい。また再犯、再非行率といった量的指標をも視野に入れた犯罪、非行の低減への寄与についての検証なども行われなければならないだろう。

文献

安藤治（1993）『瞑想の精神医学―トランスパーソナル精神医学序説』春秋社

Bowen, S., Chawla, N., Marlatt & G. A. (2010), *Mindfulness-Based Relapse Prevention for Addictive Behaviors:A Clinician's Guide*, Guilford

Chandiramani, K., Verma, S. K., & Dhar, P. L. (1996), *Psychological Effects of Vipassana on Tihar Jail Inmates*, All India Institute of Medical Science

Flinton, C. A. (1998), The effects of meditation techniques on anxiety and locus of control in juvenile delinquents, *The Sciences & Engineering*, 59, 871

Himelstein, S. (2011), Mindfulness-based substance abuse treatment for incarcerated youth: A mixed method pilot study, *International Journal of Transpersonal Studies*, 30, 1-10

Kabat-Zinn, J. (1990), *Full Catastrophe Living*, Delacorte（春木豊訳（2007）『マインドフルネスストレス低減法』北大路書房）

川喜田二郎（1967）『発想法―創造性開発のために』中公新書

鬼頭 真澄（2014）「女子少年の特性に応じた処遇の在り方について―平成25年度処遇プログラム等充実検討会の概要」『刑政』125, 34-41

越川房子（2010）「マインドフルネス認知療法―注目を集めている理由とその効果機序」『ブリーフサイコセラピー研究』19, 28-37

森伸子（2013）「少年院に収容された女子少年の特徴と処遇」『法律のひろば』66(8), 16-22

Samuelson, M., Carmody, J., Kabat-Zinn, J., Bratt & M. A. (2007), Mindfulness-based stress reduction in Massachusetts Correctional Facilities, *The Prison Journal*, 87, 254-268

矢幡洋（2002）『立ち直るための心理療法』ちくま新書

安河内佳乃（2012）「筑紫少女苑 マインドフルネス：Mindfulness」『刑政』123, 134-141

吉村仁（2014）「ある矯正施設において実践したマインドフルネスプログラムによる女子少年たちの心の変容についての探索的検討」『人間性心理学研究』31(2), 159-171

謝辞

この原稿の執筆にあたり、筑紫少女苑ならびに北海少年院の先生方には多大なご協力をいただきました。また少年たちには多くのことを教えられました。ここに深く感謝申し上げます。

マインドフルネスと薬物療法および他の心理療法との比較エビデンス

土田英人
Hideto TSUCHIDA
京都府精神保健福祉総合センター所長

はじめに

　「心理療法のエビデンス」を語るにあたって、どうしても避けて通れない議論がある。それは、心理療法を医学、すなわちサイエンスの一つとして扱うためには、その実証（エビデンス）の客観性が厳密に担保されているのかという疑問である。これは大変重要な部分であるので、前置きがいささか長くなるがお付き合い願いたい。

　認知療法の創始者である A. T. Beck は、フィラデルフィアの精神分析研究所で精神分析家としての訓練を修了した後、うつ病における精神力動的な要因の抽出と精神分析理論の構築に精励していた。しかし、当初打ち立てた自身の仮説と矛盾する見解が多いことから検証を断念し、その過程で見出したうつ病患者の「認知の歪み」から認知療法を考案した。これは、よく知られた認知療法創成時のエピソードである。

　精神分析学が、S. Freud の求めた「科学的心理学」として認知されるためには、自然科学的な手法による実証が必要不可欠であるが、先の Beck の挫折が物語るように、経験哲学的に治療者の主観によって理論を構築する精神分析学は、自然科学的な方法、数学的な記述という客観的根拠に基づいた実証をすることがきわめて困難である。さらに、J. Lacan が自らの理論の解説のために用いた数式は、物理学者の A. Sokal によって「科学的な外観を装う粉飾である」と批判され、かえって精神分析学の信用をおとしめた。ここで断わっておきたいのだが、筆者は決して精神分析学を悲観したり、批判したいわけではなく、精神分析学の今後新たな実証研究の展開に期待している一人である。ここで述べたいのは、認知療法は、Beck によって理論的に強固な基盤が与えられたことにより、実証に基づく効果研究が数多く得られ、心理療法のなかでも「エビデンスに基づく心理療法」として最も支持されるに至ったという事実である。しかし、その認知療法でさえも、基礎認知科学に由来するというよりも、臨床的に生み出された技術や用語が数多く含まれる「常識的で実際的な」治療であり（Hayes et al. 2006）、また「認知行動療法の研究の方法として、患者を厳密に二重盲検法によってランダムに割り振

れないことから、二重盲検されているとみなすことはできないため"Evidence-Based"とはいえない」と指摘する声もある（Berger 2013）。

　さて、そこでマインドフルネスである。20世紀後半に、仏教瞑想を源流とするマインドフルネスが J. Kabat-Zinn によって臨床に応用されるようになった。以来、「第三世代の行動療法」や「新世代の認知行動療法」と称されるようなマインドフルネスを主要コンポーネントに持つ新しい多くの心理療法が登場し、過去20年間、マインドフルネスに関する研究と実践は急激に発展している。わが国でも7～8年くらい前から、一群の介入体系が広く紹介され、臨床の現場でも徐々に活用されるようになってきた（熊野 2012）。筆者自身は、この"Zen"を源流に持つ新しい心理療法が「逆輸入」されたことに忸怩たる思いを抱いている一人である。マインドフルネスをベースにした心理療法には、マインドフルネスストレス低減法（Mindfulness-Based stress Reduction；MBSR）、マインドフルネス認知療法（Mindfulness-Based Cognitive Therapy；MBCT）、アクセプタンス＆コミットメント・セラピー（ACT）、弁証法的行動療法（Dialectical Behavior Therapy；DBT）、メタ認知療法（Meta-Cognitive Therapy；MCT）、行動活性化療法（Behavioral activation；BA）などが含まれるが、これらの多くは認知療法の基本的な類型から独立したとはいいがたい（カザンツィスほか 2012）。本稿のテーマである「マインドフルネスと薬物療法および他の心理療法との比較エビデンス」について述べるにあたっては、マインドフルネスの理論的基盤が確固としており、その基本理論に基づいたアプローチが臨床的妥当性・有用性を客観的に支持されていることが大前提となるが、理論はともかくとしても、妥当性・有用性の検証が厳密なランダム化比較試験（randomized controlled trial；RCT）によってなされているかどうかについては、前述の認知療法と同じ批判を免れえないだろう。しかし、本稿では、こうした議論をいったん脇に置いて、他の治療との比較が、極力、"RCT"およびそれらのメタアナリシスとして研究・発表された文献を紹介することとし、また、他の治療法との「比較エビデンス」であるため、比較対照群が"ノンアクティブコントロール群"、すなわち、一般的治療や治療待機群のみである研究は対象外とした。さらに、本稿における「マインドフルネス」は、"Mindfulness-Based

Intervention；MBI"すなわち MBSR かつ／または MBCT のことであり、マインドフルネスを主要コンポーネントにもつ ACT や DBT、MCT などは対象から除外していることをお断りしておく。

まずはマインドフルネスに関連する研究のメタアナリシスを紹介し、それに続いて、各論的に薬物治療と心理療法との比較研究を紹介する。

マインドフルネスのメタアナリシス

2つのメタアナリシスを紹介し、そのなかでもアクティブコントロールとの比較に注目して要約を述べる。なお、これに関しては、林（2014）による秀逸なサマリーが著されているので、そちらも参照されたい。

(1) Strauss et al. (2014), Mindfulness-based interventions for people diagnosed with a current episode of an anxiety or depressive disorder: A meta-analysis of randomised controlled trials, *PLoS ONE*

不安障害や抑うつ障害に対して MBI を行った RCT のメタアナリシスである。12の研究が取り上げられ、コントロール群としては5つがアクティブコントロール（4つは認知行動療法、1つはグループ心理教育）、7つはノンアクティブコントロール（5つは一般的治療、1つは待機群、1つは有酸素運動）であった。

結果は、全体としては、うつや不安といった主要症状が有意に改善を認め、うつと不安の間で効果量（effect size；ES）に有意差は認めなかった。詳しく調べると、うつ病性障害に対する ES は0.73（95% CI＝0.09〜1.36, $P=0.03$）と大きな効果を示したが、それに対して不安障害に対する ES は0.55（95% CI＝0.09〜1.18, $P=0.09$）と中等度であった。しかし、行った介入に違いがあるかもしれないため、MBI は不安障害よりもうつ病性障害に効果があるとは断言できない（林 2014）。また、主要評価項目（うつ病性障害ならうつ症状、不安障害なら不安症状）に対して、コントロール群がアクティブコントロールであった場合の ES は－0.03（95% CI＝－0.54〜0.48, $P=0.90$）とほとんど効果に差がなかったが、ちなみにノン

アクティブコントロールであった場合のESは1.03（95% CI＝0.40〜1.66, P＝0.001）と大きな効果を示した。このことから、MBIと認知行動療法などのアクティブコントロールはほぼ同等の効果を示すことが示唆される。

(2) Khoury et al.（2013），Mindfulness-based therapy: A comprehensive meta-analysis, *Clin Psychol Rev*

MBIの包括的なメタアナリシスである。209試験について解析が行われ、ACTやDBT、マインドフルネス以外の瞑想などは除外され、主にマインドフルネス瞑想（MM）、MBCT、MBSRが取り上げられている。対象疾患は、気分障害、癌が各25試験、不安障害が23試験、疼痛が17試験、アルコールを含む物質乱用が8試験、線維筋痛症が6試験、肥満、社交不安障害が各5試験、HIV、PTSDが各4試験、頭痛が3試験、ADHD、精神病（統合失調症）、パーソナリティ障害、子どもの性的虐待、過敏性腸症候群、頭部外傷、心臓病、耳鳴、多発性硬化症、慢性リウマチが各2試験、その他は1試験のみや複数の疾患が含まれているものであった。

全体の結果としては、前後比較のES＝0.55（72試験）、待機群との比較のES＝0.53（67試験）、一般的治療との比較のES＝0.44（22試験）、アクティブコントロール群との比較のES＝0.33（68試験）、心理療法との比較のES＝0.22（35試験）、第一世代、第二世代のCBTとの比較のES＝－0.07（9試験）であった。

この報告からも、MBIと認知行動療法はほぼ同等の効果を示すことが示唆される。

さらに、うつ、不安、痛み、精神病症状などに分けた解析によると、アクティブコントロール群との比較ではないが、とくに不安に対して大きな効果を示していた（前後比較のES＝0.72, 95% CI＝0.58〜0.86；待機群との比較のES＝1.00, 95% CI＝0.78〜1.22）。

(3) Hofmann et al.（2010），The effect of mindfulness-based therapy on anxiety and depression: A meta-analytic review, *J Consult Clin Psychol*

さまざまな疾患に伴ううつ症状と不安症状に関して、MBIの効果を検証

したメタ解析である。39の研究（1140名の患者数）を取り上げている。疾患の内訳は、がんが9試験、全般性不安障害が5試験、うつ病が4試験、慢性疲労症候群、パニック障害、線維筋痛症が各3試験、慢性疼痛、社交不安障害が各2試験、その他双極性障害、ADHDや精神病など多数の疾患が各1試験である。治療前後の効果比較であり、他の治療法との比較ではないが、MCI（本文ではMBT；Therapy）を、MBSRとMBCTに分けて分析している点が興味深いので紹介する。

まず全体の結果としては、うつ症状に関しては、うつ病（$n=4$ studies; Hedges'g＝0.95, 95% CI：0.71〜1.18, p＜0.01）や疼痛やがんに伴ううつ症状は有意な改善を認めている。また、不安障害（$n=6$ studies; Hedges'g＝0.75, 95% CI：0.58〜0.92, p＜0.01）に伴ううつ症状についても改善を認めている。他方、不安症状に関しては、これまた興味深いことに、MBIは不安障害（$n=7$ studies; Hedges'g＝0.97, 95% CI：0.72-1.22, p＜0.01）やがん、疼痛性障害に伴う不安症状を改善させたが、うつ病に伴う不安症状については有意差がなかった（$n=1$ study; Hedges'g＝0.12, 95% CI：−0.50〜0.74, p＝0.70）としている。しかし、これは1試験のみの報告なので断定は早計である。

また、MBCTとMBSRそれぞれに分けたうつ症状と不安症状に対する効果を見ると、うつ症状については、MBCT（9試験）でHedges'g＝0.85（95% CI：0.71〜1.00, p＜0.01）、MBSR（19試験）でHedges'g＝0.49（95% CI：0.42〜−0.56, p＜0.01）であった。そして、不安症状については、MBCT（6試験）でHedges'g＝0.79（95% CI：0.45〜1.13, p＜0.001）、MBSR（20試験）でHedges'g＝0.55（95% CI：0.44〜0.66, p＜0.001）であった。これらから、MBCTとMBSRの両方とも、治療前後で抑うつ症状と不安症状ともに有意な改善を認めているものの、効果サイズだけを見ると、両者の直接的な比較ではないので議論の余地はあるが、MBCTのほうがMBSRよりも抑うつ症状・不安症状ともにより効果的であるといえそうである。

マインドフルネスと薬物治療の比較

　Segal et al.によって開発された MBCT は、元来、うつ病の再発を減らすために認知療法の効果維持版を開発する試みの中から生み出されたものであり、MBSR を再発性うつ病への介入のために最適化したプログラムであるため（熊野 2012）、うつ病の再燃・再発予防の効果を検証した報告は散見されるが、うつ病に対する改善効果を薬物治療と比較・検証した報告は少ない。

⑴ **Segal et al.（2010），Antidepressant monotherapy vs sequential pharmacotherapy and mindfulness-based cognitive therapy, or placebo, for relapse prophylaxis in recurrent depression,** *Arch Gen Psychiatry*
　抗うつ薬によって寛解期にあるうつ病患者を対象に、MBCT 群と抗うつ薬維持療法（m-ADM）群、さらにプラセボ対照群について、再発・再燃予防の効果を検証した報告である。

　対象は、18～65歳で、DSM-Ⅳの大うつ病性障害の診断基準に合致し、過去少なくとも 2 回のエピソードを持つ、ハミルトンうつ病評価尺度（HAMD）16点以上の160名とした。このうち、Texas Medication Algorithm Project に基づく抗うつ薬治療を受け、最低 8 カ月間の寛解を得た84名（52.5％）を、無作為に、m-ADM 群（28名）、薬物療法漸減中止＋MBCT 群（26名）、薬物療法漸減中止＋プラセボ群（30名）の 3 群に割り付け、18週間観察した。

　結果は、寛解の状態とその後の再発には有意な関連を認めた（$p=0.03$）。寛解期に HAMD スコア 7 点以上が 1 回以上見られた不安定な寛解患者では、MBCT（$p=0.01$）と m-ADM（$p=0.03$）はプラセボと比較して、再発のリスクを減少させた。再発率はプラセボの71％に対し、MBCT は27％、m-ADM は28％であった。一方、期間中の HAMD スコアが 7 点以下の安定した寛解患者では、群間で有意な差は認めなかった。再発率は MBCT が62％、m-ADM が59％、プラセボが50％であった。抗うつ薬により寛解に

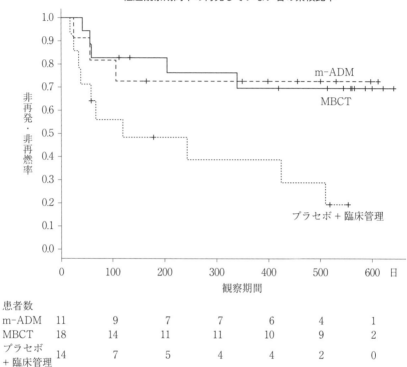

図1 不安定な寛解患者における維持療法
——経過観察期間中の再発していない者の累積比率

達したうつ病患者でも、妊娠や薬物相互作用の影響によって、抗うつ薬を長期服用することができなくなる場合がある。そのような患者に対して、MBCTは抗うつ薬による維持療法と同等の再発・再燃予防効果が期待できる。また、本結果は、反復性うつ病の不安定な寛解患者に対して、長期にわたり積極的治療を継続することが重要であることを明らかにしている（図1）。

⑵ Kuyken et al.（2015）, Effectiveness and cost-effectiveness of mindfulness-based cognitive therapy compared with maintenance antidepressant treatment in the prevention of depressive relapse or recurrence（PREVENT）: A randomised controlled trial, *Lancet*

うつの再発・再燃の予防療法として、MBCTと抗うつ薬維持療法を比較する多施設単盲検並行群間無作為化対照試験が行われた（PREVENT試験）。それまで、MBCTは、通常ケアとの比較で、再発・再燃リスクを減少することが示されているが、抗うつ薬維持療法と比較した大規模な試験はなかった。

英国内の都市および周辺地域のプライマリケア一般医から、3回以上の大うつエピソード経験があり、抗うつ薬維持療法を受ける患者を集め、MBCTと併せて抗うつ薬を漸減または中断投与する療法（MBCT-TS群；212例）と抗うつ薬維持療法（m-ADM；212例）群とにコンピュータを用いて無作為に振り分け、24カ月間の治療成績の比較を行った。その結果、うつの再発・再燃までの期間は両群間で有意差は見られなかった（24カ月時点で再発・再燃した人はMBCT-TS群44％、m-ADM群47％で、ハザード比は0.89（95％ CI：0.67〜1.18, $p = 0.43$）。ほかに、残遺うつ症状や患者のQOL、費用対効果などについても検討されているが、いずれも有意差はなかったとしている（Kuyken et al. の研究については本書のp177の図1を参照）。

マインドフルネスと他の心理療法との比較

エビデンスレベルという点では、メタアナリシスが最も客観性および信頼性が高いとされるため、メタアナリシスの結果（MBIと認知行動療法などのアクティブコントロールはほぼ同等の効果を示す）を先述してしまった後では、あえて各論を紹介する必要性に乏しいのだが、うつ病や不安障害以外の精神疾患についての研究をいくつか紹介することにしよう。

(1) Bowen et al. (2014), Relative efficacy of mindfulness-based relapse prevention, standard relapse prevention and treatment as usual for substance use disorders: A randomized clinical trial, *JAMA Psychiatry*

断薬もしくは断酒に成功した物質使用障害者（18〜70歳、286人）の12カ月の再使用防止効果に対して、マインドフルネス再発予防法（Mindfulness-Based Relapse Prevention；MBRP）、標準的な再発防止のための認知行動療法プログラム（Cognitive-Behavioral RP；CBRP）、一般的治療（12ステッププログラムと心理教育）の3群に分けて比較したRCTである。各治療は8週間行われた後、3、6、12カ月ごとに自己報告と尿検査によって再発が調査された。

　結果は、3カ月後では3群間に差はなかったが、12カ月後になるとMBRP、CBRPともに一般的治療に比べて再発リスクが有意に低く（飲酒で59％、薬物摂取で54％減少）、また、飲酒量および薬物摂取量も有意に少なかった。興味深いことに、薬物を最初に摂取してしまうまでの危険性はCBRPがMBRPより低かった（効果が優っていた）が、最初の飲酒までの危険性に関しては差がなかったとしている。

⑵ **Black et al.（2015）, Mindfulness meditation and improvement in sleep quality and daytime impairment among older adults with sleep disturbances: A randomized clinical trial,** *JAMA Intern Med*

　睡眠障害に対して、標準的なマインドフルネス（Standardized Mindful Awareness Practices; MAPs（$n=24$））と睡眠衛生教育（Sleep Hygiene Education; SHE（$n=25$））をそれぞれ6週間（週2時間）行い、自記式質問票であるピッツバーグ睡眠調査票（the Pittsburgh Sleep Quality Index；PSQI）を用いて評価した。

　結果は、MAPs群（ベースライン10.2→最終7.4）はSHE群（ベースライン10.2→最終9.1）と比べて有意な改善を示し、その差の平均は1.8であった（ES＝0.89）。また、MAPs群はSHE群と比べて、不眠に関連する抑うつ感や疲労感も有意に改善したが（$p<0.05$）、不安感やストレス感および炎症の指標となるNF-kBの血中濃度には差がなかった。しかし、NF-kBは両群において治療前後で有意に低下していた（$p<0.05$）としている。

⑶ **Zomorodi et al.（2014）, Comparison of long-term effects of cognitive-behavioral therapy versus mindfulness-based therapy on reduction of symptoms among patients suffering from irritable bowel syndrome,** *Gastroenterol Hepatol Bed Bench*

過敏性腸症候群患者（IBS）24人（平均年齢32歳）を、MBSR群（週2時間8セッション）（$n=12$）とCBT群（週2.5時間8セッション）（$n=12$）に無作為に分け、健常者群（治療なし）（$n=12$）と比較したRCTである。評価は治療終了直後と2カ月後のフォローアップ後にも行われ、ROME Ⅲ（機能性消化管障害の国際的診断基準）に基づいたIBSの質問票を用いて評価されている。

　結果は、2カ月後のフォローアップ時において、MBSRはCBT、健常者群と比べてIBS症状の減少に有意な改善を認めたが（$p<0.05$）、CBTと健常者群ではCBTが改善に優っていたものの統計学的には有意差がなかった（$p=0.148$）。このことから、MBSRは、セッション終了直後だけでなく、長期的なフォローアップにおいても効果が持続すると考えられた。複数の研究で、CBTは長期的にはIBS患者の症状減少やQOL改善には有効ではないという報告がある。IBS患者に対するCBTの効果が一時的となる理由は、残続する認知的要因、たとえば中核的信念やルールなどを治療において考慮しないからではないかと考察している。

おわりに

　マインドフルネスと薬物療法および他の心理療法との比較エビデンスについて概説した。もはやマインドフルネスの有効性・有用性に関しては否定的な意見を唱える者はいないであろうが、とはいえ、マインドフルネスの系統的な検証はまだ始まったばかりである。

　冒頭で、エビデンスについて神経質なことを述べたが、繰り返しになるが「科学的厳密さ」を求めることは、医学としては重要で不可欠なことである。しかし、統計学上の有意差をもって、その治療のもつ意義や価値までを判定できるものではない。とくにマインドフルネスに関しては強くそう感じる。マインドフルネスは実践すること自体に意味があると思うからである。あわただしく、いつも何かに追われ、他者からの評価や判断を気にしながら目前の問題や課題に忙殺される現代社会において（この原稿もその一つである）、「マインドフル」に生きることはたやすいことではないかもしれない。しか

し、たとえ短時間でも「脱中心化」を意識して私的な時間を過ごすライフスタイル（ピュア・マインドフルネス）の見直しの大切さを「マインドフルネス」があらためて教えてくれているような気がする。

文献

Berger, D. (2013). Cognitive behavioral therapy: Escape from the binds of tight methodology, *Psychiatric Times*（http://www.psychiatrictimes.com）

Black, D. S., O'Reilly, G. A., Olmstead, R., Breen, E. C., Irwin, M. R. (2015), Mindfulness meditation and improvement in sleep quality and daytime impairment among older adults with sleep disturbances: A randomized clinical trial, *JAMA Intern Med*, 175(4), 494-501

Bowen, S., Witkiewitz, K., Clifasefi, S. L., Grow, J., Chawla, N., Hsu, S. H., Carroll, H. A., Harrop, E., Collins, S. E., Lustyk, M. K., Larimer, M. E. (2014), Relative efficacy of mindfulness-based relapse prevention, standard relapse prevention and treatment as usual for substance use disorders: A randomized clinical trial, *JAMA Psychiatry*, 71(5), 547-556

林紀行（2014）「マインドフルネスとエビデンス」『人間福祉学研究』7 (1), 63-79

Hayes, S. C., Luoma, J. B., Bond, F. W., Masuda, A., Lillis, J. (2006), Acceptance and commitment therapy: Model, processes and outcomes, *Behav Res Ther*, 44(1), 1-25

Hofmann, S. G., Sawyer, A. T., Witt, A. A., Oh, D. (2010), The effect of mindfulness-based therapy on anxiety and depression: A meta-analytic review, *J Consult Clin Psychol*, 78 (2), 169-183

カザンツィス、N. ほか（2012）『臨床実践を導く認知行動療法の10の理論』（小堀修ほか訳）星和書店

Khoury, B., Lecomte, T., Fortin, G., Masse, M., Therien, P., Bouchard, V., Chapleau, M. A., Paquin, K., Hofmann, S. G. (2013), Mindfulness-based therapy: A comprehensive meta-analysis, *Clin Psychol Rev*, 33(6), 763-771

熊野宏昭（2012）『新世代の認知行動療法』日本評論社

Kuyken, W., Hayes, R., Barrett, B., Byng, R., Dalgleish, T., Kessler, D., Lewis, G., Watkins, E., Brejcha, C., Cardy, J., Causley, A., Cowderoy, S., Evans, A., Gradinger, F., Kaur, S., Lanham, P., Morant, N., Richards, J., Shah, P., Sutton, H., Vicary, R., Weaver, A., Wilks, J., Williams, M., Taylor, R. S., Byford, S. (2015), Effectiveness and cost-effectiveness of mindfulness-based cognitive therapy compared with maintenance antidepressant treatment in the prevention of depressive relapse or recurrence (PREVENT): A randomised controlled trial, *Lancet*, 386, 63-73, S0140-6736(14), 62222-4

大谷彰（2014）『マインドフルネス入門講義』金剛出版

Segal, Z. V., Bieling, P., Young, T., MacQueen, G., Cooke, R., Martin, L., Bloch, R., Levitan, R. D. (2010), Antidepressant monotherapy vs sequential pharmacotherapy and mindfulness-based cognitive therapy, or placebo, for relapse prophylaxis in recurrent depression, *Arch Gen Psychiatry*, 67(12), 1256-1264

Strauss, C., Cavanagh, K., Oliver, A., Pettman, D. (2014), Mindfulness-based interventions for people diagnosed with a current episode of an anxiety or depressive disorder: A meta-analysis of randomised controlled trials, *PLoS ONE*, 9(4)

Zomorodi, S., Abdi, S., Tabatabaee, S. K. (2014), Comparison of long-term effects of cognitive-behavioral therapy versus mindfulness-based therapy on reduction of symptoms among patients suffering from irritable bowel syndrome, *Gastroenterol Hepatol Bed Bench*, 7(2), 118-124

主な頭字語一覧

ACC	Anterior Cingulate Cortex	前部帯状回皮質
AI	Anterior Insula	前部島
BA	Behavioral Activation	行動活性化療法
BPD	Borderline Personality Disorder	境界性パーソナリティ障害
CBT	Cognitive Behavioral Therapy	認知行動療法
dACC	dorsal Anterior Cingulate Cortex	背側前帯状回皮質
DBT	Dialectical Behavior Therapy	弁証法的行動療法
dlPFC	dorsolateral Prefrontal Cortex	背外側前頭前皮質
dmPFC	dorsomedial Prefrontal Cortex	背内側前頭前皮質
EQ	Experiences Questionnaire	体験尺度
FA	Focused Attention	一つの対象に注意を集中する
GAD	Generalized Anxiety Disorder	全般不安症
IPL	Inferior Parietal Lobe	下部頭頂葉
lPFC	lateral Prefrontal Cortex	外側前頭前皮質
lACC	left Anterior Cingulate Cortex	左前部帯状回皮質
lMFG	left Middle Frontal Gyrus	左中前頭回
lPFC	lateral Prefrontal Cortex	外側前頭前皮質
lTC	Lateral Temporal Cortex	外側側頭葉皮質
MAPs	Standardized Mindful Awareness Practices	標準的なマインドフルネス
MBCT	Mindfulness-Based Cognitive Therapy	マインドフルネス認知療法
MBRP	Mindfulness-Based Relapse Prevention	マインドフルネス再発予防法
MBSR	Mindfulness-Based Stress Reduction	マインドフルネス・ストレス低減法
MCT	Meta-Cognitive Therapy	メタ認知療法
MI	Middle Insula	中部島
MM	Mindfulness Meditation	マインドフルネス瞑想
mPFC	medial Prefrontal Cortex	内側前頭前皮質
OM	Open Monitoring	ありのままの観察
PCC	Posterior Cingulate Cortex	後部帯状回皮質
PD	Panic Disorder	パニック症
PI	Posterior Insula	後部島
PPC	Posterior Parietal Cortex	後頭頂葉皮質
PTSD	Post Traumatic Stress Disorder	心的外傷後ストレス障害
rdAI	right dorsal Anterior Insula	右背側前部島
rFIC	right Fronto-Insular Cortex	右前頭島皮質
rIFG	right Inferior Frontal Gyrus	右下前頭回
rmOFC	right medial Orbitofrontal Cortex	右内側眼窩前頭皮質
RCT	Randomized Controlled Trial	ランダム化比較対照試験
SAD	Social Anxiety Disorder	社交不安症
SHE	Seep Hygiene Education	睡眠衛生教育
TAU	Treatment As Usual	通常治療群
vlPFC	ventrolateral Prefrontal Cortex	腹外側前頭前皮質
vmPFC	ventromedial Prefrontal Cortex	腹内側前頭前皮質

索　引

あ行

悪性疾患　*213*
ありのままの観察（Open Monitoring）　*6, 16, 17*
ありのままの注意　*68, 133*
歩く瞑想（歩行瞑想）　*142, 201*
あることモード　*4, 67, 164*
意識の非志向的次元　*162, 163*
移植患者　*214*
痛みの定義　*222*
井筒俊彦　*162*
インタービーイング（inter-being）　*122*
ウィトゲンシュタイン　*163*
ヴィパッサナー瞑想　*5, 6, 22, 133, 207, 250*
　　ゴエンカ式———　*254*
うつ病　*174, 197*
エクスポージャー　*84*
岡潔　*75*

か行

外受容感覚　*40*
外受容感覚と内受容感覚の統合モデル　*43*
外側側頭葉皮質（lTC）　*26*
海馬（Hippocampus）　*26, 28, 58*
回避　*105*
覚醒ネットワーク→セリエンス・ネットワーク
賢い心　*91, 242*
葛藤モニタリング　*34*

カバット-ジン（J. Kabt-Zinn）　*22, 82, 98, 138, 144, 145, 159, 160, 174, 207, 254*
過敏性腸症候群　*211*
下部頭頂葉（IPL）　*26*
からだの観察　*255*
含意的コード（implicational code）　*90*
感情制御　*35*
感情調節スキル　*237*
感情的な心　*242*
記憶バイアス（biased memory）　*53, 58*
気管支喘息　*210*
気づき　*66*
木村敏　*155, 162*
逆転移反応　*120*
境界性パーソナリティ障害　*236*
強化学習（reinforcement learning）　*43*
強迫症（強迫性障害）　*185*
共鳴の促進　*118*
共鳴理論（resonance theory）　*118*
距離をおくスキル　*102, 104*
苦悩耐性スキル　*237*
苦悩不寛容　*88*
楔前部（Precuneus）　*26, 28*
　　右———　*195*
現在の瞬間に中心を置く　*67*
肯定的感情　*196*
肯定的な認知　*184*
幸福感　*109*
後部帯状回皮質（PCC）　*8, 14, 25, 28, 29, 53, 55, 184*
後部頭頂葉皮質（PPC）　*9, 25*
呼吸器疾患　*210*
呼吸法　*143*
呼吸瞑想　*7, 83, 200*

コルチコステロイド　*214*
コルチゾール　*212, 213, 216*
コンパッション　*121, 122*

さ行

再認知　*87*
座位瞑想（坐瞑想）　*7, 225*
サティ　*66, 132*
サマタ瞑想　*5, 22*
視覚皮質　*10*
只管打坐　*160*
只観法　*84*
自己意識（self-awareness）　*39*
思考抑制　*105*
自己言及ネットワーク　*183*
自己への慈しみ　*106*
視床下部（Hypothalamus）　*37*
視床下部－下垂体－副腎系　*216*
自他不二　*146*
失感情症　*231*
失体感症　*231*
自動操縦モード　*199*
四念処　*135*
慈悲の瞑想　*122, 194*
四無量心　*194*
下田光造　*155*
社交不安症　*29, 182*
執着気質　*155*
受念処　*135*
受容（アクセプタンス）　*66, 85*
循環器疾患　*209*
消化器疾患　*211*
正見　*70*
上前頭溝（Superior Frontal Sulcus）　*10*
上頭頂皮質（Superior Parietal Cortex）　*55*
正念　*69, 132*
処理バイアス（biased processing）　*53, 56*

身体的感覚　*12*
身体的知覚　*12*
身体保持感　*39*
心的外傷後ストレス障害（PTSD）　*185, 197*
心念処　*136*
身念処　*135*
随伴発射（corollary discharge）　*42*
ストレスに対する脆弱性　*52*
することモード　*4, 67, 160, 164*
生活瞑想　*7*
青斑核（Locus Coeruleus）　*35*
セイリエンス・ネットワーク　*9, 15, 16, 17, 41*
セルフ・コンパッション　*123*
セルフ・マネジメント　*86*
線条体（Striatum）　*35*
選択的注意　*101*
前頭眼窩皮質（Orbitofrontal Cortex）　*36*
　　右内側―――（rmOFC）　*195*
前頭眼野（Frontal Eye Field）　*35*
前頭前皮質（Prefrontal Cortex）　*13, 35*
　　外側―――（lPFC）　*13, 25*
　　内側―――（mPFC）　*8, 13, 25, 53*
　　背外側―――（dlPFC）　*9, 10, 11, 14, 16, 17, 35, 36, 37, 55, 56, 143*
　　　　左―――　*10*
　　　　右―――　*10, 11, 115*
　　背内側―――（dmPFC）　*37, 184*
　　腹外側―――（vlPFC）　*55*
　　腹内側―――（vmPFC）　*29, 58, 102*
セントラル・エグゼクティブ・ネットワーク　*9, 10, 15, 16*
全般不安症　*182*
前部帯状回皮質（ACC）　*9, 11, 12, 28, 29, 35, 53*
　　背側―――（dACC）　*14, 55*
　　左―――（lACC）　*195*
側坐核（Nucleus Accumbens）　*56*

た行

対人関係保持スキル　237
体性感覚皮質（Somatosensory Cortex）
　12
　　第二次───　13
代理性反応の予防　120
ダイレクト・モード　91
タスクポジティブ・ネットワーク　9, 14
脱中心化　67, 87, 88
注意　34
注意訓練　4, 101
注意制御　10, 100
注意のトレーニング　93
注意バイアス（biased attention）　53, 55
注意力の向上　117
中前頭回（Middle Frontal Gyrus）　10
ティク・ナット・ハン　121, 160
デフォルトモードネットワーク　8, 14,
　16, 17, 25, 53
テレンバッハ　155
テロメア（telomere）　196
島（Insula）＝島皮質（Insular Cortex）
　9, 28, 30, 37
　　後部───（PI）　13, 46
　　前部───（AI）　9, 13, 16, 29, 35, 41,
　　　43
　　中部───（MI）　13
　　右前頭───（rFIC）　15
　　右───（rI）　11, 13, 16, 102
　　右背側前部───（rdAI）　13
道元　76
統合失調症　197
頭頂間溝（Intraparietal Sulcus）　10
頭頂領域（Parietal Lobe）　35
疼痛　209
糖尿病　211
頭部 MRI　23
頭部 CT　23

トップダウン・アルファモジュレーション
　93
どのようにするかスキル　243
トンレン瞑想　122

な行

内受容感覚（interoception）　15, 40
内受容性の気づき　119
何をするかスキル　243
Nyanaponika Thera　133, 138
二重媒介過程　87
認知行動療法　223
認知の再評価　33
認知的変化　85
認知のセントラル・エンジン　91
ノルエピネフリン　210, 216

は行

八支正道　69, 132
バッファド・モード　91
パニック症　181
ハミルトンうつ病尺度（HAMD）　176,
　181
ハミルトン不安症尺度（HAMA）　181,
　182
反すう　17, 105
判断を加えない　67
被殻（Putamen）　58
ビギナーズ・モード　199
尾状核（Caudate Nucleus）　58
　　左───　196
左中前頭回（lMFG）　196
否定的感情　196
否定的な認知　105, 184
一つの対象に注意を集中する瞑想（FA 瞑
　想）　6, 10, 11, 16, 17
皮膚疾患　214
肥満　212

仏教1.0　*159*
仏教2.0　*159*
仏教3.0　*159*
平静さ　*106*
べき思考　*158*
ベックうつ病尺度（BDI）　*178*
ベックの認知モデル　*52*
ベック不安尺度（BAI）　*179*
弁証法的行動療法（DBT）　*208, 236*
扁桃体（Amygdara）　*28, 29, 37, 53, 56, 58*
報酬予測誤差　*44, 45*
　　正の───　*45*
　　負の───　*45*
法念処　*136*
ボディスキャン　*7, 118, 143, 225*

ま行

マインドフルネス／アクセプタンスに基づくアプローチ　*225*
マインドフルネス再発予防法　*273*
マインドフルネス・スキル　*237*
マインドフルネス・ストレス低減法　*4, 7, 22, 29, 87, 140, 157, 174, 196, 208, 225*
マインドフルネス認知療法　*4, 55, 89, 152, 174, 208*
　　───のうつ病の再発／再燃予防効果　*174, 175, 176*
マインドフルネス瞑想　*4, 53, 143*
マインドワンダリング　*8, 10, 26, 53, 108*
慢性疼痛　*209, 222*
　　───のアクセプタンス（受容）　*224*
慢性閉塞性肺疾患　*211*
右下前頭回（rIFG）　*195*
ミラーニューロン　*118*
無選択の気づき　*160*
無分別の分別　*146*
迷走神経（vagus nerve）　*195*
命題的コード（prepositional code）　*90*
メタ認知療法　*208*

メランコリー親和型　*155*
目標を定めない　*259*
森田療法　*85, 89*

や行

ヤスパース　*153, 163*
野性的な心　*242*
ヨーガ瞑想　*7*
抑うつスキーマ　*53*
抑うつ性処理活性仮説　*90*
抑うつの内的連動　*90*

ら行

ラバーハンド錯覚　*39*
ラベリング　*85*
理性的な心　*242*
リネハン（Marsha M. Linehan）　*208, 236*
リバプール・マインドフルネスモデル　*93*
リラクセーション　*86*
レーズン・エクササイズ　*142, 199*
レジリエンス　*59*

わ行

ワーキングメモリ・ネットワーク　*25*

アルファベット

ACT; Acceptance and Commitment Therapy　*208, 225, 226*
BOLD効果　*25*
CEN→セントラル・エグゼクティブ・ネットワーク
Deoxyhemoglobin（deHb）　*24*
DMN→デフォルトモードネットワーク
FFMQ（Five Facet Mindfulness Question-

naire) *88, 99, 100, 178*
fMRI (Functional Magnetic Resonance Imaging) *10, 24*
HIV 感染者 *213*
ICS (Interactive Cognitive Subsystem) モデル *89*
MBCT; Mindfulness-Based Cognitive Therapy →マインドフルネス認知療法
MBSR; Mindfulness-Based Stress Reduction →マインドフルネス・ストレス低減法
Non-Dual 瞑想 (NDA) *11*
Oxyhemoglobin *24*
SN; Salience Network →セイリエンス・ネットワーク
TPN →タスクポジティブ・ネットワーク
WMN →ワーキングメモリ・ネットワーク

●編者・執筆者一覧

◇編著者
貝谷久宣（かいや・ひさのぶ／医療法人和楽会パニック症研究センター代表）
熊野宏昭（くまの・ひろあき／早稲田大学人間科学学術院教授）
越川房子（こしかわ・ふさこ／早稲田大学文学学術院教授：日本マインドフルネス学会理事長）

◇執筆者（論文掲載順）
第Ⅰ部
古賀美恵（こが・みえ／早稲田大学大学院人間科学研究科）
金山祐介（かなやま・ゆうすけ／早稲田大学大学院人間科学研究科）
灰谷知純（はいたに・ともすみ／早稲田大学大学院人間科学研究科）
杉山風輝子（すぎやま・ふきこ／早稲田大学大学院人間科学研究科）
熊野宏昭（くまの・ひろあき／早稲田大学人間科学学術院教授）
大谷真（おおたに・まこと／東京大学医学部附属病院心療内科医局長）
大平英樹（おおひら・ひでき／名古屋大学大学院環境学研究科教授）
山本哲也（やまもと・てつや／ピッツバーグ大学医学部精神医学講座研究員）
藤田一照（ふじた・いっしょう／曹洞宗国際センター所長）

第Ⅱ部
越川房子（こしかわ・ふさこ／早稲田大学文学学術院教授）
杉浦義典（すぎうら・よしのり／広島大学大学院総合科学研究科准教授）
池埜聡（いけの・さとし／関西学院大学人間福祉学部社会福祉学科教授）
菅村玄二（すがむら・げんじ／関西大学文学部准教授）
佐久間健一（さくま・けんいち／さくまクリニック院長）

第Ⅲ部
貝谷久宣（かいや・ひさのぶ／医療法人和楽会パニック症研究センター代表）
長谷川洋介（はせがわ・ようすけ／東京マインドフルネスセンター）
長谷川明日香（はせがわ・あすか／東京マインドフルネスセンター）
小松智賀（こまつ・ちか／医療法人和楽会心療内科・神経科赤坂クリニック）
兼子唯（かねこ・ゆい／医療法人和楽会心療内科・神経科赤坂クリニック：早稲田大学大学院人間科学研究科）
巣山晴菜（すやま・はるな／医療法人和楽会心療内科・神経科赤坂クリニック：早稲田大学大学院人間科学研究科）
有光興記（ありみつ・こうき／駒澤大学文学部教授）
榧野真美（かやの・まみ／東京大学医学部附属病院心療内科外来担当副課長）
安野広三（あんの・こうぞう／九州大学病院心療内科助教）
宮城整（みやぎ・ただし／医療法人社団碧水会長谷川病院活動療法科科長）
山崎さおり（やまざき・さおり／医療法人社団碧水会長谷川病院活動療法科）
吉村仁（よしむら・じん／福岡県・市スクールカウンセラー）
土田英人（つちだ・ひでと／京都府精神保健福祉総合センター所長）

マインドフルネス──基礎と実践

2016年1月15日　第1版第1刷発行
2020年10月30日　第1版第3刷発行

編著者──貝谷久宣・熊野宏昭・越川房子
発行所──株式会社日本評論社
　　　　〒170-8474　東京都豊島区南大塚3-12-4
　　　　電話　03-3987-8621（販売）、8598（編集）
　　　　振替　00100-3-16
印　　刷──精文堂印刷株式会社
製　　本──井上製本所
装　　幀──岩泉卓屋

検印省略 © Hisanobu KAIYA/Hiroaki KUMANO/Fusako KOSHIKAWA
Printed in Japan
ISBN978-4-535-98424-0

JCOPY＜(社)出版者著作権管理機構　委託出版物＞
本書の無断複写は著作権法上での例外を除き禁じられています。複写される場合は、そのつど事前に、(社)出版者著作権管理機構（電話 03-5244-5088、FAX 03-5244-5089、e-mail：info@jcopy.or.jp）の許諾を得てください。また、本書を代行業者等の第三者に依頼してスキャニング等の行為によりデジタル化することは、個人の家庭内の利用であっても、一切認められておりません。

新世代の認知行動療法

熊野宏昭[著]

マインドフルネス、メタ認知療法、行動活性化、弁証法的行動療法、ACTを俯瞰的かつ丁寧に解説する画期的な入門書。

目次
- 第1章 認知行動療法の多様性とその変遷
- 第2章 新世代の認知行動療法に共通するもの
- 第3章 本来のマインドフルネスとはどのようなものか
- 第4章 マインドフルネスはどのようにして実践するか
- 第5章 マインドフルネスストレス低減法・マインドフルネス認知療法
- 第6章 メタ認知療法(1)
- 第7章 メタ認知療法(2)
- 第8章 臨床行動分析入門
- 第9章 行動活性化療法
- 第10章 弁証法的行動療法(1)
- 第11章 弁証法的行動療法(2)
- 第12章 関係フレーム理論入門
- 第13章 アクセプタンス&コミットメント・セラピー

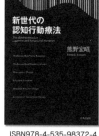

ISBN978-4-535-98372-4

◆本体2,200円+税

メタ認知療法
──うつと不安の新しいケースフォーミュレーション

エイドリアン・ウェルズ[著]
熊野宏昭・今井正司・境 泉洋[監訳]

心のモードを制御するメタ認知にアプローチすることで、うつと不安からクライエントを解放する。認知行動療法は新しいステージへ。

目次
- 第1章 メタ認知療法の理論と特質
- 第2章 アセスメント
- 第3章 メタ認知療法スキルの基盤
- 第4章 注意訓練法
- 第5章 ディタッチト・マインドフルネスの技法
- 第6章 全般性不安障害
- 第7章 心的外傷後ストレス障害
- 第8章 強迫性障害
- 第9章 大うつ病性障害
- 第10章 メタ認知理論とメタ認知療法のエビデンス
- 第11章 結びの考察

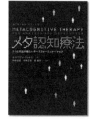

ISBN978-4-535-98347-2

◆本体4,200円+税

日本評論社
http://www.nippyo.co.jp/